高等教育医药院校规划教材/课程融合创新教材

供护理、助产、相关医学技术类等专业使用

U0954245

JINGSHEN JIANKANG HULIXUE

精神健康护理学

主编◎张瑞星　徐　晖　郭舒婕　王　娟

郑州大学出版社
郑　州

图书在版编目(CIP)数据

精神健康护理学/张瑞星等主编.—郑州:郑州大学出版社,2020.8
ISBN 978-7-5645-7108-5

Ⅰ.①精… Ⅱ.①张… Ⅲ.①精神病学-护理学 Ⅳ.①R473.74

中国版本图书馆 CIP 数据核字(2020)第 126746 号

郑州大学出版社出版发行
郑州市大学路 40 号　　邮政编码:450052
出版人:孙保营　　发行部电话:0371-66966070
全国新华书店经销
郑州印之星印务有限公司印制
开本:787 mm×1 092 mm　1/16
印张:17.5
字数:426 千字
版次:2020 年 8 月第 1 版　　印次:2020 年 8 月第 1 次印刷

书号:ISBN 978-7-5645-7108-5　　定价:39.00 元

作者名单

主　编　张瑞星　徐　晖　郭舒婕　王　娟

副主编　赵　伟　潘　玲　李　丽　崔晓华

编　委　（按姓氏笔画排序）

马海英　郑州大学护理与健康学院

王　娟　郑州铁路职业技术学院

王玉玲　郑州市第八人民医院

王芳杰　郑州大学第五附属医院

刘广民　郑州大学护理与健康学院

李　丽　郑州市第九人民医院

杨　晓　郑州大学护理与健康学院

张　华　郑州大学第一附属医院

张向军　郑州铁路职业技术学院

张瑞星　郑州大学护理与健康学院

赵　伟　郑州大学护理与健康学院

段艳丹　郑州大学护理与健康学院

徐　晖　郑州大学护理与健康学院

顾超凡　郑州大学第一附属医院

郭舒婕　河南省人民医院

梅永霞　郑州大学护理与健康学院

崔晓华　河南省胸科医院

康佳迅　郑州大学护理与健康学院

潘　玲　郑州铁路职业技术学院

前言

2016年12月,中华人民共和国国家卫生健康委员会等22个部门共同印发《关于加强心理健康服务的指导意见》(国卫疾控发〔2016〕77号)(以下简称《意见》)。《意见》作为贯彻落实习近平总书记在2016年全国卫生与健康大会上的讲话要求,落实"十三五"规划纲要和"健康中国2030"规划纲要的重要文件,是我国首个加强心理健康服务的宏观指导性意见。《意见》明确提出通过三级预防实现心理健康服务全覆盖,这三级预防包括普通人群的心理健康促进、有心理行为问题困扰和心理疾病的人群、心理危机中的人群和疾病患者。2020年初新冠肺炎疫情的爆发,抗疫人员和人民群众的心理健康更是得到前所未有的重视,心理健康工作提上了更为重要的地位,精神心理健康已经成为全球关注的热点。

心理健康工作中,心理知识与精神障碍知识不是割裂的,而是互相结合在一起的。因此,编写课程融合式教材是适应当前人才培养需要的重要举措。精神健康护理学是以人的精神健康的维持、促进、康复为主线,将心理学基础知识、医学心理学、精神障碍护理学融合为一体。护理人员作为医疗战线的重要成员,通过学习精神健康护理相关知识,能够运用恰当的护理措施有效地维护精神健康、预防精神障碍、促进精神康复。同时,通过广泛地精神卫生宣教,使人民群众重视精神健康,学会识别不良的情绪,有效预防精神障碍;还可以减少社会对精神障碍患者的偏见,从而为精神障碍患者创造良好的治疗与康复环境,最终提高精神障碍患者的社会适应能力与生活质量。

本书共分为十九章,基础知识包括普通心理学基本知识、基本心理护理技能包括心理评估、精神健康病因学、精神健康分类与诊断系统、常用心理咨询理论与技术、精神健康促进、心身疾病;精神障碍护理包括精神障碍症状学及各类精神障碍的护理。本书全部内容对于学习者掌握基本心理护理知识与技术、早期识别精神障碍、实施整体护理、及时正确地进行健康教育都会有所帮助,鉴于新的卫生问题的出现,本书增加了心理危机干预内容。除作教科书外,本书还可供临床医师、护理人员、心理治疗师等人员学习参考。

在编写过程中,各位编者对编写内容进行了反复斟酌与修改,并深入临床一线了解精神健康护理工作的重点与难点,使本书更具有实用性。感谢各位编者的出色工作,由于水平有限,在编写中难免存在不妥或疏漏之处,恳请广大同仁和读者批评指正,在此表示衷心谢意。

张瑞星

2020年7月

目录

第一章 绪论

随着社会的发展，生活及工作节奏的加快，人们承受的压力越来越大，精神健康越来越成为影响人类健康与生存质量的重要因素。2018年5月我国卫生健康委员会公布了一组数字：调查显示，我国精神心理疾病患病率达17.5%，其中抑郁障碍患病率是3.59%，焦虑障碍患病率是4.98%，总体呈上升趋势。心理问题更是影响着人们的正常生活与工作，据不完全统计，我国人群中有20%～30%遭受心理问题的困扰。各种因素引起的心理问题与精神障碍同其他疾病相比发病率呈明显的上升趋势，因此精神健康护理在临床工作中的地位也越来越重要。

第一节 精神健康护理学概述

一、精神健康护理学的概念

精神健康护理学是以促进人的精神健康为宗旨，运用健康宣教、心理护理、精神专科护理技能，以维护与提高正常人群的心理健康、调整躯体疾病患者的心理状态、促进精神障碍患者的精神康复为目的的一门学科。精神健康护理学是融心理学与精神病学知识与技术为一体，其研究对象是人类的精神健康，目的是"维护精神健康、预防精神障碍、促进精神康复"。

二、精神健康护理工作范畴

1. 社区健康教育 "人人享有卫生保健"是以全社会人群的健康为目标，因此，维护与促进全人类的精神健康是护理工作的重要内容。通过各种形式的心理健康宣教，应用心理学、社会学、精神医学及公共卫生知识，开展社区精神卫生工作，为社区人群提供心理健康教育、心理咨询、精神卫生预防等技术服务，增进社区居民的精神健康。

2. 心理干预 针对有心理问题、但尚未达到精神障碍严重程度的人群，需要采用心理学的理论与方法对其进行心理干预，从而及时缓解心理困扰，预防精神障碍。

3. 临床精神科护理 针对精神障碍患者提供护理服务，为患者提供良好的治疗环境，对患者的风险及时评估并采取防范措施，保证患者的安全。确保患者能够及时、有

笔记栏

效地用药。在实施临床护理过程中，重视心理护理，并对住院患者及家属进行健康教育，包括精神障碍知识、精神康复要求、用药指导、心理调节方法等内容的宣教，以促进患者的精神康复。

4. 精神康复护理　配合医生指导和帮助精神障碍患者进行精神康复训练，使其恢复和增强环境适应、生活技能、学习技能、社交技能和工作技能，提高患者回归社会的适应能力，使患者能够独立生活并尽可能提高生活质量。此项工作可分别在医院、家庭和社区中进行。

三、精神健康护理工作的特殊性

精神健康护理工作既是护理学科的一个组成部分，又有其独特的专业性。

1. 患者的病耻感　病耻感是患者不满于自身所处的疾病状态的一种偏见，自己感到耻辱、见不得人。Corrigan 提出作为精神疾病病耻感的核心表现，其认知和行为特征包括三个方面：社会刻板印象、偏见以及歧视。社会刻板印象是指整个社会对精神障碍的一种固化的认知，而偏见则是社会刻板印象在认知和情感上表现出的结果，歧视是偏见在行动上表现出的结果。2005 年 Yen 等在我国台湾对病耻感及其相关因素进行评估，发现患者的症状越重、教育水平越高，其病耻感越强。精神疾病患者在遭受疾病痛苦的同时，还要面对巨大的遭受社会歧视的心理压力。社会对精神障碍患者的偏见与歧视在较长时间内仍是一个棘手的问题，Shannon Couture 提出增加与心理障碍患者接触的机会可以降低人对心理障碍的病耻感。

2. 症状的特殊性　当精神健康处于亚健康状态时，中国人群很少主动求助于他人或专业人员，多为自己忍受，许多精神症状在早期如果不能有效表达，很难被观察到，由于症状的隐匿性与迁延性，往往病情较重时才求助于专业人员，病程越长治疗的难度越大，预后也会越差。而对于精神分裂症患者来说，多数患者对疾病缺乏自知力或缺乏治疗的动机。部分急性期患者会表现为不合作、敌意、敏感、多疑、纠缠甚至有暴力行为，精神分裂症患者的幻觉、妄想等阳性症状患者本人并不能认识到。

3. 病因的特殊性　病因具有复杂性与隐秘性。精神疾病患者的病因往往与心理、社会因素密切相关，有些患者致病的原因即是个人隐私，除非建立在相互信任的护患关系基础上，否则患者不愿说出实情。因此，护士的沟通技巧以及护士的中立态度是深入交流的基础。

4. 药物治疗的特殊性　当达到精神障碍的诊断标准时，患者需要遵医嘱接受药物治疗。药物治疗是精神障碍治疗的主要措施，但部分患者由于疾病的特点，缺乏自知力或有自杀意念，对用药持抵抗态度，表现为拒绝服药、藏匿药物和随意停止用药。精神障碍的用药原则是足量、足疗程，这需要护士具有高度的责任心和丰富的护理经验，才能保证患者药物治疗的有效实施。精神障碍患者药物治疗的高要求与配合的低依从是突出的矛盾。对于院外药物治疗，护士应做好患者及家属的健康教育工作，提高患者的用药依从性，巩固治疗效果。

四、精神健康护理人员的素质

精神健康工作的特点决定了护士面临着更多的挑战，对护理人员的人文素质、心理素质、专业素质提出了更高的要求。当然,在护理工作过程中也要不断提高自己的修养,历练心理素质,增强心理调节能力,促进自我成长。

1. 职业道德素质　护理人员必须具有全心全意为人民健康服务的精神,以公正、慎独的态度尊敬、理解患者,保守其秘密,以包容、理解的心态对待患者。

2. 专业素质　护理人员需要具备精神医学、心理学、社会学等方面的知识与技能,熟练掌握心理学与精神障碍护理学的相关理论与技术,尤其是精神科患者的用药护理,要求护士能够及时观察药物的不良反应,有预见性地避免药物的不良反应。还要熟练掌握精神康复与健康教育的知识与技能,还要具备良好的沟通技巧。

3. 心理素质　首先要有健全成熟的人格,能够充分接纳患者,能够有同情心,真诚关怀患者的精神痛苦,要具有自我心理调节的能力,能够具备成熟的防御机制。其次,要具有积极稳定的情绪,护士要保持乐观的心态,遇事沉着、冷静,能够有效地处理消极情绪。最后,具有良好的自我认识及认识他人的能力,护士能够对自己的知识、技能与能力有相对客观的认识,认识到自己的优势与劣势,并能够在工作中扬长避短。面对各类人群,护士需要及时、准确地了解他们的行为及情绪,掌握他们的心理状态,有效地预测病情转归的过程,只有这样才能为患者提供优质护理。

第二节　精神健康护理学的基本工作原则与研究方法

精神健康护理贯穿于护理工作的全部领域,护理工作者在实施护理工作过程中,需要对精神健康护理领域的问题进行研究,学会引进最新自然科学的思想和理念。

一、精神健康护理的工作原则

1. 心身统一的原则　人作为一个完整的个体,包括心理与躯(身)体两个不可分割的部分,面对外界环境的刺激,心、身是作为一个整体来反应的。在考虑个体的健康和疾病时,要注意心、身两个方面的反应,不能只注意这一方面而忽视另一方面。

2. 生物属性与社会属性统一的原则　一个完整的个体不仅是生物的人,而且也是一个社会的人。个体生活在特定的社会环境之内,处在不同层次的人际关系网中,这些人际关系均有可能对个体的心、身健康产生影响。另外,周围的自然环境也会影响个体。因此,当研究每个个体的心、身健康和疾病时,要考虑不同的社会关系、文化背景、教育修养、经济状况、社会职业地位等因素的作用。

3. 内外环境统一的原则　人的内环境包括互为影响的生理活动与心理活动,外环境包括互为相关的自然环境和社会环境,人的健康是以内外环境的相对平衡为条件,因而重视局部和整体的关系,重视生物学因素、心理社会因素、人际关系以及社会经济文化环境等对健康作用的综合研究。

4. 认知和自我评价作用的原则　精神健康护理学认为社会因素能否影响健康或导致疾病,不仅取决于社会因素的性质和意义,还取决于个体对外界刺激怎样认知和评价,有时后者占据主导地位。例如,遭遇挫折等不幸事件时,对某些人来说,可引起悲伤沮丧以至陷入绝望,一蹶不振成为重大精神创伤而损害健康;对另一些人来说,却能从中吸取教训,重振旗鼓成为发奋图强的动力。社会因素也必须通过心理的中介作

笔记栏

用,才引起心身两方面不同程度的反应,这些社会因素也必须成为心理刺激后才能对健康或疾病发生影响。

5. 辩证的原则　正常心理活动与异常心理活动之间,有互相转换的可能性,有精神障碍的人经过系统治疗,异常部分也能得到改善或完全被矫正。同时异常中有正常的部分,即便是有精神分裂症的患者,他们的精神活动也并不全是异常的,如患者有幻觉但智力、感觉仍可能保持在正常范围内。

二、精神健康护理学的研究方法

根据研究手段、时间、对象等方面的不同,可将其分为以下几类。

(一)根据研究的手段分类

1. 观察法　是指通过研究者有目的地对心理现象的科学观察、记录和分析,研究被试者心理行为规律的方法,在精神健康护理学研究中应用广泛。心理评估、心理咨询、心理治疗等工作的开展都离不开敏锐科学的观察。观察法可以发现一些被试者没有主动报告的有意义的行为资料,从而更全面地了解心理现象。但是,观察资料的质量容易受观察者的能力、观察活动本身对受试者行为表现的干扰和其他相关心理因素的影响,而且,观察法作为一种描述心理现象的方法,不能直接用于解释这些心理现象的原因。

(1)自然观察法与控制观察法　观察活动在无人为干扰的自然情境下,对个体的行为进行直接观察、记录和分析解释的方法,称为自然观察法。其行为反应真实可靠;若是在预先设计的情境中对个体行为进行观察,称为控制观察法。这种方法费时少,所得资料易做横向比较,但其真实性会受到一定影响。

(2)主观观察法与客观观察法　主观观察法又称"内省法",是指个体对自身的心理活动和行为进行观察、记录和分析,这种方法存在较大的局限性。客观观察法是由研究者对个体或群体的行为进行观察记录,并做出科学的分析,以解释心理活动变化的本质。

(3)临床观察法与日常观察法　观察获得的资料如来自于医疗过程中,称为临床观察法;如来自于社会生活中对普通人群的观察记录,称为日常观察法。

2. 调查法　是指根据研究的需要,通过访谈、座谈或问卷等方式向被试者或相关人员获取资料,并进行分析和研究。调查法可以采用两种不同的方式进行。

(1)问卷法　调查者通常会事先拟好问卷,由被试者针对问卷中的问题进行回答。发放问卷的方式可以是当面发放或邮寄,发放的对象可以是个人或目标群体。问卷调查的质量取决于问卷设计的质量,即问卷与所要研究的问题在性质、内容上的一致性,此外还取决于调查者对问卷的性质、内容、要求的明确程度,以及被试者的合作程度等。

(2)会谈法　是调查者按要求与被调查者面对面的会谈或访问,并用同一标准记录了解到的信息和被试者在会谈、访问中的行为反应,并进行分析和研究的方法。会谈法在心理评估、心理诊断和心理治疗、心理咨询、心理健康等的研究中广泛应用。

3. 测验法　是运用某些测验材料来测量和评定个体的能力、态度、性格、成就和情绪状态等心理特征的一种方法。它要求向受测者呈现某种一致的情景或问题,收集他们的自我报告或回答，而后根据统一的标准计分，并将得分同个体间的有关差别联系起来。在使用中必须严格按照心理测验的科学规范实施，选择信度与效度都较好的合适的量表，才能得到科学的结论。

4. 实验法　实验法是在控制的条件下观察、测验和记录个体行为的一种研究方法，也是科学研究中运用最广泛、成效最大的一种方法。它常用于实验室中，也用于临床。主要特点是在控制的条件下，实验者系统地操纵或改变一个或几个变量，观察、测量和记录对其他变量的影响。在实验中，要注意排除那些与所要研究的变量无关的混杂因素。

（1）现场实验　在临床工作、学习和其他生活情境中，对研究对象的某些变量进行操作，观察相关的反应变量，以分析和研究其中的规律。

（2）实验室实验　借助各种仪器和设备，在实验室条件下严格地控制各种无关变量，所进行的针对性较强的实验。实验室实验可以精确的观察和记录刺激变量与反应变量的相互关系，并分析其中的规律。刺激变量可以是理化的，也可以是生物学或心理的，同样，反应变量也可以是多方面的。

（二）根据研究涉及的时间分类

1. 横断研究　横断研究通常选取几组在某些方面匹配的受试者在同一时间内进行观察和评定，或者进行不同的处理及治疗，以比较其后果、效果和不良反应。

2. 纵向研究　纵向研究指对同一个或同一组对象在指定的时间内进行追踪研究。可用于对同一个人的个案研究，亦可用来观察、测量和评定被选取的一组人在一段时间内所发生的变化。

（1）回顾研究　是以现在为结果，回溯到过去的研究方法。这种研究可用于深入细致的个案研究，也可用以回顾性地评定某种变量或因素在一组人或一种疾病中的作用。

（2）前瞻研究　是以现在为起点追踪未来的研究方法，其目的是预见。由于科学真理的核心是可重复的预见，因此前瞻性研究是很有价值的研究。

（三）根据研究对象多少分类

1. 个案研究　是对某现象的一个特例进行详细深入的调查研究的一种方法，主要用于了解和帮助有心理问题或精神障碍的患者。个案研究者往往希望通过研究一个个案，从中推出有关现象的一般规律。在研究过程中，可以用到前面提及的各种方法。

2. 抽样研究　是指针对某一问题，运用科学抽样的方法所进行的较大样本的研究，取样的代表性是整个研究结果是否可靠的关键。

精神健康护理学研究的程序与一般的科学研究相似，其步骤如下：①确定研究目标，针对需要研究的目标提出合理的假设；②确定研究对象，在抽样的过程中充分考虑纳入和排除的标准；③选择研究方法，明确心理变量，保证研究方法的有效性和可操作性；④研究的实施和数据统计；⑤结果分析，并得出结论。

（张瑞星　徐　晖）

第二章 普通心理学基本知识

心理学一词源于古希腊语，意即“灵魂之科学”。在汉语中，我们习惯于把思想和感情叫做“心”，把条理和规则叫作“理”。心理学则是关于心思、思想、感情等规律的学问。也就是说，心理学是研究心理现象的发生、发展及其变化规律的科学。心理现象是世界上最复杂而又奥妙的现象之一，恩格斯将其誉为“地球上最美丽的花朵”，法国作家雨果曾说过：“世界最浩瀚的是海洋，比海洋更浩瀚的是天空，比天空还要浩瀚的是人的心灵。”

第一节 认知过程

心理现象是心理活动的表现形式，一般把心理现象分为心理过程和人格两个统一不可分割的方面，如图 2-1。

- 心理现象
  - 心理过程
    - 认知过程：感觉、知觉、记忆、思维、想象等
    - 情感过程：喜、怒、忧、思、悲、恐、惊等
    - 意志过程：有意识的制订目标、树立信心、克服困难、调节自身行动
  - 人　格
    - 人格倾向性：需要、动机、兴趣、信念、世界观等
    - 人格特征：能力、气质、性格
    - 自我意识：自我认识、自我体验、自我控制

图 2-1　心理现象

认识过程是指人们为了弄清楚客观事物的性质和规律而产生的心理活动。人脑通过认识过程能动地反映客观世界的事物及其关系，从而为人们认识环境与改造环境提供依据。认识过程包括感觉、知觉、记忆、思维、想象、注意、语言等生理和心理活动。

一、感觉

（一）感觉的概念

感觉是人脑对当前直接作用于感觉器官的客观事物的个别属性的反映。如耳朵听音、眼睛辨色等，这些感觉只能反映作用于感受器的客观事物的个别属性，如音量、

音色、颜色、明暗等；通过感觉人们也能了解到身体的状况，如身体的倾斜、手臂的伸展等。但是感觉不能反映事物的整体属性及其关系，因此仅靠感觉还不能知道所反映的事物是什么。

感觉的产生是由刺激作用于感受器，经换能作用，产生神经冲动，沿传入神经传到大脑皮质的相应区域而形成的。因此感觉是感受器、传入神经、大脑皮质相应区域共同活动的结果，其中任何一个部分受损都会影响感觉的产生。

（二）感觉的种类

1. 外部感觉　其感受器位于身体表面，可感受外环境变化，反映外界客观事物的属性。包括视觉、听觉、嗅觉、味觉和皮肤感觉等。

2. 内部感觉　其感受器位于身体内部，可感受内环境变化，反映机体活动和内脏器官的状态。包括运动觉、平衡觉、内脏感觉等。

（三）感觉的作用

1. 感觉是人认识客观世界的第一步　感觉是最简单、最基本的心理活动，感觉是一切知识的来源，人对客观世界的认识从感觉开始，感觉器官是外界进入意识的唯一通道。

2. 感觉是机体同内外环境保持信息平衡的重要条件　人的感觉器官负责选择和接受信息，大脑通过加工来自感觉器官的信息流产生对周围世界和自身的认知，在此基础上调整自己的行为和状态，保持与外界适应。如果一个人丧失了感觉，就不能产生认识，更不能产生情感和意志。

（四）感受性与感觉阈限

1. 感受性　感受性是指人对适宜刺激的感觉能力。在我们生活的内外环境里，存在着各式各样的刺激，有些刺激对我们的感觉器官是不适宜的。它们超出我们感受的限度，因而不能引起我们的感觉。

2. 感觉阈限　是指能引起感觉的、持续一定时间的刺激量。感受性的高低用感觉阈限的大小来衡量。每种感觉都有两种类型的感受性和感觉阈限。

（1）绝对感受性和绝对感觉阈限　绝对感受性是指感觉出最小刺激量的能力。刚刚能引起感觉的最小刺激量称为绝对感觉阈限。两者呈反比关系。如我们感觉不到落在皮肤上的尘埃，听不到远处手表的嘀嗒声，这是因为它的刺激强度不够大。要想引起感觉，刺激必须达到一定的量即绝对感觉阈限。

（2）差别感受性和差别感觉阈限　差别感受性是指对最小差别刺激量的感觉能力，感觉所能觉察的两个刺激间的最小差别量，叫作差别阈限，也叫最小可觉差。人的感受性和感觉阈限可因刺激的性质和机体的生理、心理状态不同而改变，还可通过生活需要和社会实践而发展。如画家辨别色调、明暗度的能力较强。

（五）感受性变化的规律

1. 适应　感受性可因刺激物的持续作用而发生改变的现象称为适应。如由明亮的地方进入暗室，起初什么也看不见，等一会就看清了，这就是视觉器官的适应。嗅觉的适应最强，正如古人所言："入芝兰之室，久而不闻其香；入鲍鱼之肆，久而不闻其臭。"

2. 感觉对比　指同一感受器接受不同刺激而使感受性发生变化的现象。这是同一感受器中不同刺激效应相互作用的表现。感觉对比分同时对比和继时对比。两个

笔记栏

刺激同时作用于同一感受器,同时产生的感觉之间的对比称为同时对比。例如图2-2,两个同样的灰色的小方块,一个放在黑色的背景上看起来灰色显得亮些,另一个放在白色背景上则显得暗些。若两个刺激先后作用于同一个感受器,两种感觉先后发生的对比称为继时对比。如在喝苦药水之后再喝白开水也会觉得有甜味。

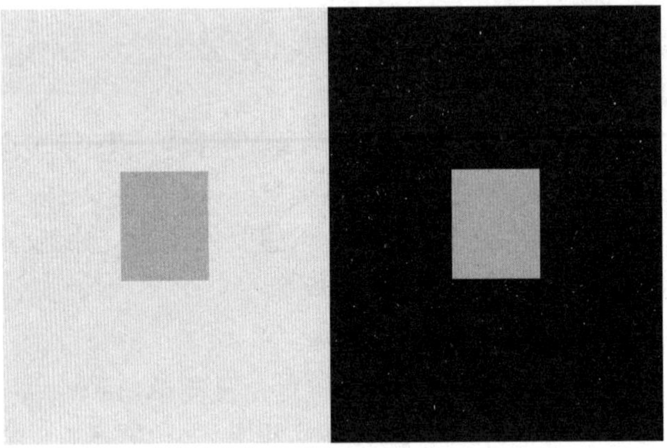

图 2-2 感觉对比

3. 感觉后像 刺激物对感受器的作用停止后,感觉现象并不立即消失,它能保留一个短暂的时间,这种现象称为感觉后像。感觉后像包括正后像和负后像,正后像在性质上和原感觉相同,负后像则相反。例如目不转睛地注视白色荧光灯一段时间后,若闭上眼睛,感觉灯的光亮形象出现在黑暗背景上,这是正后像;如果将视线转向一面白墙,感觉有一个黑色灯的形象,这是负后像。

4. 感觉的相互作用 是指一种感觉在其他感觉的影响下发生感受性的变化。如强烈声音刺激可使牙痛更厉害,而咬紧牙关、紧握双拳会使疼痛减轻一些。一般来讲,弱的刺激能提高其他感受器的感受性,而强的刺激则产生降低的效果。

5. 联觉 可作为感觉相互作用的一种特殊表现形式,是指一种感觉兼有另一种感觉的心理现象。其中以视听联觉最常见。如红色使人产生温暖的感觉,令人兴奋。

6. 感受性的发展与补偿 人的各种感受性都是在生活实践中发展起来的。由于每个人的生活实践不同,人的各种感觉的感受性发展各异,通过职业的训练,可使某些人的某种感觉的感受性明显高于一般人。如调音师具有高度精确的听觉,评酒师的味觉高度敏感。丧失某种感觉的人,由于生活的需要,会在生活实践中发展其他感觉来补偿,如盲人的听觉、触觉高度灵敏,可见人的感受性通过训练是可以得到发展的。

由于感受性的变化具有以上规律,在实际工作中,应该根据这些规律来安排工作、学习和生活环境,以提高工作效率和生活质量。如布置医疗环境时,应考虑到颜色对情绪的影响,使其能达到促进患者康复的目的。研究表明浅绿色使人感到凉爽,令人轻松平静,对高热患者有益。

二、知觉

(一)知觉的概念

知觉是人脑对当前直接作用于感觉器官的客观事物的整体属性的反映。在实际生活中，当我们一经感觉到某个事物的个别属性时，马上就知觉到该对象的整体。所以我们有时把感觉和知觉统称为“感知觉”。

感觉和知觉是两种不同而又不可分割的心理活动。感觉是知觉的基础，知觉是感觉的综合。感觉越清晰、越丰富，知觉就越完整、越正确。但知觉并不是感觉的简单总和，知觉在很大程度上受人的主观态度和过去经验的影响。人的态度、需要等使知觉具有一定的倾向性，直接影响知觉过程。知识经验的积累，可以使人借助以往的知识经验把当前刺激物认知为现实中的确定事物。如果所感知的事物同过去的知识经验没有联系，就不能立刻把它确认为一定的对象。

（二）知觉的种类

根据参与知觉起主要作用的分析器的不同分为视知觉、听知觉、嗅知觉、味知觉、触知觉等。也可以依据知觉对象存在的形式分为空间知觉、时间知觉、运动知觉等。空间知觉反映事物的空间特性（形状、大小、深度、方位等），时间知觉反映事物的延续性和顺序性，运动知觉反映事物在空间的移动速度。

（三）知觉的基本特征

1. 知觉的整体性　知觉的对象总是由许多部分或属性组成的。在感知对象时，人们总是把它作为具有一定结构的整体来反映。如图 2-3 所示，A 和 B 分别是由点和短线所组成，但是我们并没有知觉到这些，而是把它们分别作为圆和正方形这两个整体来感知。在护理患者时，同样要兼顾躯体疾病和精神状态，做好整体护理。

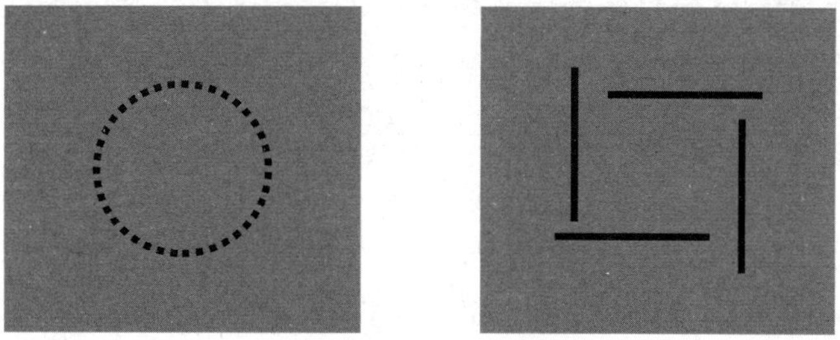

A　　B

图 2-3　知觉的整体性

2. 知觉的选择性　人周围的事物是多种多样的，但人们总是有选择性地把某一事物作为知觉的对象，而把对象周围的事物作为知觉的背景。一般知觉的对象较清楚、突出，而知觉背景较模糊、暗淡，但它们之间是可以相互转换的，知觉对象改变了，知觉的结果也就不一样了。如图 2-4 所示的双关图，我们可以感知到图 A 中一个少女或者一个老妇人，图 B 中一个花瓶或两个人，这是因为我们分别选择了不同的知觉对象和背景。

3. 知觉的理解性　人们知觉事物时总是用以往的知识经验去解释它、理解它，并用词把它标志出来。人们知识经验越丰富，对事物的知觉就越深刻、越精确、越迅速。例如，医生对患者的观察要比一般人全面和深刻。

笔记栏

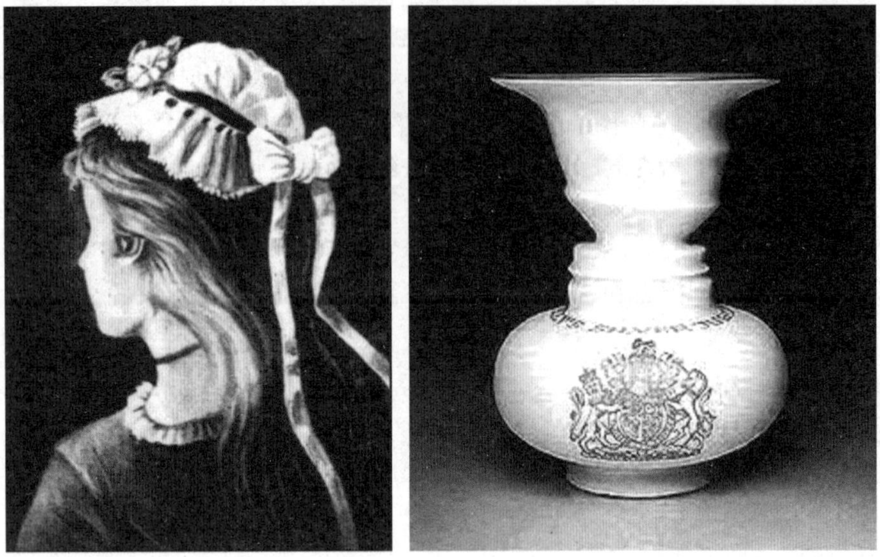

A　　B

图 2-4　知觉的选择性

4. 知觉的恒常性　当知觉的条件在一定范围内改变时，知觉的印象仍然保持不变，这就是知觉的恒常性。知觉的恒常性主要是过去经验的作用，一个有丰富经验的护士，对患者以及疾病的知觉比无经验的新护士深刻得多。因此，对知觉对象的知识经验越丰富，就越有助于保护感知对象的恒常性。

（四）错觉

人的知觉并不总是正确地反映客观事物，有时候也会产生各种各样的歪曲或错误。这种对客观事物不正确的知觉就是错觉。错觉是在特定条件下产生的，常带有固定的倾向，只要条件具备，它就必然产生。如图 2-5 所示，A 为同心圆，B 为平行线，你的知觉正确吗？

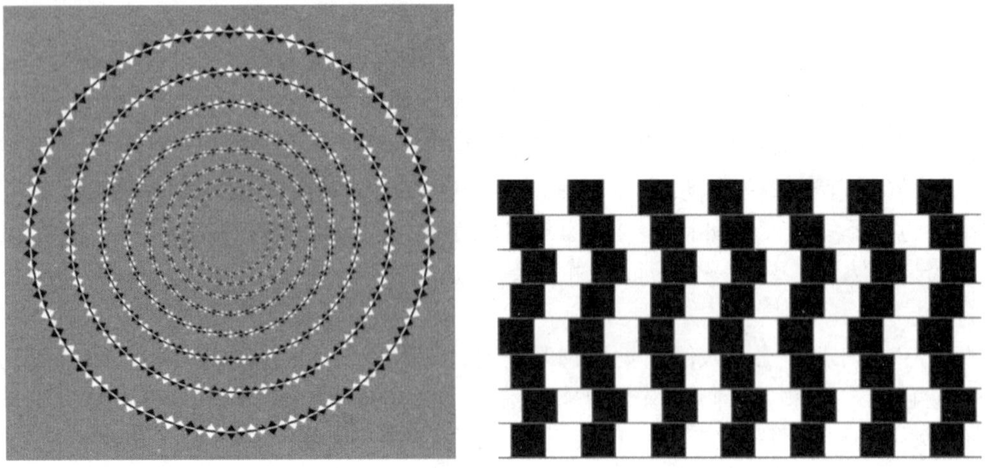

A　　B

图 2-5　错觉

三、记忆

(一)记忆的概念

记忆是人脑对经历的事物的识记、保持、再认和重现(回忆),也就是对输入信息的编码、储存和提取的过程。记忆是一种很重要的心理过程,贯穿在人的各种心理活动中,将人的心理活动的过去和现在连成一个整体,使心理发展、知识经验积累和个性形成得以实现。

(二)记忆的种类

1. 根据记忆的内容分类

(1)形象记忆　也称表象记忆,以感知过的事物形象为内容的记忆。这种记忆所保持的是事物的具体形象。如人们对人物、景象的记忆以及对声音、气味的记忆。

(2)逻辑记忆　也称词语记忆,是用词的形式以概念、判断、推理等为内容的记忆。这种记忆所保持的不是事物的具体形象,而是关于事物的意义、性质、关系等方面的内容,通过词语表现出来。词语记忆是人类特有的记忆。

(3)情绪记忆　也称情感记忆,以体验过的某种情绪情感为内容的记忆。如记起令人高兴的事情、想起过去的不幸,这都是情绪记忆。情绪记忆常成为人们当前活动的动力,推动人去从事某些活动,也能制止某些行为,回避那些可能遭受到危害的事物。

(4)运动记忆　也称动作记忆,是以自己做过的运动或学过的操作为内容的记忆,如一般生活习惯和已熟习的技能。此类记忆比较牢固。

上述记忆的分类不是绝对的,实际上各种记忆是互相联系的。记忆任何事物时,常有两种或多种记忆参与。

2. 根据信息加工方式和储存时间分类

(1)感觉记忆　感觉记忆又叫感觉登记或瞬时记忆。它是记忆的开始阶段。其含义有两方面:一方面表明外界信息通过相应的感觉器官在此阶段中以感觉形式保持着;另一方面指信息仅有瞬间的停留,只是登记一下。视觉后像就是一种感觉记忆。记忆的信息以感觉的形式保存,保持的时间很短。犹如所谓“登高远眺,尽收眼底”,虽然都收入眼底,但什么都记不住。

(2)短时记忆　又称初级记忆,是保持在1分钟以内的记忆,它起着少量信息临时仓库的作用,除了重要信息,一般信息很快消失。如查记电话号码、进行心算等都要短时记忆。

(3)长时记忆　长时记忆指信息保存时间较长的记忆。一般来源于短时记忆的加工和重复。信息是以储存的形式保持;保持时间长,甚至终生难忘。长时记忆的信息受到干扰或其他因素的影响时,会产生遗忘。

以上三种记忆的关系如图2-6所示。

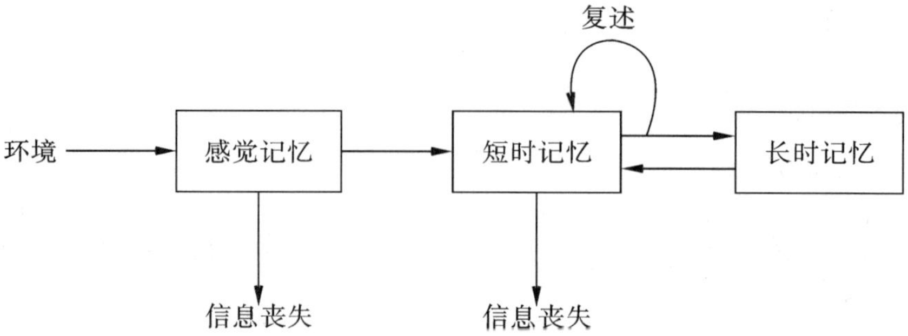

图2-6 感觉记忆、短时记忆和长时记忆的相互关系

(三)记忆的基本过程

1. 识记 是个体获取经验记住事物的过程,也就是外界信息输入大脑并进行编码的过程。识记是记忆过程的开端,是保持和再现的前提。

2. 保持 是对识记的进一步巩固,也就是把输入的信息牢固地储存在脑子里。保持是一个动态过程。随着时间的推移,保持的内容会发生数量和质量的变化,从而体现了人脑对识记材料的主动加工。由于每个人的知识和经验不同,加工的情况不同,保持的变化也不同,这种变化一般表现在质和量两个方面。

3. 再认或回忆 再认和回忆是对储存的信息提取的过程。再认是过去识记过的事物,当它再度出现时仍能认识。回忆是头脑中重新浮出过去经历过的事物和形成的概念,是由一定的外界条件引起的。回忆根据是否有一定的目的、任务,可以分为有意回忆和无意回忆。如触景生情就是无意回忆;询问病史,启发患者有目的地回忆疾病的材料就是有意回忆。再认与回忆没有本质的区别,但比回忆简单、容易。

(四)遗忘

遗忘是对识记过的事物不能或错误地再认和回忆。它与保持是完全对立的过程。遗忘有两种:一种是永久性遗忘,即不重新学习,永远不能再认或回忆。另一种是暂时性遗忘,只是一时不能再认或回忆,在适当条件下记忆还可能恢复。

1. 遗忘的原因

(1)干扰说 学习前后的事件互相干扰而影响记忆。心理学上分别称为前摄抑制(先前的经验影响新的学习)和倒摄抑制(新学的内容干扰先前的经验)。研究表明,前后学习内容越相似则干扰越严重。

(2)衰减(消退)说 储存的信息没有得到强化而逐渐减弱以致最后消退。短时记忆、感觉记忆的遗忘多属此类。

(3)压抑说 弗洛伊德提出记忆是永恒的,所有遗忘都是动机性的。压抑是一种潜意识的防御机制,用来阻止不愉快的记忆进入意识领域。

(4)线索依赖性遗忘 记忆有时需要线索的提示。老年记忆障碍中常会发生"提笔忘字"或"话到嘴边说不出来",但如有适当的线索提示就可回忆。

2. 遗忘的规律

(1)遗忘速度是先快后慢 德国心理学家艾宾浩斯对遗忘规律做了首创性系统研究。他发现遗忘的进程是不均匀的,识记后最初一段时间遗忘快,随时间推移和记忆材料的减少，遗忘便逐渐缓慢，最后稳定在一定水平上，也就是“先快后慢，先多后少”的原则，并绘制了著名的“艾宾浩斯曲线”。

（2）遗忘多少因材料数量、性质而异　识记材料的多少和遗忘的速率呈正比，识记材料越多，遗忘得越快；有意义的诗词或有生动例证的内容比无意义的音节、单词、抽象的数据遗忘的要少。对真正达到理解程度的原理、公式几乎可以经久不忘。

（3）遗忘具有选择性　个人爱好、感兴趣和需要的材料不易遗忘。如工科的学生对数学、物理定义、公式记忆清晰；爱好医学的学生，对人体解剖名词记忆得很好。

（4）材料的“支柱”“骨架”不易遗忘　遗忘时材料的细节部分首先遗忘，而“支柱”“骨架”则不易遗忘。

四、思维

（一）思维的概念

思维是个体对客观事物间接的和概括的反映。人的思维是在感觉、知觉、记忆的基础上，在头脑中对事物进行加工形成概念，并用概念进行判断和推理，从而认识事物一般的和本质的特征和规律性联系的心理过程。

（二）思维的特征

1. 间接性　是指个体对客观事物的反映不是直接的，而是通过其他事物或已有的经验为媒介来认识客观事物。如医生通过听诊得知患者肺部是否有炎症，是以啰音作为媒介来间接认识的。

2. 概括性　指人脑反映的不是个别事物或事物的个别特征，而是反映同一类事物的共同特征、本质特征和事物间的规律性联系和关系。思维的概括性是借助概念（词）来实现的。概括水平是随着言语的发展，经验的丰富，知识的增加，由低级到高级发展的。一切科学的概念、定理、定律都是思维概括的结果。

（三）思维的过程

思维是对反映事物外部现象和特性的感知觉材料进行加工，以揭示事物内部的、本质的特征和规律性联系的心理过程，通过对新输入的信息与脑内储存的知识经验进行分析、综合、比较、分类、概括与抽象等一系列活动而实现的。只有经过思维，人们对事物的认识才会深入、全面和正确。

1. 分析与综合　分析是指将客观事物的整体分解为各个部分、各种属性的思维过程。综合是把客观事物各个部分、各种属性根据它们之间的联系和关系组合成一个整体的思维过程。分析和综合是相反而又紧密联系的同一思维过程中不可分割的两个方面。如急性感染的局部表现可分为红、肿、热、痛及功能障碍等五个共同特征，对于皮肤脓肿的诊断就是综合上述表现作出的。

2. 比较与分类　比较是对不同事物或现象加以对比，确定它们的共同点、不同点及其相互关系。有比较才有鉴别，才能对事物的认识更精确。分类是在比较的基础上，在确认事物的主要特征、次要特征，共同点和不同点的基础上，把事物归入相应的属、种、类之中，揭示出事物之间的从属关系，使知识系统化。如稽留热与弛张热都是高热，但各有所不同，稽留热温差一日之内不超过 1 ℃，弛张热则在 1 ℃以上，它们是不同发热疾病的表现，也是鉴别诊断的依据之一。

3. 抽象与概括　抽象是指抽出事物的共同的、本质的特征，舍弃非本质特征的思维过程。概括是指把事物的共同的、本质的特征综合起来，并推广到同类事物中去的过程。抽象与概括是密切联系的，抽象与概括的结果形成了概念和理论，从感性认识上升到理性认识，实现了认识过程的飞跃。如“局限性红肿、硬结、温度升高、疼痛、运动障碍”是脓肿的本质属性，而部位、有无波动感则是其非本质的属性，通过概括本质属性而形成脓肿诊断的依据。

4. 具体化与系统化　具体化是指把抽象出来的概念与一般原理应用到具体事物中去。系统化就是把知识要素，分门别类地构成一个层次分明的整体系统。系统化在掌握知识的过程中具有十分重要的意义。

（四）解决问题的思维

思维过程主要体现在解决问题的活动中。人们对事物不能理解或遇到困难问题时，就会在头脑中寻求答案来解决。解决问题的思维包含着几个互相联系的阶段。

1. 解决问题的思维步骤

（1）发现问题　解决问题从发现问题开始，发现问题是认识问题的存在，并产生解决问题的需要和动机。

（2）分析问题　即找出问题的关键所在，弄清问题的要求是什么？哪些是可供解决问题的条件？条件和要求之间有什么联系和关系？通过分析把握问题的实质，确定解决问题的方向。

（3）提出假设　提出解决问题的方案、策略，确定解决问题的原则、方法和途径。

（4）检验假设　假设的正确程度如何，需要进行检查和验证。检验假设的方法有实践检验和通过智力活动进行检验两种。

2. 影响解决问题的心理因素　影响解决问题的因素很多，有自然因素、社会因素、心理因素等。这里仅介绍几种影响解决问题的心理因素。

（1）思维定势　定势是指在过去经验的影响下对解决后来相似问题时的心理准备状态。定势对解决问题有时起促进作用，有时会妨碍问题的解决和创造性的发挥。

（2）功能固着　人们习惯于看到某一物品的通常功能和用途，而难于看出此物品的其他功能和用途的现象叫功能固着。

（3）迁移　迁移指已获得的知识经验和技能等对学习新知识、新技能和解决新问题时所产生的一种影响。

（4）个性　解决问题的效率常受个性影响。

五、想象

（一）想象的概念

想象是人脑对已有的表象进行加工改造形成新形象的过程。例如，没有到过大草原的人，读到并理解“天苍苍，野茫茫，风吹草低见牛羊”诗句时，头脑中会浮现出这样一幅美丽的图景：蓝天下，草原无边无际，微风吹过，茂密的牧草之间不时显露出牛羊。这就是通过想象来实现的。

（二）想象与表象的关系

想象是在表象的基础上形成的，表象是过去感知过的事物在记忆中保留下来的印象。想象以表象为基本材料,但不是表象的简单再现,而是借助改造表象的个别方面创造出来的新形象。如中国旧小说中的仙人,不外乎是现实生活中的童颜、白发、鹤骨、松姿等形象所组合而成的新形象。

(三)想象的种类

1. 无意想象　无意想象是指一种没有预定目的、不自觉的想象。例如,当人看到天上的朵朵白云,想象它像某种动物就是无意想象。

2. 有意想象　有意想象是指根据一定的目的,自觉进行的想象。这种想象需要一定的意志努力。根据想象内容的新颖性和独特性不同,可将有意想象分成两种。

(1)再造想象　根据言语描述或图形等的提示形成相应的新形象的心理过程。在这个过程中,也会运用自己的记忆表象和感知觉材料做些补充。如我们能想象出小说中描写的人物形象和生活情境,就是再造想象。

(2)创造想象　创造想象是不依据现成的描述,而是运用头脑中储存的记忆表象或感知材料作为原型或素材,经选择、加工、改造而形成的新形象。例如,文学家的写作、科学家的创造发明。创造想象还有一种特殊形式,即幻想,幻想是一种与生活愿望相结合并指向于未来的想象。幻想有两种。一种是符合现实生活本质规律,并且可能实现的幻想,叫理想。另一种是完全脱离现实发展规律,并且是毫无可能实现的幻想,叫空想。

六、注意

(一)注意的概念

注意是人的心理活动对一定事物的指向和集中。所谓指向是心理活动有选择地针对某一事物。如学生上课时只注意听老师讲,不去关心教室里发生的其他事情。集中是指心理活动深入到所选择的事物中去,也就是说,上课时学生的心理不仅离开与讲课无关的事,而且也抑制一切有碍于听课的活动,专心致志地听和理解老师的讲述。

注意不是独立的心理过程,而是一种始终伴随在心理活动中的心理状态。注意在人的实践活动中起着很重要的作用,它保证个体能够及时正确地反映客观事物及其变化,使人能更好地适应环境,改造世界。

(二)注意的种类

根据注意有无目的性和意志努力的程度不同,可将注意分为三类。

1. 无意注意　是指没有预定目的,也不需要意志努力而产生的注意。即由外界事物引起的不由自主的注意。主观的情绪、兴趣、需要,客观的刺激强度、新异性、活动性、对比差异性等与无意注意的产生有关。

2. 有意注意　是指有预定目的,需要一定努力而产生的注意。有意注意是一种主动地服从于一定活动任务的注意,受人的意志支配。护士在处理医嘱、进行治疗、观察病情时都应集中注意力,以免发生差错。要保持有意注意需加深对目的、任务的理解,或依靠间接兴趣的支持,并需要坚强的意志和干扰做斗争等。有意注意和无意注意可相互转换。

3. 有意后注意　是指有预定目的,但不需要意志努力而产生的注意。有意注意在一定条件下可转化为有意后注意。这种注意服从于一定任务,开始需要意志努力参

笔记栏

加，如开始学骑自行车时特别注意，这是有意注意，以后骑熟了，就不用特别去关注，只需要在交通复杂的情况下留神就行了，这就是有意后注意。有意后注意是一种高级类型的注意，具有高度的稳定性，对完成长期任务有积极的意义，是人类从事创造性活动的必要条件。

（三）注意的品质

1. 注意的范围　又称注意的广度，指同一时间内注意到的对象的数量。注意的广度与知觉的对象是否集中、有规律、有联系相关，也与个体的知识经验、活动任务、情绪与兴趣状态有关。

2. 注意的稳定性　指注意集中于某一事物持续的时间。稳定性直接影响学习和工作的效率。稳定性时间的长短与个体差异和兴趣状态有关，同时与训练有关。如做复杂手术时，医护人员需要集中注意手术部位几个小时。

3. 注意的分配　指在同一时间内进行两种或两种以上活动的能力。例如，护士对患者一边处置、一边观察、一边思考、一边谈话，做好整体护理。注意的分配其基本条件是熟练，只有熟练，才可能"双管齐下"，提高工作效率。注意的分配能力可以通过训练提高。

4. 注意的转移　指有目的、根据需要主动地将注意从一个对象转移到另一个对象上。例如，某护士正在摆放口服药，突然一位病员病情发生剧变，该护士必须很快转移注意，停止摆药，立即投入抢救。

注意的表现在各人身上是有差异的，正常人通过有意识训练，可改善注意的品质，提高注意能力。一般需要从以下几个方面做起：培养自觉性和提高对学习、事业的兴趣；增强纪律性，培养坚强的意志和自制力；养成良好的生活习惯和学习习惯。

第二节　情绪、情感和意志行为

当人们认识周围世界时，总是以某种态度去对待它们，内心会产生一种特殊的体验，满意或者不满意、愉快或者不愉快以及我们通常所说的喜怒哀乐和美感、理智感、自豪感等，这些心理现象称为情绪和情感。人不仅能够认识世界，对事物产生某种情绪体验，而且能在自己的活动中有目的、有计划地改造世界。人在自己的活动中设置一定的目的，按计划不断地排除各种障碍，力图达到该目的的心理过程称为意志过程。认识过程、情绪情感过程和意志过程相互联系、相互渗透、相互制约，当人们对客观事物产生认知的同时，已经对该事物产生了态度体验，并引发了相应的意志行为，与此同时，人们的情感和意志也将使认识活动得到进一步深化。

一、情绪、情感过程

（一）情绪、情感的概念

情绪和情感是人对客观事物能否满足自身需要而产生的一种态度体验。需要是情绪与情感产生的基础，客观事物是产生情绪、情感的来源。

情绪与情感在心理学上是两个既有联系又有区别的概念。

1. 情绪与情感的区别　情绪是与生理需要是否获得满足所引起的较低级的简单的体验，而情感则是与人的社会性需要相联系的高级而复杂的体验；情绪带有情境性和不稳定性的特点，而情感则具有稳定性和长期性特点。情绪较为强烈，冲动性大，具有明显的外部表现，而情感具有深刻性和内隐性，较少有冲动性，外部表现也不明显。

2. 情绪与情感的联系　情绪依赖于情感，情绪的各种变化一般都受到已经形成的情感及其特点的制约；情感也依赖于情绪，人的情感总是在各种不断变动着的情绪中得到表现。

（二）情绪、情感的分类

1. 根据生物进化角度分类　人的情绪可分为基本情绪和复合情绪。基本情绪是人和动物所共有的、先天的、不用学习就能掌握的。复合情绪则是由基本情绪的不同组合派生出来的。我国古代《礼记》中有人提出人具有"七情"，即喜、怒、哀、惧、爱、恶、欲等七种基本情绪，在《黄帝内经》中将情绪分成喜、怒、忧、思、悲、恐、惊七情。美国心理学家伊扎德用因素分析法提出人类的基本情绪有 11 种，即兴趣、惊奇、痛苦、厌恶、愉快、愤怒、恐惧、悲伤、害羞、轻蔑和自罪感等，由此产生三类复合情绪。

2. 情绪状态　情绪状态是指在特定的时间内，情绪活动在强度、紧张水平和持续时间上的表现。根据发生的强度和持续时间的长短，可将情绪分为 3 种基本状态。

（1）心境　是指一种比较持久而微弱的具有渲染性的情绪状态。心境的特点是弥散性的，不具有特定指向。所谓"人逢喜事精神爽""感时花溅泪，恨别鸟惊心"，指的都是心境。

（2）激情　是一种强烈的、短暂的、暴发性的情绪状态。激情通常由生活中的重大事件、对立意向冲突、过度抑制或过度兴奋等因素所引起。激情状态往往伴有明显的外部表现。例如，暴怒时拍案而起、暴跳如雷；狂喜时捧腹大笑、手舞足蹈等。激情有积极也有消极的。

（3）应激　是指在出乎意料的紧急情况下引起的高度紧张的情绪状态，是人对意外的环境刺激作出的适应性反应。人在突如其来的或十分危险的条件下，身心处于高度紧张状态，即为应激状态。应激对机体有重要意义，在后面章节我们会详细讲到。

3. 社会性情感　社会性情感调节着人们的社会行为，为人类所独有，它包括道德感、理智感和美感。

（1）道德感　道德感是指人们根据一定的道德标准，在评价他人或自身言行时所产生的一种情感体验。医护人员的职业道德就是医德。医德是医务人员在本职工作中必须遵守的行为规范，这种行为规范是用以调整医务人员与服务对象之间关系的行为准则，它对提高医疗护理质量具有重要意义。

（2）理智感　理智感是指人在智力活动过程中，认识和追求真理的需要是否满足而产生的情感体验。这类情感和人的求知欲望、科学探索、认识兴趣等有着密切联系。它体现着人们对自己认识活动的过程与结果的态度。例如，科学研究中发现新线索，学习中有了新进展而产生的陶醉感，工作中多次失败后获得成功的欣喜感等都属于理智感的范畴。

（3）美感　美感是指人根据个人的审美标准对客观事物、人的行为和艺术作品予以评价时所产生的情感体验。美感可以来源于自然，如壮丽的山河、无边的草原、蔚蓝的大海等，也可以来自文学、美术和艺术，还可以来源于人体自身，如端庄的举止、高尚

笔记栏

的品格和规范的行为等。

(三)情绪、情感的表现

1. 外部表现　与情绪情感状态相联系的身体外部变化称为表情。对人类来说,表情已变成社会上通用的表达和交流的符号,成为和语言平行的交流手段。表情可分为面部表情、身段表情、言语表情。面部表情是主要的表情形式,人们往往通过对对方面部变化来判断其喜怒哀乐等内心情绪体验,其中眼睛是最能表达情绪情感的面部器官,故有“心灵的窗户”之称。身段表情也称体态表情,它是通过身体的不同姿态和手、足、躯干的动作来反映一个人的情绪情感。例如,愤怒时身体直立、紧握拳头、咬牙切齿等。言语表情是指通过言语的声调、节奏、音域、速度等方面的变化以及转折、口误等所表现出的情绪和情感。例如,激动时声音尖、语速快、起伏大,带有颤音;悲哀时语调低沉、节奏缓慢、断断续续。

2. 机体内变化　在情绪情感发生变化时,除了机体的外部表现外,还伴随有一系列的机体内部变化。

(1)呼吸系统的变化　呼吸频率、深浅、快慢、是否均匀等变化。如突然惊恐时,会呼吸暂停;欣喜若狂时,会呼吸痉挛等。

(2)循环系统的变化　一方面会表现为心跳强度和速度的改变,另一方面为血管舒张与收缩的变化。如恐惧暴怒时,心跳加快、血压升高。

(3)脑电波变化　通常人处于清醒、安静、闭目状态时,脑电波呈现 α 波(8 ~ 13 Hz),焦虑时出现 β 波(14 ~ 30 Hz)。

(4)腺体变化　不同情绪状态下,腺体分泌会发生相应变化,影响分泌量。

(四)情绪、情感的作用

情绪情感是人精神活动的重要组成部分,在人类的心理活动和社会实践中,有着极为重要的作用,这些作用主要通过情绪情感对行为的调节、对行为效率的影响以及对外界环境的适应等方面实现的。

1. 情绪情感对工作效率的影响　从情绪情感的两极性来看,既有积极的一面,又有消极的一面。积极的情绪情感能够提高人的活动能力、充实人的体力和精力;消极的情绪情感能抑制人的体力和活力。从一般的角度来说,积极的情绪情感有助于工作效率的提高,消极的情绪情感则会影响工作效率。但是,心理学家们的实验研究证实,消极情绪不一定在所有时候都会降低工作效率,适当的紧张情绪状态有利于工作效率的提高。

2. 情绪情感对心身健康的影响　情绪具有明显的生理反应成分,直接关系到心身的健康,同时所有心理活动又都是在一定情绪基础上进行的,因而情绪成为心身联系的纽带。

(1)负性情绪可导致疾病　我国古代医书《黄帝内经》中就有“怒伤肝,喜伤心,思伤脾,忧伤肺,恐伤肾”的记载。现代医学研究证明,临床上常见的高血压、冠心病、癌症、糖尿病、消化性溃疡、哮喘、偏头痛等多种疾病,其发病都与不良情绪有关,故称此类疾病为心身疾病。此外,严重的不良情绪也会导致心理障碍,如引起神经衰弱、抑郁发作、焦虑症甚至精神分裂症等疾病。

(2)正性情绪可增强免疫力　我国有人做过调查,在 109 例 70 ~ 105 岁的老人中,他们情绪的主要特点是：知足常乐，自甘淡泊，不图名利，胸襟开阔，心情舒畅，助人为乐。所以高兴、满意、乐观等正性情绪，使人免疫力提高，有益于人们的健康。

3. 情绪情感对人际交往的影响　人是一个社会的人，在每个人的一生中都会与成千上万的人进行交往，不管交往的形式如何，交往中的每个人都有自己的某种愿望或需要，并且总是希望得到满足。在人际交往中，与彼此需要是否获得满足相联系的内心体验，称为人际情感。这种情感一经产生或形成，便具有稳定持久的特点，它直接影响和反映着人与人之间交往关系的亲近程度。良好的人际情感是指在人的交往中需要得到满足时产生的情感体验，对人际关系之间的进一步发展起着促进作用。不良的人际情感是指在人际交往中受到挫折后而产生并逐步形成的情感体验，对人际交往有很大的阻碍作用。

（五）情商

1. 情商的概念　情商（emotional quotient，EQ）又叫情感智商，是指个体控制自己的情绪，驾驭他人情绪的能力，以及承受挫折和失败的能力，是衡量一个人情绪水平高低的尺度。1995 年，美国学者高尔曼（D. Goleman）著书《情绪智商》，提出情商主要由五个方面构成。

（1）认知自己情绪的能力　能时刻察觉自己的情绪，了解产生情绪的原因。因为只有了解、认识自己，才能成为自己生活的主宰。

（2）控制自己情绪的能力　能调控自己、安抚自己，摆脱强烈的焦虑、抑郁，并能有效控制不良情绪的产生。

（3）自我激励的能力　能够整顿情绪，让自己朝着一定的目标努力，增强注意力与创造力，同时也能使人走出生命中的低谷，重新出发。

（4）认知他人情绪的能力　理解别人的感觉，察觉别人的真正需要与相应的情绪反应，具有同情心。这是与他人正常交往，实现顺利沟通的基础。

（5）维系人际关系的能力　在了解别人的心态、尊重别人的想法的同时，能够理解并适应别人的情绪，建立和谐的人际网络。

2. 情商的意义　情商在人类的活动中起着动力和调节作用。现代心理学家认为，在一切成功要素中，情商的作用占到了 60%。在美国企业界，人们普遍认为“智商决定录用，情商决定提升”，这在某种程度上准确地反映了企业中人力资源管理的现实，也为现代教育人才的培养带来了启示。

二、意志行为过程

1. 意志的概念　意志是人自觉地确定目的，并支配行动，克服困难，实现目的的心理过程。即人的思维过程见之于行动的心理过程。人的认识活动并不是随机的，而是有目的的。人为了达到一定的目的而活动，但活动并非都是一帆风顺的，往往会遇到一些困难，这时候就需要有毅力和决心去克服困难，坚强不屈地去实现自己的目标。

2. 意志行为的特征　意志不是隐蔽在个体内心中不可捉摸的神秘的东西，意志总是表现在个体的行动之中，受意志支配和控制的行为称为意志行为。人的意志行为有三个主要特征。

（1）意志行为是有目的的行动　目的是行动的方向和结果，能够自觉地确立目的

笔记栏

是人行为的首要特征。人在从事活动之前,活动的结果已作为行动的目的而预先存在于他的头脑意识之中,并以这个目的来指导自己的行动。因此,只有人类才能在自然界打上自己意志的印记。

(2)意志行为总是与克服困难相联系的　人的意志强弱主要以所克服困难的大小作为衡量标准。有自觉目的性的行动,如果不与克服困难相联系,就不属于意志行为。所以像散步、聊天、娱乐、喝水等行动,并没有什么困难需要克服,就不属于意志行为。困难可能来源于内部自身,也可能来源于外部环境。一般情况下,外部困难是通过内部困难起作用的。

(3)意志行为以随意运动为基础　人类的运动可分为非随意运动和随意运动。非随意运动是指不以人的意志为转移的、自发的、控制不了的运动。随意运动是指可以由人的主观意识控制的运动。意志行动的目的性就决定了意志行为必须是在人的主观意识控制下的随意运动,所以随意运动是意志行为的基础。工作中各种操作都是随意运动,它都要求有一定的目的和熟练程度,是意志行为的必要条件。如在护理工作中,肌内注射、静脉穿刺等各种护理操作都是随意运动,护士要想熟练掌握技术,就要不辞劳苦,练好基本功,才能顺利完成各项医疗及护理任务。

三、意志的品质

意志品质是指一个人在实践过程中所形成的比较明确的、稳定的意志特点。评价意志品质的优劣,根本的一条是要看其意志活动的社会价值;判断一个人意志力的强弱,则看其意志表现程度。在人的意志行动过程中,主要的意志品质包括自觉性、果断性、自制性和坚韧性。

1. 自觉性　这是指人的行动有明确的目的性,尤其是能充分地意识到行动结果的社会意义,使自己的行动服从社会、集体利益的一种品质。它具体表现在意志行动过程中确定目的的自觉性、行动服从目的的自觉性、行动过程中克服困难的自觉性、行动结束时自我评价的自觉性。可见意志自觉性的品质,贯串于意志行动的全过程。这种品质反映着一个人的坚定立场和信仰,是产生坚强意志的源泉。

与自觉性相反的特征是盲目性和独断性。盲目性就是没有主见,容易接受他人的暗示和影响,轻率地改变或放弃自己的决定,表现为盲目行动。而意志活动表现为独断的人,则是固执己见,一意孤行,其行动往往违背事物发展规律而导致失败。这两种人都是对自己行动的目的和意义缺乏明确而深刻的认识,故均为缺乏自觉性的表现。

2. 果断性　是指善于明辨是非,当机立断地采取和执行决定的品质。意志的果断性是以正确的认识为前提,以深思熟虑和大胆勇敢为基础的。它是人的聪明、机智的有机结合。具有果断性的人往往善于捕捉时机,不迟疑,不退却,及时行动。如护士发现患者窒息时,立即清除呼吸道分泌物,进行人工呼吸,迅速供氧使患者转危为安的过程,就体现出了意志的果断性。

与果断性相反的品质是优柔寡断和草率决定。优柔寡断的主要特征是不善于克服困难的思想和情感,在各种动机、目的、手段之间迟疑不决、患得患失。草率决定是对任何事物都不假思索、盲目冲动、贸然行事、不考虑后果的一种莽撞行为,是意志品质不佳的表现。

3. 自制性　这是指人在意志行动中善于控制自己的情绪,约束自己言行的品质。

人们在执行决定的过程中，会遇到各种各样的困难，在困难面前不低头，能自觉地调节自己的言行，控制和约束住不良情绪，就是意志自制力的表现。

与自制性相反的品质是任性。任性是指不能控制和约束影响自己目标实现的情绪、愿望、动机、兴趣等。一个任性的人，常受情绪等心理过程支配，影响其意志行为，因而难以达到目的。

4. 坚韧性　是指在执行决定时能坚持到底，顽强地克服各种困难的意志品质。具有坚韧性品质的人，表现为目标专一、不为一时的冲动或困难而改变方向，始终不渝地朝着目标一步一个脚印地向前进，在行动上表现出坚韧不拔的毅力，具有克服困难、勇往直前、百折不挠的精神。

与意志的坚忍性品质相反的是动摇和顽固执拗。动摇是指在执行决定的过程中，常因遇到困难就动摇自己的决心，甚至放弃自己的目标，这种人常立志、无常志，做事朝秦暮楚、见异思迁、虎头蛇尾，甚至半途而废。顽固执拗是指在意志行动过程中，已发现自己所设定的目标无法达到，但仍固执己见、执迷不悟、一意孤行，其结果往往是受到客观规律的严厉惩罚。

第三节　人　格

一、人格概述

1. 人格的概念　人格是一个复杂的概念，关于人格的定义，说法较多，迄今对此还没有公认的定义。目前多数心理学家对人格的定义是：人格是指一个人整体的精神面貌，即具有一定倾向性的、稳定的心理特征的总和，包括人格心理特征、人格倾向性和自我意识。

2. 人格的特征

(1)稳定性与可变性　人格是指人在长期社会实践中经常稳定表现出来的行为特征。所谓“江山易改，本性难移”就有这个意思。

(2)独特性与共同性　独特性即个别性，强调的是人格差异。人格的千差万别除了受遗传因素影响外，也反映了它在形成过程中的各种印记。人格中还存在着共性。共性存在于人格之中，或者说独特性是多种共性的叠加。

(3)整体性　人格是由许多心理特征组成的，这些心理特征相互联系、相互制约，组成整体，是一个复杂的系统。这种整体性首先表现为人格内在的统一，使人的内心世界、动机和行为之间保持和谐一致；其次，人格特征和人格倾向性只有在心理过程中体现出来，没有心理活动也就没有人格特征和人格倾向性。

(4)生物属性与社会属性　人格既具有生物属性，也具有社会属性。人的生物属性是人格形成的基础，影响人格发展的道路和方式，影响人格行为的形成。但也不能将人格完全归结为先天的或遗传的。文化的影响、社会对各种角色行为的规范都会在人格中有所体现。如果只有人的生物属性而脱离人的社会属性，不可能形成人的人格。“狼孩”的例子就充分说明了这一点。

(5)倾向性　人格在形成过程中，时时处处都表现出人格对外界事物特有的动

笔记栏

机、愿望等,从而发展成为各自的态度和内心环境,形成对人、对事、对自己的独特行为方式和人格倾向性。人格倾向性实际上就是个体对事物的选择性反应,具有导向作用。

二、人格心理特征

(一)能力

1. 能力的概念　能力是直接影响活动效率,使活动顺利完成的个性心理特征。能力的高低影响活动的效果。在传统心理学中,能力包含一般能力和特殊能力两类。

(1)一般能力　指认知能力,即智力,是一种综合能力。我国较多的心理学家认为,智力是指认识方面的各种能力,即观察力、记忆力、思维能力和想象能力的综合,其核心成分是抽象思维能力。智力主要集中于人的认识活动和创造活动上,其主要表现为对复杂事物的认识、领悟和分析、解决疑难问题的能力。

(2)特殊能力　特殊能力是指从事某种特殊活动或专业活动所必需的能力。任何一种专业活动都要求与该专业内容相符合的几种能力的结合。特殊能力都是在一般能力的基础上发展起来的,而特殊能力的发展也能促进一般能力的完善和提高。

2. 能力的个体差异　能力的差异可以从质和量两方面进行分析。质的差异除表现为各人不同的特殊能力外,还表现为能力类型上的差异;量的差异则表现在能力的发展水平和能力表现的年龄差异上。

(1)能力的类型差异　一般能力的差异主要表现在知觉、记忆、言语、思维和想象等方面。例如,知觉能力方面,有的人属于分析型,对细节感知清晰;有的人属于综合型,对细节常“视而不见”。在记忆能力方面,有的人擅长形象记忆,有的人有较强的运动记忆。人在特殊能力方面也有所偏重,如有人擅长绘画、有人擅长唱歌、有人擅长奔跑。能力类型的差异并不标志人能力的高低,只说明能力发展的倾向性不同。

(2)能力发展水平的差异　各种能力都有发展水平上的差异。能力和智力的发展在全人口中均呈正态分布:两头小,中间大,即非常优秀与极差者都处于两个极端,而绝大多数人处于中间不同的层次水平。通过智力测验,可以对个体的智力水平做出评估,求得智力商数。

(3)能力表现的年龄差异　人的能力发展有早晚之分。有的人“少年才溢”,有的人则“大器晚成”。

能力是个性心理特征的重要方面,在一定程度上决定了一个人的成就,承认能力的差别并进行鉴别,才能使人各尽其能,对不同的人因材施教。但是人作为一个整体,心理的诸方面也是相互影响的,意志、性格、动机等对一个人能否取得成就也起着相当大的作用。

(二)气质

1. 气质的概念　气质是指人的典型的、稳定的心理活动的动力特性,也就是指性情、秉性和脾气。它与人的生物学素质有关。

2. 气质类型

(1)高级神经活动类型学说　巴甫洛夫指出,神经系统具有兴奋和抑制两大功能,因而气质可分为四种基本类型,即抑制型、兴奋型、活泼型、安静型,如表 2-1 所示。

笔记栏

(2)体液学说　古希腊著名医学家希波克拉底(Hippocrates)认为人体内有四种体液,即血液、黏液、黄胆汁和黑胆汁,根据这四种体液在人体内所占比例优势,将人的气质划分为四种类型:多血质、黏液质、胆汁质、抑郁质。希波克拉底这种提法虽然受当时客观条件所限,缺乏科学根据,但在人们日常生活中能够见到这四种气质类型的典型代表,这四种类型的名称也就被许多学者采纳并沿用至今。

表2-1　气质类型、高级神经活动类型及行为表现特征

神经类型	气质类型	强度	均衡性	灵活性	行为特点
兴奋型	胆汁质	强	不均衡	灵活	攻击性强、易兴奋、不易约束、不可抑制
活泼型	多血质	强	均衡	灵活	活泼好动、反应灵活、好交际
安静型	黏液质	强	均衡	不灵活	安静、坚定、迟缓、有节奏、不好交际
抑制型	抑郁质	弱	不均衡	不灵活	胆小畏缩、消极防御反应强

知识链接

血型说

日本学者古川竹二等人对气质类型提出了"血型说"的观点。他们认为与血型相对应,气质也可分为A型、B型、AB型与O型四种。A型气质的特点是温和、老实稳妥、多疑、顺从、依赖他人、感情易冲动。B型气质的特点是感觉灵敏、镇静、不怕羞、喜社交、好管闲事。AB型气质特点是上述两者的混合。O型气质特点是意志坚强、好胜、霸道、喜欢指挥别人、有胆识、不愿吃亏。

3. 气质在社会实践中的意义

(1)气质无优劣之分　气质主要表明一个人心理活动的动力特征,而不涉及活动内容,所以,就一个人活动的社会价值和成就来说,任何气质都有其积极面和消极面,它不决定一个人能力的大小和成就水平。任何气质类型的人都可成为对社会有用的人才,如中国历史上四位文学巨匠:李白为胆汁质,郭沫若为多血质,茅盾为黏液质,杜甫为抑郁质。

(2)气质与职业选择　不同的职业对气质的要求不同,武警人员要有应付突发事件的反应能力,这就要求他们精力充沛,心理反应及动作行为速度快,具有较大的灵活性等。管理员的工作环境安静、见物多、见人少、工作对象分门别类,这就要求他们具有稳定、持久、细致的气质特点。医院的不同科室则需要不同气质的医务人员。

(3)气质与临床护理工作　在临床实际工作中,观察分析患者的气质类型对做好系统化整体护理工作十分必要。如对于同样的疾病痛苦,胆汁质者可能无所谓,多血质者可能表情丰富,黏液质者可能忍耐无声,而抑郁质者则可能焦虑不安。通常多血

笔记栏

质的人因其比较乐观、健谈，对自身疾病的认识积极、客观，故而医患之间较易沟通，语言劝导往往能够奏效。黏液质的人因情感不外露，且比较固执己见，对其要进行耐心细致的诱导，防止简单粗暴的说教。对胆汁质的人要特别注意晓之以理，动之以情，稳定其情绪，防止冲动行为的发生。而对抑郁质的人关键是用积极的生活态度启发他们，从各方面对其多加关心。

（三）性格

1. 性格的概念　性格是个人对客观现实稳定的态度及与之相适应的习惯化的行为方式。性格是人格的核心，最能反映一个人的生活经历，体现一个人的本质属性，是人与人相互区别的主要心理特征。了解一个人的性格特征对其行为预测具有重要意义。

2. 性格的类型　性格类型是指某些性格特征的独特结合。由于性格的复杂性，性格类型的划分迄今也没能达成共识，具有代表性的分类方法有以下几种。

（1）根据心理功能分类　即以理智、情绪和意志三种心理功能在性格结构中占优势者来确定性格类型。①理智型：这种人能理智地衡量一切，以理智支配和调节言行。②情绪型：情绪体验深刻，言行受情绪控制和支配。③意志型：有非常明确的行动目标和较强的自制力，行为主动坚定。除了标准的类型外还有中间类型，如理智意志型等。

（2）根据心理活动的倾向性分类　①外倾型：表现为感情外露、热情、活泼开朗、善交际等。②内倾型：表现为沉静、反应缓慢、少与人往来、喜欢阅读、多思考、适应环境的能力较差。

（3）按个体独立性的程度分类　①独立型：善于独立地发现问题和解决问题，在紧急情况下表现沉着镇静，易于发挥自己的力量。②顺从型：独立性差，易受暗示，容易不加批判地接受别人的意见，在紧急困难情况下表现惊惶失措。

（4）根据对疾病的易罹患性分类　①A 型行为模式：易罹患冠心病、高血压等心身疾病的性格特征，表现为过分的理想与抱负、强烈的竞争意识、时间紧迫感、好冲动、易激怒等。②B 型行为模式：不易罹患冠心病、高血压等，表现为抱负较少、性情温和、悠闲自得、安宁顺从、说话声低、行为迟缓等。③C 型行为模式：易罹患癌症的性格特征，表现为过度压抑、谨慎、忍让顺从、缺乏自信，对焦虑、抑郁、绝望、沮丧、无助等负性情绪体验过多。

3. 性格的特征

（1）性格的态度特征　是指人在对待客观事物态度方面的性格特征。包括对他人、集体、社会的态度特征，如诚实、正直等与之对立的态度如自私、孤僻等。也有对劳动、工作学习的态度，如勤劳、认真等。还包括对自己的态度特征，如自信、自豪等。

（2）性格的理智特征　是指人在感觉、知觉、记忆、思维等认知方面的性格特征。如有的人感知敏锐、想象丰富。

（3）性格的情绪特征　是指一个人在情绪的强度、稳定性和持久性以及情绪的积极性方面的性格特征。如有的人情绪强烈，有的人冷静；有的人情绪持续时间久，有的人稍纵即逝。

（4）性格的意志特征　是指人对自己行为的自觉调节和调节水平方面的性格特征。如行为目的性、独立性和盲目性等特征；对行为有主动、自制、被动、任性等特征。

4. 性格与气质、能力的关系

（1）性格与气质的关系　气质是先天的，无好坏之分，且难以改变；性格是后天生

笔记栏

活中形成的,有好坏之分,且有可塑性。两者相互渗透、彼此制约。如图 2-7 所示,不同气质的人即使形成同一性格特征,也会带有各自的色彩。性格在一定条件下可以改造某些气质特征。

(2)性格与能力的关系　在多种能力的形成和发展的过程中,相应的性格特征也发展起来。良好性格特征的形成往往需要以一定的能力为基础。一般而言,能力强的人容易形成自信的性格,能力差的人容易形成自卑的性格。人的才能往往是通过高度发展的能力和优良的性格特征相结合而共同发展的。它们之间的关系是相互制约、相互影响、相互联系的。

知识链接

九型人格

全球 500 强企业的管理阶层均有研习九型人格,并以此培训员工,建立团队,提高执行力。九型人格揭示了人们内在最深层的价值观和注意力焦点,它不受表面的外在行为的影响。揭示在不同的环境下不同性格人的行为,同时也指出每个性格的相互关系,并指出我们在优势与劣势下是如何的行为表现。九型人格类型如下:第一型,完美型。第二型,全爱型、助人型。第三型,成就型。第四型,艺术型、自我型。第五型,智慧型、思想型。第六型,忠诚型。第七型,活跃型、开朗型。第八型,领袖型、能力型。第九型,和平型、和谐型。

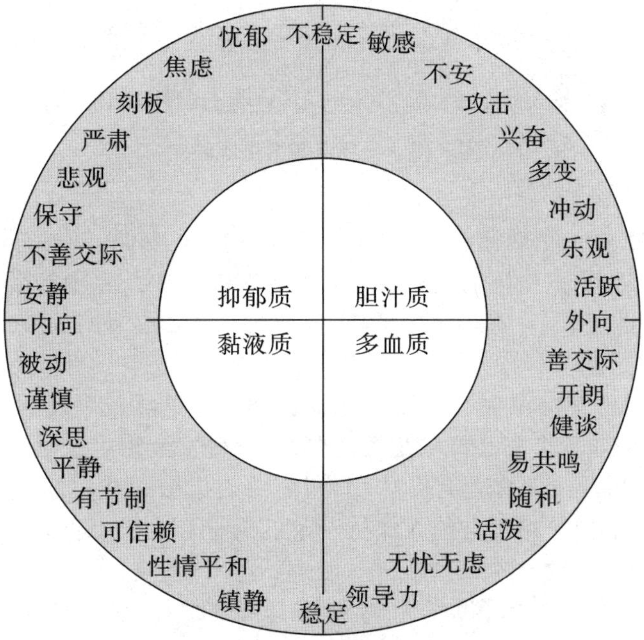

图 2-7　性格与气质的关系

笔记栏

三、个性倾向性

(一)需要

1. 需要的概念　需要是个体和社会的客观要求在人脑中的反映,表现为人对某种目标的渴求和欲望。人的一切行为活动都是为了满足需要而发生的,生命不息,需要不止,原有的需要满足了,新的需要便会自然产生,一旦需要消失,生命亦即终结。

2. 需要的分类

(1)按照需要的起源和发展分类　①生理性需要(空气、食物、水、休息、排泄)。②社会性需要(生产、社会交往、文化学习的需要,对道德、威信、审美的需要等)。

(2)按需要的对象分类　①物质需要(衣、食、住、行)。②精神需要(读书看报、欣赏影视作品、与人交往、道德、审美和创造等方面的需要)。

3. 需要的层次理论　美国人本主义心理学家马斯洛认为,需要的满足是人类发展的一个最基本的原则。他通过对各种人物的观察和对一些人物传记的考查,于1954年提出了需要的层次理论,他把需要分为五个层次,由低级到高级排列,如图2-8所示。

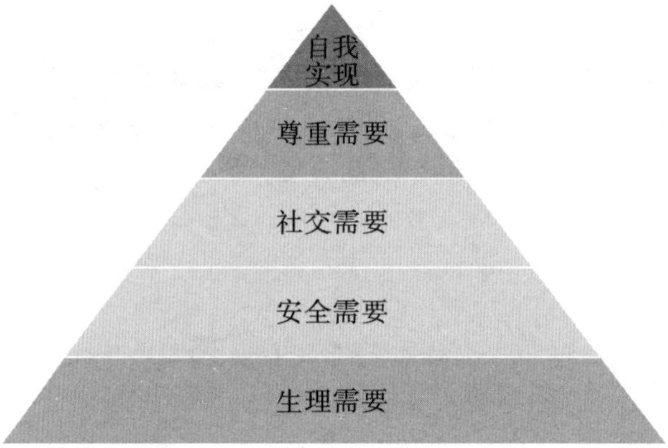

图2-8　马斯洛需要层次理论

(1)生理的需要　指对阳光、水、空气、食物、排泄、求偶、栖息等的需要。它具有自我和种族保存意义,是个体为了生存而必不可少的需要。生理的需要在人类各种需要中占有最强的优势,当一个人被生理需要所控制时,其他的需要均会被推到次要地位。

(2)安全的需要　指对生活在无威胁、能预测、有秩序的环境中的需要。如生命安全、财产安全、职业安全和心理安全等需要,以求得安全感。

(3)归属与爱的需要(社交需要)　归属需要是指被某些组织接纳或依附于某个团体或个人;爱的需要是指能与他人保持一定的交往和友谊,即爱别人和接受别人的爱,同时还应保持适度的自爱。

(4)尊重的需要　包括自我尊重、尊重他人和被他人所尊重。表现为个体对荣誉的追求,希望获得别人的重视、赞许及自信、自强、好胜、求成等。

(5)自我实现的需要　是人的最高层次的需要,表现为追求自我理想的实现,充

笔记栏

分发挥个人才能、努力实现自身价值等。

马斯洛认为，当较低层次的需要得到某种程度的满足后，才会有动力促使较高层次需要的产生，若较低层次的需要一直处在不满足的状态，较高层次的需要就不容易产生。当需要发展到较高层次时，低层次的需要并不消失，只是对人们活动的影响减少而已。有时由于外在环境的改变，也可使需要由高层次退回到低层次。

马斯洛还提出，不同年龄阶段的需要主题是不同的。如婴儿期主要是生理的需要占优势，而后这种需要逐渐减弱，安全的需要、归属与爱的需要依次递升；到了青少年初期，尊重的需要日渐强烈，到青年晚期，自我实现的需要开始占优势。这是一种波浪式的递进，低层次的需要不一定完全满足才产生高一层需要，从横断面上看是一个阶梯，但从发展上看却是波浪式的。

（二）动机

1. 动机的概念　动机是一种驱使人们进行活动，满足需要，达到目标的内部动力。动机是以需要为基础、在外界诱因刺激下产生的。需要和目标刺激是动机产生的两个必要条件。例如，一个中专毕业的护士有上大学的需要，但只有在高校招生这一目标的刺激下，才会产生报考的动机。一般来说，动机的产生过程可归纳为四个环节：需要的产生→需要被意识到→需要和目标相结合→产生行为动机。

动机有三种功能：其一是始动功能，它激发一个人开始进行某种活动；其二是导向功能，它使行动朝着特定的目标进行；其三是强化功能，当活动趋于目标时，动机就会得到强化，而使活动进一步得到增强。

动机作为一种内部过程，无法直接观察到，只能通过动机的选择性和活动性来推测。一般说来，动机越强烈，对所需对象的指向性选择及相应的活动就越明显。与动物不同的是，人可以意识到自己的动机内容，并有控制、调节动机的能力。但是，控制、调节动机，有时不是轻而易举的，往往要展开动机斗争。

2. 动机的分类　人类的动机极为复杂，其对人们日常活动的影响也不尽相同，因此动机的分类也就具有多样性。

与需要相对应，起源于生理需要的动机称为生理性动机，如进食动机和饮水动机。起源于社会性需要的动机称为社会性动机，如成就动机和交往动机。

根据引起动机的原因，可将动机分为外部动机和内部动机。外部动机是指行动的推动力是由外力诱发出来的。例如，一个学生因家长提出要求才去学习。内部动机是指人的行动出自本身的自我激发。如做一件能令他愉快的事，无须外力推动。

根据动机内容的性质，可将动机分为高尚动机和卑劣动机。高尚动机是指符合社会发展和人民利益的动机，在这种动机的驱使下，表现出清正廉洁、克己奉公、助人为乐。卑劣动机是指违反社会发展规律和人民利益的动机，如贪污受贿、损人利己等都是由于这种动机所驱使。

根据动机在活动中所起作用的大小，还可以将动机分为主导动机（优势动机）和辅助动机。活动的方向是由主导动机控制的。

3. 动机冲突（动机斗争）　实际生活中，常同时存在着很多动机。人的行动都是由最强的主导动机所决定。但是，主导动机的确立常因同时存在矛盾着的动机，形成动机冲突。动机冲突有三种基本形式。

（1）双趋冲突　两个目标对个人具有相同的吸引力，并引起相同强度的动机。但

笔记栏

由于条件受限，只能择其之一，即造成了“鱼与熊掌不可兼得”的难于取舍的矛盾心理状态。例如，有的患者既想住院治病，同时又放不下手中的工作。一般而言，双趋冲突并不很难解决，只要稍微增大其中一个目标的合意程度，如把它想象得更好些，个体便会趋向这一目标，冲突即可得以消除。

（2）双避冲突　两个事物同时会对个人造成威胁或厌恶，使个体产生同等强度的逃避动机。但迫于环境和条件，必须接受一个，才能避免另一个，这种选择时的心理冲突称之为双避冲突。所谓“前怕狼，后怕虎”即是这种处境的表现。解决冲突有赖于其他因素的出现。譬如，一位必须在手术与药物治疗间做出选择的患者，他既恐惧手术的危险又担心药物的不良反应，而深深地陷入双避冲突之中，此时若有一位他十分信任的医生亲自主刀或找到了一种新的治疗方法，冲突即可缓解。

（3）趋避冲突　指个体对某一事物同时产生两种动机，一方面是好而趋之，一方面又恶而逃之，即所谓“想吃鱼又怕腥”。如一些手术前的患者既想通过手术解除病痛，又担心手术可能会影响机体某些功能。即是这种既想又怕的矛盾心理表现，其解决方法是改变个体的认知评价。

动机冲突可以造成个体不平衡、不协调的心理状态，若这种状态过于严重或持续时间过长，可引起心理障碍而影响心身健康。

4. 挫折

（1）挫折的概念　动机引导行为指向目标。但是，趋向目标的行动并非都是一帆风顺的，往往会因为各种原因而不能实现，此时会表现出以下几种情况。①努力克服障碍：经过自己加倍努力，提高克服障碍的能力，达到目标。②躲避障碍：改变自己的行为，绕过障碍，实现目标。③替代目标：经过努力难以逾越障碍，寻找替代目标。④产生挫折：如果障碍难以逾越，又无法寻求替代目标，走投无路，不能实现目标，则可造成挫折。动机受阻导致需要不能满足的情绪状态称为挫折。

现实生活中挫折是难免的，且有利有弊，只要能正确地对待并实事求是地进行分析，就可以引导个体在认识上产生创造性的发挥，增强个体解决问题和适应挫折的能力，以更好的方法和途径实现动机，达到目标，满足需求，正如人们所言“失败乃成功之母”。但如果挫折超过了个体的耐受能力或不能正确对待，就可能引起紧张状态、情绪困扰，致使行为偏差或发生心身障碍。

（2）挫折产生的原因　挫折产生的原因多种多样，一般有主观和客观两个方面。①客观原因：可分为自然因素和社会生活环境因素。前者是指无法预料的自然灾害、环境污染、意外事件、疾病和衰老、亲友的生离死别等；后者是指政治动乱、种族歧视、人际关系紧张，以及婚姻、恋爱、家庭的矛盾等造成的挫折情境。社会环境因素所致挫折往往比自然环境所引起的要多，且影响深远。②主观原因：主要是指个体的生理与心理条件的限制。前者是指个体与生俱来的容貌、身材的某种缺陷等因素所带来的限制；后者是指心理因素，如个体的主观认知、期望值与个人的能力、气质等人格特征的差异而造成的限制。在日常生活中，多种需要产生多个动机，在动机斗争中表现为对立或排斥而无法同时获得满足时也会产生挫折感。

（3）影响挫折的因素　面对相同的原因，个体是否产生挫折及其程度如何，受诸多因素的影响。①抱负水平：指一个人对自己所要达到目标的期望值。一般来说，期望值越高，就越难以实现，发生挫折的机会就越多，挫折感也就越重；反之亦然。如有两位考生,甲发誓一定要考上重点大学,而乙的目标是专科学校,但结果两人同时均被普通大学录取,乙认为取得了出乎预料的成功而欣喜若狂,甲则认为遭受了惨痛的失利而深感挫折。②个人容忍力:挫折容忍力是指个体对挫折的承受力与适应能力。容忍力不同,对挫折的感受程度也就不同。心理学研究表明,挫折的容忍力除了认知因素外,还受遗传与生理条件、健康状况、个性特征、经验、阅历、受教育水平等因素影响。例如,早期生活经历一帆风顺的人对挫折的容忍力可能差一些,经历坎坷的人对挫折会有更强的容忍力。③受挫动机的重要性:越是被个体视为重要的动机受挫,挫折的感受程度就越强烈。人们普遍认为"早年丧父(母),中年丧偶,老年丧子"是人生中三大不幸就是这个道理。

(三)兴趣、信念

1. 兴趣　是指个体对一定事物所持有的稳定而积极的态度倾向。表现为个体对客观事物的一种选择性态度和自觉行动,并始终伴随着积极愉快的情绪。兴趣是以需要为基础,在社会实践过程中形成和发展起来的。它能对人的活动产生极大的推动力,从而促使个体为满足自身对客观事物的需要或实现自己的目标而积极努力。

2. 信念　是坚信某种观点、思想或知识的正确性,并调节控制自己行动的个性倾向性。信念是认识情感的升华,也是认识转化为行动的中介,它通过对个体需要的调控来实现对动机行为的影响。

四、自我意识

1. 自我意识的概念　自我意识是指个体对自己作为客体存在的各方面的意识。平时我们常说"我觉得我是个急性子的人""我认为我能完成这项工作"等,这些对自己感知觉、情感、意志等心理活动的意识,对自己与客观世界的关系尤其是人际关系的意识,以及对自身机体状态的意识,都属于自我意识之列。

自我意识担负着人的内心世界以及内部与外部世界之间的协调任务。

2. 自我意识的组成

(1)自我认识　自我认识是对自己的洞察和理解,是对自己的心理活动和行为进行调节控制的前提。其中包括自我观察和自我评价。

自我观察是指自己对自己的感知、所思所想以及意向等内部感觉的觉察,并对所观察的情况作初步分析、归纳。

自我评价是指一个人对自己的想法、期望、品德、行为及个性特征的判断与评估。自我评价是自我调节的重要条件。正确地认识和评价自己,有利于使自己个性得以健全地发展。对自己的评估过高或过低,都可能造成自己在人际关系方面的不适应。

(2)自我体验　自我体验是指自我意识在情感上的表现。包括自尊、自信、自爱、自卑、自怜等,最主要的是自尊,是以自我评价为基础的,自尊心不足就形成自卑;自尊不仅影响自我体验,还会影响自我调节的力度,从而影响个性的发展。

(3)自我控制　自我控制是自我意识在意志行动上的表现。自我控制系统从行动过程看一般包括四个环节:第一,主体意识到社会要求,并力求使自己的行动符合社会准则,从而激发起自我控制动机;第二,从知识库中检索与认识、改造客观现实及自己主观世界有关的知识,同时正确地评价自己运用这些知识的可能性;第三,制订能够

笔记栏

完善和提高自己行动的计划和程序;第四,在行动中运用诸如自我分析、自我体验、自我鼓励、自我监督、自我命令等激励手段,使动机激发和行动准备在执行中反复进行调整,达到对自己心理和行为的控制,最终实现自我意识的调节作用。

思考与练习

1. 在军事上,为避免敌人发现目标,要对物体进行伪装。二战期间,为保卫莫斯科,在城市上空和四周放起了成千上万的彩色气球,战车和军营用绿色帐篷和绿色树枝遮掩。

请用知觉的原理解释。

2. 苏联心理学家查包洛赛兹做了一个试验:把学生分成两组,让一组学生用一个装好的圆规画画,用后把圆规拆散,交给另一组学生,让他们把它装配起来。这些工作完成后,出其不意地让两组学生尽量准确地画出他们刚才用过的圆规。结果使用装好的圆规的一组学生画得不准确,漏画了许多重要零件;使用由零件装配成圆规的第二组学生,画得比较正确。

为什么亲自装配圆规的一组画得更正确?对以后的学习有什么启发?

3. 张明、王华是同班同学,都是班里的“三好”学生,两个人成绩不相上下。张明易激动,性格豪爽,办事果断,敢作敢为,行动迅速,好斗,爱打抱不平不计后果;王华性情温和,安静,稳重,办事优柔寡断,行动迟缓,爱独处。

请分析张明和王华分别是什么气质类型,结合本案例分析气质的意义。

(杨　晓　康佳迅)

第三章 精神健康病因学

机体在个体特有的生理心理基础之上，并处在特定的社会环境中，受外界刺激影响(即压力原)时会呈现不同程度的精神健康状况。由于机体应对压力源的生理基础不同，应对的能力与方式不同，因此，不同个体在面临同样的压力源时导致的结果差异较大。抵抗压力强的人可以有效地应对压力，不易导致躯体或心理的异常；而抵抗压力弱的人可能出现精神障碍。影响精神健康的因素复杂而多样，目前对于增进精神健康的因素已经达到共识，但是导致精神障碍的病因仍是精神医学研究的难点与热点，绝大多数精神障碍还未研究出其确切的病因和发病机制。

第一节　心理应激

(一)心理应激的概念

心理应激也称压力，是指机体通过认识、评价而察觉到应激原的威胁时，引起心理、生理改变的过程，是个体对面临的威胁或挑战做出适应和应对的过程。1936 年，加拿大病理生理学家塞里(H. Selye)首先将这一概念引入生物学和医学领域。应激原是作用于个体，使其产生应激反应的刺激物。人类的应激原十分广泛，包括外部物质环境、个体内部环境和心理社会环境等方面。

(二)应激原

应激原是指能引起心理应激反应的所有刺激物。具体来讲，就是日常生活中要求人们去适应的各种生活事件。

1. 按事件的性质分类　①生物性应激原：指作用于人的躯体而直接产生刺激作用的刺激物，包括各种物理、化学与生物刺激，如高温、噪声、辐射、电击、损伤、微生物感染以及疾病等。②精神性应激原：主要指导致个体产生焦虑、恐惧和抑郁等情绪反应的各种心理困境。如个体的强烈需求、不切实际的预测、过高期望、不祥预感、工作压力、人际矛盾、心理冲突和各种挫折等。③社会性应激原：指社会生活情境和事件。如日常生活、工作中的种种困扰、婚姻与家庭问题、社会政治与经济的变革、社会的动荡与自然灾害等。④文化性应激原：指语言、风俗习惯、生活方式、宗教信仰等方面的改变造成的刺激或情景。

笔记栏

2. 按事件对个体的影响分类　①正性生活事件:是指个人认为对自己的身心健康具有积极作用的事件。如晋升、提级、立功、受奖等。但也有在一般人看来是喜庆的事情,而在某些当事人身上却产生消极的体验,成为负性事件。如结婚引起某些当事人的心理障碍。②负性生活事件:指个人认为对自己产生消极作用的不愉快事件。这些事件都具有明显的厌恶性质或带给人痛苦悲哀心境,如亲人死亡、患急重病等。负性生活事件通常对心身健康的影响高于正性生活事件。

3. 按其频度与强度分类　①一般单一性生活压力:在日常生活中,不可避免地会遭遇到各类生活事件,这些事件,是人们在生存和发展过程中无法回避的。如果我们在生活的某一时间阶段内,经历着某一种事件并努力去适应它,而且其强度不足以使我们崩溃,那么我们称这时候体验到的压力为一般单一生活压力。如入学考试、完成困难的任务、遭遇从未经历的事情、恋爱、婚姻、就业、失业、亲人亡故、迁居、旅游等。经历一般单一性生活压力,对于承受人来说,其后效并不完全是负面的。②叠加性压力:叠加性压力有两类。第一类是同时性叠加压力。在同一时间里,有若干构成压力的事件发生,这时,当事者所体验到的压力称为同时性叠加压力。俗称"四面楚歌"。第二类是继时性叠加压力。两个以上能构成压力的事件相继发生,后继的压力恰恰发生在第一个压力的第二阶段或第三阶段,这时,当事者体验到的压力称为继时性叠加压力。俗称"祸不单行"。叠加压力,是极为严重和难以应对的压力,它给人造成的危害很大。有的人可在"四面楚歌"中倒下,有的人在衰竭阶段能被第二组压力冲垮。③破坏性压力:又称极端压力,包括战争、大地震、空难、遭受攻击、被绑架、被强暴等。经历极端压力之后,心理症状是多方面的。情绪症状以沮丧为主,如战场上生还的士兵,常因战友战死而自己获救产生罪恶感,易激惹,暴怒,同时伴有攻击行为,与亲人变得疏远,对当时的记忆丧失,长期注意力难以集中等。

经历强大的自然灾害后的心理行为阶段反应:①惊吓期,这一阶段里,受害者对创伤和灾难丧失知觉,就像通常所说的"失魂落魄"的状态,事情过后往往对此不能回忆。②恢复期,在这个阶段受害者会出现焦虑、紧张、失眠、注意力下降等症状表现,正常的恢复期包括"否认-愤怒-妥协-抑郁-接纳"五个阶段,这五个阶段灾难后人们在心理恢复期,心理发展的重要阶段,具体持续时间和表达方式,因为个体之间的差异不同,时间和表达方式也就不尽一致。③康复期,康复期是受害者重新达到平衡状态的过程。

自然灾害后易出现的心理障碍有创伤后应激障碍、恐怖症、焦虑症、强迫症,具体临床症状见后面章节。

(三)应激原的量化评估

1. 社会再适应评定量表　社会再适应评定量表(social readjustment rating scale, SRRS)是由美国华盛顿大学医学院的精神病学家霍尔姆斯(T. H. Holmes)等人对5 000多人进行了社会调查和实验,利用所获得的资料所编制,量表列出了43种生活事件,每种生活事件标以不同的生活变化单位(life change units, LCU)来表示其对个体的心理刺激强度,其中配偶死亡事件的LCU分值最高为100,表示个人去重新适应时所需要付出的努力最大。研究发现,若一年内LCU累计不超过150,则来年感到严重不适或患病的可能性只有33%;一年LCU为150~300,则有50%的可能性来年患病;一年LCU累计超过300,来年患病的可能性则高达70%。详见表3-1。

表 3-1 社会再适应评定量表

变化事件	LCU	变化事件	LCU
1. 配偶死亡	100	23. 子女离家	29
2. 离婚	73	24. 姻亲纠纷	29
3. 夫妻分居	65	25. 个人取得显著成就	28
4. 坐牢	63	26. 配偶参加或停止工作	26
5. 亲密家庭成员丧亡	63	27. 入学或毕业	26
6. 个人受伤或患病	53	28. 生活条件变化	25
7. 结婚	50	29. 个人习惯的改变,如衣着、习俗交际等	24
8. 被解雇	47	30. 与上级矛盾	23
9. 复婚法	45	31. 工作时间或条件的变化	20
10. 退休	45	32. 迁居	20
11. 家庭成变化	44	33. 转学	20
12. 妊娠	40	34. 消遣娱乐的变化	19
13. 性功能障碍	39	35. 宗教活动的变化(远多于或少于正常)	19
14. 增加新的家庭成员,如出生、过继、老人迁入	39	36. 社会活动的变化	18
15. 业务上的再调整	39	37. 少量负债	17
16. 经济状态的变化	38	38. 睡眠习惯变异	16
17. 好友丧亡	37	39. 生活在一起的家庭人数变化	15
18. 改行	36	40. 饮食习惯变异	15
19. 夫妻多次吵架	35	41. 休假	13
20. 中等负债务	31	42. 圣诞节	12
21. 取消赎回抵押品	30	43. 微小的违法行为(如违障穿马路)	11
22. 所担负工作责任方面的变化	29		

2. 日常生活小事件量表　坎纳(Kanner,1981 年)编制了两个量表,一个是日常生活中小困扰的量表,共计 117 个题目,另一个是日常生活中令人兴奋事件的量表,共计 135 个题目。戴隆基斯的研究结果提示:被测成人的健康状况与小困扰出现的频率和强度的相关性高于与生活事件的数目和严重程度的相关性,而令人兴奋事件的数量与健康状况无相关性。

3. 知觉压力的测量　知觉压力是对某人"超个人能力事件"的体验,这类事件虽然不是很严重,但却经常影响着人。Cohn 等编制了知觉压力量表(PSS),该量表预测早期健康问题更为有效,另外实施知觉压力的测量,还可以评估个人不良习惯造成的慢性压力。

(四)应激的内省体验

应激导致的结果是人的内心冲突和与其相伴随的强烈情绪体验。现实生活中有许多相互排斥的事物,接触这些事物的人,便能体验到多种内心冲突。1931 年心理学家 Lewin 和 Miller 按照冲突的形式,分为如下四大类。

1. 双趋冲突　当两件有强烈吸引力,但两者又互不相容的事物出现在面前时,比如中国俗话所说的"鱼与熊掌不可兼得"的情况出现时,人的内心便形成了双趋冲突的局面。这种情况,如果夹带着感情色彩,体验到的压力就越发严重,痛苦就越大。比如:一个运动员同时有两个影响力相同的比赛可以参加,两个比赛对他都有吸引力,客

笔记栏

观条件决定只能参加其一，这时，该运动员便陷入双趋冲突之中，体验到痛苦的压力。

2. 趋避冲突　当一个人想达到一个有吸引力的目标，但达到该目标却有极大危险，这时，便进入了趋避冲突的境界。

3. 双避冲突　当一个人面临两种不利的情景，而又必须选择一个的时候，便体验到双避冲突的压力。

4. 双重趋避冲突　双重趋避冲突有两种可能的选择引起。当两种选择都是既有利又有弊时，面对这种情况，人们就会处于双重趋避冲突中。

（五）应激的适应

如果个体长期处于这种紧张的心理状态，就会对那些重复出现的心理紧张刺激形成一套相同的特殊生理反应模式，这种模式即为一般适应性综合征（GAS）。一般适应性综合征分为三个阶段。

第一阶段：惊恐期。对应激的最初的反应是惊恐，自主神经活动功能减弱到正常水平之下，身体对应激的抗拒发生变化。身体接受应激时，内分泌腺开始活动，肾上腺增加了肾上腺素的分泌，同时脑垂体的输出量也在增加这些激素流入血液，使血糖和血压升高，胃酸增多。人类对于应激的典型反应就是进攻或回避，而这种反应又会引起生理方面的变化，即感到心跳加快、口干舌燥、呼吸短促、出汗等。

第二阶段：抵抗期。如果应激继续存在，就进入了激活的最佳水平。肾上腺继续受到脑垂体腺的刺激。肾上腺和脑垂体腺分泌的激素其功能是恢复身体的平衡，防止身体由反应过强而使本身受到伤害。此时，个体比平时更加努力工作，借以保护自己。

第三阶段：衰竭期。如果应激原继续威胁身体或产生新的应激而个体又没有准备，那么就进入到了衰竭阶段。此阶段意味着大量的刺激分泌物不能继续防御，适应性反应遭到了破坏。由于持续时间过长，防御系统逐渐削弱，个体耗尽了心理和生理能量，机体便极易受到伤害，极易产生疾病甚至死亡。

应激被激活后，其体验并不是都要经历这三个阶段。个体往往在开始时对应激产生的情境估计过高，然后随着自我控制能力的提高而变小。多数人在不同程度上经历了一、二阶段，而第三阶段很少有人体验到。

（六）从应激原到临床相的反应过程

1. 对应激的响应阶段　人处在一定的环境中，只有被个体察觉、与个体生活相关并引起响应的事件，才对个体构成压力。但每个人都以自身的不同方式来觉察环境刺激，同一应激原在不同的个体会引起不同的反应。

2. 应激的中介机制　应激虽然是由各种各样的外部因素引发的，但由于个体差异的存在，同样的外部环境刺激，每个人内心所感受到的压力程度却有很大的差别。对于应激的反映——压力感，却各不相同。因此，个体在经受应激时要经过中介系统的增益或消解。

（1）认知系统　认知系统是个体对应激原的认识、理解的基础，评估应激的性质和评估应激对自己的作用及程度。不同个体面对同样的应激原所产生的认识结果可能有较大的差异。

认知、评估作用：第一，认知结果是两可的。即应激原可能是压力，它要求自己去适应；也可能对自己不构成威胁，无须去应对它。第二，对客观事件严重性的评估。过高评估客观事件的重要性，可能增强焦虑的程度。第三，面对事件，当事人对自己能力的评估，影响应激的相对强度，自我能力评估过低，可以增强焦虑情绪，即增强对压力体验的强度。个人的观念差异也导致个人压力感的不同。研究显示对工作满意度较高的工作人员的健康程度要比对工作满意度低者。

调节控制作用：对局面的控制类型大概有三类：第一，行为的自我控制。是个体处在应激下，对自己的行为有无主动权。第二，认知的控制。是处在应激下，对自己的思维活动有无自主权。第三，环境的控制。对环境的调节改善能力也会影响个体对应激的体验。

人格的影响作用：人格是个体比较稳定的心理特征，如相对稳定的世界观和人生观，都体现在人格特征之中。通常外控型人格认为生活的主导力是外力，自己对生活无能为力。内控型人格的人，认为生活中发生的事件根源在自身，可以通过自己的努力克服困难。

(2)社会支持系统　社会支持系统的作用有两个方面：一是具体地支持当事人。主要表现在给予物质的帮助，增加对应激原的物质条件。二是给当事人精神支持。良好的社会支持系统，可以使应激事件的强度相对降低，不好的社会支持系统，其作用相反。

(3)生物调节系统　人体对抗应激的主要生物调节系统为神经内分泌系统和免疫系统，它们的功能状态良好，则可以防止或尽量减少应激后果的躯体化症状。当一个人心理应激原不断时，也会使两大系统的功能受到影响，还可能会导致机体其他系统如消化系统、泌尿系统、呼吸系统等也容易遭受疾病侵害。有研究显示，学生在学习压力很强时，免疫球蛋白的分泌减少，上呼吸道感染的概率会增多(Jemment 等，1984年)。压力可导致免疫功能损害这一事实，是目前解释高压力可以导致结核病、疱疹、白血病、过敏性疾病的原因。

综上所述，三个子系统都有性质相反的两种功能：一是增益功能，使事件的强度相对增加；二是消解功能，使事件的相对强度降低。个体对应激原的实际反应，由三个系统对应激进行增益与消解后的相对强度而决定。

3. 临床相阶段　由中介系统进入临床相阶段后，临床症状又有及时型症状和滞后型症状，及时型症状是响应应激后，经过中介系统的处理，迅速表现出的临床症状；滞后型症状是压力在中介系统中进行处理时，由于中介系统——认知系统对事件的性质和意义评估比较模糊，于是作为潜在的模糊观念积存起来。压力导致临床症状的原因有两种理论来解释，一是体质、压力论：压力和个体的身体素质，对疾病的发生同时起作用。二是器官敏感论：在应对压力时，反应最敏感、活动强度和频率最高的器官，最容易患病。临床相的症状可以表现在躯体方面、心理方面，也可以是社会行为方面的变化。

(1)躯体反应(生理反应)　机体在心理压力状态时常伴有不同程度的生理反应。这些生理反应主要是大脑通过神经系统、内分泌系统和免疫系统进行调节的。同时，这些生理反应又通过反馈机制反作用于三大系统，使机体尽可能从压力所造成的紊乱中恢复过来。这既是机体对压力的适应过程，也是异常情况下压力导致心身疾病的发生机制。

1)心理-神经机制：通过交感神经——肾上腺髓质轴调节。当机体受到某些压力

笔记栏

源的强烈刺激后，经过大脑皮质的认知评价，可使中枢神经系统兴奋，引起交感神经——肾上腺髓质系统的活动明显增强，肾上腺素和去甲肾上腺素的大量分泌，导致血压升高，血糖升高，反应速度提高；这一系列的变化都为机体应对压力源提供了充足准备。短时间内这些反应有利于机体发挥潜在能力，使机体适应环境的急剧变化。但持久或强烈的压力反应可使机体内部的能量耗竭，并可引起自主神经功能紊乱，导致多种心身疾病。

2）心理-神经-内分泌机制：通过下丘脑-腺垂体-肾上腺皮质系统调节。心理压力时，下丘脑肽能神经元分泌激素促进腺垂体的活动，腺垂体分泌促肾上腺皮质激素促进肾上腺皮质活动，肾上腺皮质分泌糖皮质激素，可使血糖水平升高，蛋白质分解，游离脂肪酸增加，以增加机体对有害刺激的耐受性。

3）心理-神经-免疫机制：有关免疫学的研究表明，在压力反应过程中，免疫系统和中枢神经系统进行着双向调节。一般认为，短暂而不太强烈的压力不影响或略增加免疫功能，强烈的压力则显著抑制细胞免疫功能。长期而又强烈的压力会造成皮质激素分泌持续增加，引起胸腺和淋巴组织退化、萎缩，抗体反应抑制，巨噬细胞活动能力下降，最终导致机体免疫功能低下。

（2）心理反应　个体的心理反应从形式上可分为情绪反应、认知反应等，其中情绪反应与健康和疾病的联系最为密切。

情绪反应：个体在心理压力时，产生什么样的情绪反应以及其强度如何，受很多因素的影响且差异很大。一般情况下，压力源消除这些情绪即可消失。①焦虑：是人预期将要发生危险或不良后果时所表现的紧张情绪。焦虑是心理压力反应中最为常见的一种情绪反应。伴随焦虑产生的交感神经系统的活动增强可提高人对环境的适应能力和应对能力，是一种保护性反应。但焦虑过度或不适当对机体则是非常有害的。②恐惧：是一种企图摆脱已经明确的有特定危险的情绪反应。恐惧通常伴随着回避行为，即避免进入危险的境界或从威胁环境中逃走。适度的恐惧有一定的积极意义，因为适度的危机感能促进个体产生积极的应对行为。例如，司机驶入危险地段时，由于害怕发生意外，才会更加注意行车安全。严重的恐惧则能造成失控行为。③抑郁：表现为悲哀、寂寞、孤独，丧失感和厌世感等消极的情绪。伴有失眠、食欲减退、性欲降低等。抑郁常由亲人丧亡、失恋、失学，失业、遭受重大挫折和长期病痛等原因引起；严重的抑郁者可能萌发轻生念头。因此对有抑郁情绪的患者，应当深入了解其有无消极厌世情绪，以防止意外发生。④愤怒：多出现于一个人追求某一目标过程中遇到障碍或受到挫折时的情境。人在愤怒时，躯体所发生的一系列生理变化，有助于克服其所遇到的障碍。但是，过度愤怒可使人丧失理智或失去自控而导致不良后果。愤怒情绪经过适当疏导，在一定程度上可以得到化解，如果处理不当，则可激化，并有可能导致攻击性行为的发生。

认知反应：轻度的心理压力反应有助于机体增强认知能力，使注意力集中，思维活跃，动作灵敏，警觉水平提高，借助于自我防御机制对环境进行挑战，并对自己的应对效果作出新的解释，以减轻心理压力所引起的内心紧张和痛苦。但超强、持久的心理压力则会使机体认知能力下降。

（3）社会行为反应

1）逃避与回避：逃避是指已经接触到压力源后而采取的远离压力源的行动，主要表现为逃到另一现实中，如某大学生学习成绩一直很好，但因某种原因而考试失败受到挫折后，一改过去刻苦学习的精神状态，转向消遣娱乐，试图以学习之外的活动避开因学习压力给自己带来的焦虑与不安；回避是指事先知道压力源将要出现，在未接触压力源之前就采取行动远离压力源。

2）退化与依赖：退化是当人受到挫折或遭遇压力时，放弃成年人应对方式而使用幼儿时期的方式应付环境变化或满足自己的欲望。退化行为主要是为了获得别人的同情支持和照顾，以减轻心理上的压力和痛苦。退化行为必然伴随依赖心理和行为，即每时每处依靠别人而不是自己去努力完成本应自己去做的事情。这两种情况多见于病情危重经抢救脱险后的患者及慢性患者。

3）敌对与攻击：敌对是内心有攻击的欲望而表现为不友好、谩骂，憎恨或羞辱别人。攻击是在压力刺激下个体以攻击方式作出反应，攻击对象可以是人或物，可以针对别人也可以针对自己。例如，临床上某些患者表现自己拔掉引流管、输液管、不肯服药的自损自伤行为等。两者共同的心理基础是愤怒。

4）失助与自怜：失助是一种无能力、无所适从、听天由命、被动挨打的行为状态，通常是在经过反复应对无效，无法控制压力情境下产生的。失助使人不能主动摆脱不利的情境，从而对个体造成伤害性影响，须加以引导和矫正。自怜是自己可怜自己，对自己怜悯惋惜，其心理基础包含对自身的焦虑和愤怒等成分。自怜多见于独居、对外界环境缺乏兴趣者，当他们遭遇心理压力时常独自哀叹、缺乏安全感和自尊心。倾听他们的申诉并提供适当的社会支持可改善自怜行为。

5）物质滥用：某些人在心理压力情况下会“借酒消愁”“抽烟解闷”或服用某些药物来达到暂时麻痹自己、摆脱自我烦恼和困境的目的。

（七）压力反应的结果

适度的压力对人体健康和功能活动有促进作用，使人产生良好的适应结果；但长期、强烈的压力则使人难以适应，最终导致心身疾病的产生。

1. 适应良好　适当的压力反应能使人产生良好的适应结果，促进取得更大发展，是人成长和发展、维持人正常功能活动的必要条件。

（1）适度的压力是促进身心健康发展的必要条件　有研究表明，幼年期经历适度的心理压力会导致明显的发展变化，可培养提高其在后来生活中的应对和适应能力，更好地对抗和耐受各种致病因子的侵袭和各种紧张性刺激。而那些幼年期“过度受呵护”的孩子，一旦脱离家庭走向社会，则往往会遇到适应问题，在遭遇持久或强烈的心理压力后可能会出现不良后果，如退学、患病等。健全的人格和适应生活变化的良好功能是个体在社会生活与实践过程中长期应对各种刺激而逐渐形成的，是心理健康的重要标志之一。

（2）适度的心理压力是维持人体正常心理和生理功能活动的必要条件　人的一生会遇到各种矛盾和挑战，适当的刺激和压力有助于维持人的生理、心理和社会功能。在解决矛盾、应对挑战时既会有紧张、劳累和痛苦，也会带来成功的喜悦、轻松和欢乐。工业心理学的有关研究表明，工人在从事单调、重复、缺乏挑战性的工作时，很容易进入疲劳状态，表现出注意力不集中，情绪不稳定，工作效率下降，事故增多等。这说明工人的生理、心理和社会功能受到了单调操作的抑制或损害，一旦增加工作的变动性和挑战性，就能改善工人的身心功能，提高功效。可见，适度的压力可帮助人消除厌烦

笔记栏

情绪，提高学习、工作和生活的兴趣。所以，我们可经常参加各种紧张性比赛、从事某种冒险活动等，以增强其应对各种压力的能力，维持自身的正常功能活动。

2. 适应不良　当压力反应超出一定的强度或持续时间超过一定的限度时，会导致压力系统失调，并对个体的社会职业功能和人际交往产生影响，构成压力相关障碍。压力相关障碍分为三种类型：急性应激障碍、创伤后应激障碍、适应障碍。心理压力引起的心理、生理反应若过于强烈、持久，就会导致相应的临床症状出现，给人们带来身体不适和精神痛苦。由于压力反应存在个体差异，故临床表现也不尽相同（图 3-1）。

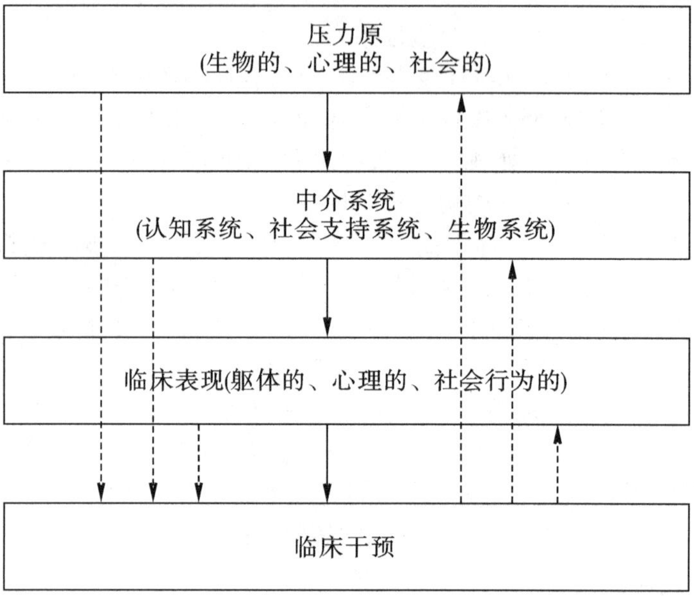

图 3-1　压力反应过程

（1）急性心理压力综合征　常表现为较强烈的心理与生理反应，导致三种常见的临床综合征，一是急性焦虑反应，表现烦躁、震颤、过敏、厌食、腹部不适等症状与皮肤湿冷、瞳孔扩大、心动过速、血压升高等体征；二是血管迷走反应，表现为头晕、出汗、虚弱等症状与皮肤湿冷、面色苍白、出汗、心动过缓、血压下降等体征；三是过度换气综合征，出现心悸、呼吸困难、窒息感、胸部压迫感等症状与手足痉挛体征。

（2）慢性心理压力综合征　处于慢性压力状态的人其典型综合征是“神经血管性虚弱”，常有头痛、胸痛、心悸、呼吸困难、易疲劳等表现，因此经常辗转于临床各科与各医院之间，但达不到消除病痛的目的。

（3）诱发新的疾病　心理压力引起内环境紊乱，使人们处于对疾病的易感状态。在此基础上，如有其他致病因素侵袭或个体有不良遗传素质，就很有可能产生新的疾病。患病的类型主要取决于其他致病因素的性质和遗传素质，心理压力主要作为一种非特异性的致病因素而起作用。

（4）加重已有的精神和躯体疾病　心理压力可加重一个人已有的疾病或导致旧病复发。如高血压患者与人争吵后发生脑出血。

第二节　精神障碍病因学

精神障碍的病因比较复杂,经过半个多世纪的大量探索性研究,目前比较一致的观点是:精神障碍的发病通常不是由单一的致病因素导致,而是与生物、心理和社会三方面的因素都有密切关系。

(一)生物学因素

导致精神障碍的生物学因素包括遗传、神经生化、神经发育、内分泌、感染、躯体疾病、创伤、中毒等。

1. 遗传　从遗传学的角度来研究精神障碍的病因,其目标是鉴定罹患精神障碍的易感基因,阐明遗传变异对罹患精神障碍风险的影响及其神经机制。在多基因遗传中,遗传和环境因素共同作用,最终决定个体是否患病。其中,遗传因素在发病中所产生的影响程度称为遗传度,一般用百分比表示。遗传度说明了遗传和环境两方面因素作用的相对大小,将遗传作用与环境作用的相对重要性给以量化。同卵双生子发生精神分裂症的同病率为50%,而异卵双生子仅为10%,寄养子研究发现具有精神分裂症父(母)亲的寄养子患病率明显高于无家族史的寄养子。需要强调的是,即使有较高的遗传度,环境因素(社会心理、营养、健康保健等)在疾病的发生、发展、严重程度、表现特点、病程和预后等方面仍起着非常重要的作用。

细胞遗传学的研究提示染色体的畸变如缺失、重复、倒置、易位都可导致精神障碍;生化遗传学的研究显示基因突变影响蛋白质的合成,造成体内某些酶的缺失或功能异常,均可导致精神障碍。精神障碍与遗传有相当密切的关系,但是,目前研究结果显示绝大多数的精神障碍都不能用单基因遗传来解释,而是多个基因的相互作用,同时还有环境因素的参与。目前研究结果提示以下疾病:精神分裂症、情感性精神障碍、神经性厌食症、儿童孤独症、注意缺陷多动障碍、精神发育迟滞等具有明显的遗传倾向。但对于多数障碍而言,遗传性能否显现,与当时社会环境对患者的影响,即精神障碍的遗传性是基因将疾病的易感性传给下一代,是否发病还与环境有密切的关系。

2. 神经生化　研究证明,神经生物化学改变与精神障碍有一定的关系,如精神分裂症患者的多巴胺有过度活动,抑郁发作患者可能与脑内去甲肾上腺素及5-HT缺乏有关,而躁狂发作患者去甲肾上腺素过高,孤独症患儿超过30%的全血中存在5-HT水平的升高。目前精神障碍的药物治疗原理多是通过改变神经生化递质的活性或量而达到缓解症状的作用,这也充分证明神经生化改变与发病的关系。

3. 躯体器质性疾病

(1)感染　感染若能影响中枢神经系统,均会产生不同程度的精神症状。例如通过性传播的梅毒螺旋体首先引起生殖系统症状,在多年的潜伏后,进入脑内,导致神经梅毒,主要表现为神经系统的退行性改变,如痴呆、精神病性症状及麻痹。获得性人类免疫缺陷病毒(HIV)也能进入脑内,产生进行性认知行为损害,早期表现为记忆损害、注意力不集中和情绪淡漠等,随着时间的推移,出现更为广泛的损害,如缄默症、截瘫、大小便失禁等。引起精神障碍的感染还包括单纯疱疹性脑炎、麻疹性脑脊髓膜炎、慢性脑膜炎、亚急性硬化性全脑炎等。近来还发现,有些儿童在链球菌性咽炎后突然出现强迫症的表现。

(2)躯体疾病　各种躯体疾病均可引起精神障碍和脑功能障碍，如肝性脑病、肺性脑病、糖尿病、系统性红斑狼疮，白血病等均可导致精神方面的症状。

(3)精神活性物质　外源性物质进入人体，可导致中毒或成瘾，如医用的镇静药、催眠药、阿托品等，容易成瘾的有大麻、鸦片等，均可影响中枢神经系统，导致精神障碍。

(4)颅脑损伤　由于各种原因导致的颅脑组织结构改变，均可导致短暂或持续的精神障碍。

(二)心理因素

1. 人格特征　人格是个体比较稳定的心理特征，面对压力时，如何对待、理解和处理事件，都受到人格特征的影响。人格特征与精神障碍有着密切的联系，尽管人格类型各异，但总体来讲外向型的人善于表达自己的情感，喜欢与人交往，缓解压力的途径与方式较多，不易患精神障碍；内向型的人则相反；另外，完美倾向的人感知到的压力更大，更容易出现精神障碍；通常宽容、大度的人格特点有利于人的心理健康，而多疑、嫉妒、自责、悔恨、怨恨等人格特点容易导致精神障碍。大量的研究表明，多数精神障碍患者有不同程度的人格障碍，如 P. Tyrer(1983 年)调查显示神经症患者 40% 有人格障碍。

2. 认知特点　认知疗法的创始人阿伦・贝克(A. T. Beck)认为人在认识现实世界的过程中遵循一定的规律，即个体在成长过程中所习得的社会认可的行为准则。个体依据这些准则评价过去、预期未来，并用它们来指导现在的行为。如果个体不顾客观条件，过分按规则行事，导致认知歪曲，也会使其行为不能与现实环境相协调，从而导致情绪困扰和不适应的行为。人在认知外界事物的过程中，还会出现模糊的、跳跃的、自动化的反应，在个体不经意中即可产生负性自动想法，并形成固定的思维习惯而被保存下来，使自身对这些错误的认知观念不能加以反省和批判。心理学家归纳不合理认知有三大特征，即绝对化要求、过分概括化、糟糕至极。绝对化是指个体以自己的意愿为出发点，认为某一事物必定会发生或不会发生的信念。这种特征通常是与“必须”和“应该”这类词联系在一起，如“我必须获得成功”“别人必须友好地对待我”等。过分概括化是一种以偏概全的不合理的思维方式，它是个体对自己或别人不合理的评价，其典型特征是以某一件或某几件事来评价自身或他人的整体价值。糟糕至极是一种对事物的可能后果非常可怕、非常糟糕甚至是一种灾难性的预期的非理性观念。因此，具有不恰当的认知方式的人容易受情绪的困扰，容易出现心理问题，严重时导致精神障碍。

3. 心理活动特点

(1)心理活动强度　是指对比较突然与强大的精神刺激的抵抗能力，不同的人在遭遇同样的精神刺激时，反应各不相同，抵抗力低的人往往反应强烈，并容易遗留后患，最终导致精神障碍；抵抗力强的人虽有反应，但不强烈，不会致病。

(2)心理活动耐受力　是指对慢性的、长期的精神刺激的承受能力。耐受力差的人处在慢性精神折磨(生活中的挫折)下出现心理异常，个性改变，精神不振；耐受力强的人对慢性折磨虽有某种程度的痛苦，但不影响其正常的社会功能，甚至把不断克服困难当作强者的象征，最终不会导致精神障碍。

笔记栏

(三)社会因素

1. 社会支持系统　指的是个人在自己的社会关系网络中所能获得的、来自他人的物质和精神上的帮助和支援。一个完备的支持系统包括亲人、朋友、同学、同事、邻里、老师、上下级、合作伙伴等,有时还包括由陌生人组成的各种社会服务机构。每一种系统都承担着不同功能,亲人更多的可能是物质和精神上的帮助,朋友较多承担着情感支持,而同事及合作伙伴则是业务方面交流。每个人都有局限性,没有一个人能独自解决所有的麻烦,良好的社会支持系统,可以使压力事件的强度相对降低,减少患精神障碍的概率;不良的支持系统,可以使压力增强,增加患精神障碍的概率。

2. 负性生活事件　人在生活中由于人际关系、职业特点、爱情婚姻等会出现一些生活事件,这些事件中对人带来消极情绪的称为负性生活事件,研究结果显示,日常生活积累的困难比较大的生活事件更能影响健康。

3. 灾害事故　灾难性事故通常直接危及人的生命、自尊、或失去生活与情感支柱等,如地震、洪水、火灾、车祸、亲人猝死等,这些强烈而急剧的压力事件,会引起人的短暂或持久的精神障碍。

4. 环境因素　不断恶化的自然环境,空气污染、交通拥挤、噪声等,可增加心理和躯体的压力。同时,社会环境中的人际关系紧张、就业压力、物价上涨等因素也都会增加人的心理负担。自然环境与社会环境中的不良因素均可导致心身疾病、神经症等精神障碍。

5. 社会文化　社会风俗、民族文化、宗教信仰、生活习惯等也与精神障碍的症状密切相关,会导致与文化相关的精神障碍,如印度尼西亚、马来西亚等东南亚国家的缩阳症,日本冲绳岛的矮奴症(EMU)、加拿大森林地区的冰神附体症(Wililge)等都与当地文化有密切关系。

思考与练习

2008 年 5 月 12 日汶川大地震发生,震后 6 个月至 1 年的时间内,灾区群众心理问题与精神障碍发病率明显增高,至 1 年左右的时间自杀率显著增高。

(1)运用心理应激理论分析灾区群众的遭受地震应激后的心理反应过程。

(2)震后 1 年左右,自杀率显著增高的原因可能有哪些?

(3)同样的地震灾害,有的人患上精神障碍,而另一部分人却能够恢复至正常生活状态,为什么不同的个体有不同反应?

(张瑞星　徐　晖)

第四章 精神健康分类与诊断系统

心理健康，有其广义与狭义之分，广义的意思是指人的心理活动处于一种什么样的状态，是否能够适应环境，通常也称心理卫生，本章题目中的心理健康即是此义；狭义的概念是指健康的心理状态（本章除非注明，均表示此义）。人的心理健康（广义）是不断变化的动态过程，人类的心理健康（广义）也是一个连续的心理健康图谱。人的心理健康（广义）可以分为不同的程度，如何区分不同程度的心理状态，如何确定是否有精神障碍，是护理专业学生与相关专业人员必须掌握的内容。但是由于历史发展原因，目前心理健康程度（广义）的划分并不特别完善，本教材参考心理咨询师培训教程、医学心理学、精神病学等相关专业领域的标准进行介绍。

心理正常是指具备正常功能的心理活动，未达到精神障碍的程度，不符合精神障碍的诊断标准；心理异常是指具有典型的精神病学症状，并符合精神障碍的诊断标准。但要注意心理异常并不是指一个人的心理活动的各个方面都异常，精神障碍患者（即心理异常者）在心理活动的某些方面可能是正常。

心理健康与心理不健康均属于心理正常，心理健康是指各类心理活动正常、关系协调、内容与现实一致和人格处在相对稳定的状态。心理不健康包括一般心理问题、严重心理问题、部分可疑神经症。心理健康并不意味着完美无缺，它只是个体在自身和环境许可下的一种最佳功能状态。心理不健康不等于有心理异常，有的精神障碍患者在某些具体标准上仍可能表现得很正常，对心理异常即精神障碍的诊断须由有经验的专科医生做出。

第一节　心理健康与心理不健康

（一）心理健康

1. 心理健康的标准　第三届国际心理卫生大会（1946 年）认为心理健康的标志是：①身体、情绪十分协调。②适应环境，人际关系中彼此能谦让。③有幸福感。④在职业工作中，能充分发挥自己的能力，过着有效率的生活。心理健康的标准是相对的，而不是绝对的。它受时代、民族、文化等因素制约，会随着时间、地点、人群的不同而发生变化。心理健康有一定的时间概念，异常心理和行为的偶尔出现不能成为心理变态的依据，而异常心理和行为具体维持多久才算属于变态或病态，要视具体情况而定。

笔记栏

具体表现为：①有基本的自我安全感。②能很好地了解自己，并能恰当估价自己的能力。③生活理想切合实际。④不脱离周围现实环境。⑤能保持人格的完整与和谐。⑥善于从经验中学习。⑦能保持良好的人际关系。⑧能适度的宣泄情绪和控制情绪。⑨在符合团体要求的前提下，能适当的满足个人的基本要求。

2. 判断标准　许又新教授提出心理健康可以用三类标准进行衡量。第一是体验标准，以个人的主观体验和内心世界的状况，主要包括是否有良好的心情和恰当的自我评价等。第二是操作标准，指通过观察、实验、和测验等方法考察心理活动的过程和效应，其核心是效率，主要包括个人心理活动的效率和个人的社会效率或社会功能。第三是发展标准，着重对人的个体心理发展状况进行纵向考察与分析。衡量心理是否健康时，要把这三种标准联系起来综合考察。

3. 心理健康的评估指标　郭念峰教授于 1986 年《临床心理学概论》中提出判断心理是否健康的十个考察角度。

（1）心理活动强度　是指对于突然的强大的精神刺激的抵抗能力。在遭遇精神打击时，不同的人往往有不同的反应，心理健康水平低的人往往反应强烈并容易留下后遗症，甚至可以因为一次精神刺激而导致反应性精神病或癔症。

（2）心理活动耐受力　指长期经受慢性的、持续的精神刺激的能力。耐受力差的人往往在这种慢性精神折磨下出现心理异常：个性改变，精神不振，甚至产生严重躯体疾病。而心理健康水平高的人则不会。

（3）周期节律性　人的心理活动在形式和效率上虽各不相同，但都有着自己内在的节律性。如果一个人的心理活动的固有节律经常处在紊乱状态，不管是什么原因造成的，我们都可以说他的心理健康水平降低了。

（4）意识水平　意识水平的高低，往往以注意力水平的好坏为客观指标。如果一个人不能专注于某种工作，不能专注于思考问题，思想经常开小差或因注意力分散而出现工作上的差错，我们就要警惕他的心理健康问题了。

（5）暗示性　易受暗示的人，往往容易被外界环境的无关因素引起情绪的波动和思维的动摇，有时表现为意志力薄弱。他们的情绪和思维很容易随环境变化，给精神活动带来不太稳定的特点。虽然暗示性在每个人身上都多少存在着，但是如果受暗示性程度较高者，可认为存在心理不健康因素。

（6）康复能力　人在经历了精神创伤后，由于人们的认知水平和经历不同，从创伤中恢复的时间和程度也有所不同，这种从创伤中恢复到往常水平的能力，称为心理康复能力。心理健康的人，康复能力自然很强，心理康复能力差，就会在历经创伤后，表现出一蹶不振，并在心中留下难以磨灭的阴影。

（7）心理自控能力　情绪的强度、情感的表达、思维、方向和思维过程都是在人的自觉控制下实现的。当一个人身心十分健康时，他的心理活动就会十分自如，情感表达恰如其分；而心理自控能力较差的人，往往就会因为心理活动的表达不当而表现出“失态”。

（8）自信心　当一个人面对某种生活事件或工作任务时，首先估计的是自己的应对能力，这就是我们通常所说的“自信心”，它实际上是一种正确自我认知的能力。自信心过高或过低都是不好的，因此，一个人是否有恰如其分的自信，是精神健康的一个标准。如果一个人不能正确地认识自己，并且不能在生活实践中不断的修正自我的认

笔记栏

知,我们可以说,这个人的心理健康水平是不够的。

(9)社会交往　人类的精神活动得以产生和维持,其重要的支柱是充分的社会交往。社会交往的剥夺,必然导致精神崩溃,出现种种异常心理。因此,一个人是否能与人正常交往,也标志着一个人的心理健康水平。

(10)环境适应能力　人类生活的环境条件是不断变化的,有时会遇到很恶劣的环境,有时,会遇见很美好的环境。这就需要采取主动性或被动性措施,使自身与环境达到新的平衡,这个过程称为“适应”。一个人是否能很快采取各种措施去适应,并以此保持心理平衡,往往标志着一个人心理活动的健康水平。

(二)心理不健康

依据心理咨询行业的习惯性归类,心理不健康分为一般心理问题、严重心理问题及可疑神经症。

1. 一般心理问题　一般心理问题又称心理问题,诊断条件如下:由于现实生活、工作压力、处事失误等因素而产生内心冲突,并因此而体验到不良情绪(如厌烦、后悔、懊丧、自责等);不良情绪不间断地持续1个月,或不良情绪间断地持续2个月仍不能自行化解;不良情绪反应仍在相当程度的理智控制下,始终能保持行为不失常态,基本维持正常生活、学习、社会交往,但效率有所下降;自始至终,不良情绪的激发因素仅仅局限于最初事件;即使是与最初事件有联系的其他事件,也不引起此类不良情绪。

综上,“心理问题”,可概括为如下几点:“心理问题”是由现实因素激发,持续时间较短,情绪反应能在理智控制之下,不严重破坏社会功能,情绪反应尚未泛化的心理不健康状态。

2. 严重心理问题　也称心理障碍,诊断为严重心理问题,满足如下条件:第一,引起“严重心理问题”的原因,是较为强烈的、对个体威胁较大的现实刺激。不同原因引起的心理问题,求助者分别体验着不同的痛苦情绪(如悔恨、冤屈、失落、愤怒、悲哀等)。第二,从产生痛苦情绪开始,痛苦情绪间断或不间断地持续时间在2个月以上,半年以下。第三,受的刺激强度越大,反应越强烈。多数情况下,会短暂地失去理性控制;在后来的持续时间里,痛苦可逐渐减弱,但是,单纯地依靠“自然发展”或“非专业性的干预”,却难以解脱;对生活、工作和社会交往有一定程度的影响。第四,痛苦情绪不但能被最初的刺激引起,而且与最初刺激相类似、相关联的刺激,也可以引起此类痛苦,即反应对象被泛化。

综合描述严重心理问题,可以概括为:“严重心理问题”是由相对强烈的现实因素激发,初始情绪反应剧烈、持续时间长久、内容充分泛化的心理不健康状态。

3. 可疑神经症　第三种类型的心理不健康状况,已经接近神经衰弱或神经症,或者他本身就是神经衰弱或者神经症的早期阶段。有时,我们也把有严重心理问题但没有严重的人格缺陷者(如均衡性较差的人格)列入这一类。心理不健康的分类体系及其临床判断见表4-1。

表 4-1 心理不健康分类与临床表现

项目	心理问题	心理障碍（严重心理问题）	可疑神经症
原因（刺激性质）	现实生活、工作、失误压力	强烈的、对个体威胁较大的现实刺激	非现实,非道德冲突,产生的痛苦情绪
时间	持续 1 或 2 个月	2 ~ 6 个月	小于 3 个月、3 个月 ~ 1 年、1 年以上(1、2、3 分)
程度（痛苦）	不严重	严重	轻、中、重度(1、2、3 分),观察 3 个月以上
理性	基本正常,不失常态	多数会暂时失控	失控
社会功能	效率下降	一定程度的影响	轻、中、重度(1、2、3 分),观察 3 个月以上
有无泛化	无	有	有
不良情绪	厌烦、后悔、懊丧、自责	痛苦(悔恨、冤屈、失落、恼怒、悲哀)	
综述(定义)	由现实因素激发,持续时间较短,情绪反应在理智控制下,不严重破坏社会功能,情绪反应尚未泛化	由相对强烈的现实因素激发,初始情绪反应剧烈、持续时间长久、内容充分泛化有时伴有某一方面的人格缺陷	按总分: ≤3 分,不是神经症 4 ~ 5 分,可疑神经症 ≥6 分,神经症 含有严重心理问题但无严重人格缺点

第二节　心理正常与异常

世界上任何事物都有正反两个方面,人的心理活动也是如此。心理的正面,即正常的心理活动,具有三大功能:能保障人作为生物体顺利地适应环境,健康地生存发展;能保障人作为社会实体正常地进行人际交往,在家庭、社会团体、机构中正常地肩负责任,使人类赖以生存的社会组织正常运行;能使人类正常地、正确地反映、认识客观世界的本质及其规律性,以便创造性地改造世界,创造出更适合人类生存的环境条件。

心理的反面,即异常心理活动,是丧失了正常功能的心理活动。由于丧失了正常心理活动的三大功能,所以无法保证人的正常生活,而且以其异常的心理特点,随时破坏人的身心健康。

那么,如何区分正常心理与异常心理呢? 在临床实践中,或者在实际生活中,人们是从不同角度,按照不同的经验,在不同学科领域中,按照不同的标准去看待心理的正常与异常,所以也有不同的区分方式。比如:非标准化的区分,从统计学、文化人类学、社会学、精神医学、认知心理学等角度来进行划分;标准化的区分,从医学、统计学、内

笔记栏

省经验、社会适应等标准方面来进行划分;还有一种常识性的区分,也就是非专业人员依据日常生活经验来区分正常心理与异常心理,虽然不太科学,但也不失为一种方法。

(一)心理学区分原则

郭念峰提出了从心理学的角度来区分心理正常与异常的原则,即病与非病三原则。

1. 主观世界与客观世界的统一性原则　因为心理是脑对客观现实的反映,所以任何正常心理活动或行为,必须就形式和内容上与客观环境保持一致性。不管是谁也不管是在怎样的社会历史条件和文化背景中,如果一个人说他看到或听到了什么,而客观世界中,当时并不存在引起他这种知觉的刺激物,那么,我们必须肯定,这个人的精神活动不正常了,他产生了幻觉。另外,一个人的思维内容脱离现实,或思维逻辑背离客观事物的规律性,这时,我们便说,他产生了妄想。这些都是我们观察和评价人的精神与行为的关键,我们称它为统一性(或同一性)标准。人的精神或行为只要与外界环境失去同一性,必然不能被人理解。

在精神科临床上,常把有无"自知力"作为判断精神病的指标,其实这一指标已涵盖在上述标准之中。所谓无"自知力"或"自知力不完整",是患者对自身状态的反映错误,或者说是"自我认知"与"自我现实"的统一性的丧失。在精神科临床工作中,还把有无"现实检验能力"作为鉴别心理正常与异常的指标,其实,这一点也包含在上述标准之中。因为若要以客观现实来检验自己的感知和观念,必须以认知与客观现实的一致性为前提。

2. 心理活动的内在协调性原则　人类的精神活动虽然可以被分为知、情、意等部分,但它自身确乎是一个完整的统一体,各种心理过程之间具有协调一致的关系,这种协调一致性,保证人在反映客观世界过程中的高度准确和有效。比如一个人遇到一件令人愉快的事,会产生愉快的情绪,手舞足蹈,欢快地向别人述说自己内心的体验。这样,我们就可以说他有正常的精神与行为。如果不是这样,一边用低沉的语调,向别人述说令人愉快的事;或者对痛苦的事,做出快乐的反映,我们就可以说他的心理过程失去了协调一致性,称为异常状态。

3. 人格的相对稳定性原则　每个人在长期的生活道路上,都会形成自己独特的人格心理特征。这种人格特征一旦形成,便有相对的稳定性;在没有重大外界变革的情况下,一般是不易改变的。如果在没有明显外部原因的情况下,一个人的个性相对稳定性出现问题,我们也要怀疑这个人的心理活动出现了异常。这就是说,我们可以把人格的相对稳定性作为区分心理活动正常与异常的标准之一。比如一个用钱很仔细的人,突然挥金如土,或者一个待人接物很热情的人,突然变得很冷淡;如果我们在他的生活环境中,找不到足以促使他发生改变的原因,那么,我们就可以说,他的精神活动已经偏离了正常轨道。

(二)判断标准

1. 常形冲突与变形冲突　心理冲突有常形和变形两种形式。常形与变形的区分有两个标准:是否具有道德性质、是否与现实有直接联系。如出现第三者后,在离婚与不离婚中矛盾,这就与现实事件直接联系,并能区分开道德与非道德性质。这就是常形。如一个人整天想着是该吃饭还是不吃饭,与现实事件无直接联系,并且无法区分开道德与非道德性质。这就是变形。

心理冲突是常形,就可能是一般、严重心理问题。心理冲突如是变形,就可能是神经症。

2. 神经症的非医学判断方法

(1)病程　不到3个月为短程,评分为1;3个月到1年为中程,评分为2;1年以上为长程,评分为3。

(2)精神痛苦的程度　轻度者患者自己可以主动设法摆脱,评分为1;中度者患者自己摆脱不了,需借别人的帮助或处境的改变才能摆脱,评分为2;重度者患者几乎完全无法摆脱,即使别人安慰开导他或陪他娱乐或易地休养也无济于事,评分3。

(3)社会功能　能照常工作学习以及人际交往只有轻微妨碍者,评分为1;中度社会功能受损害者工作学习或人际交往效率显著下降,不得不减轻工作或改变工作,或只能部分工作,或某些社交场合不得不尽量避免,评分为2;重度社会功能受损害者完全不能工作学习,不得不休病假或退学,或某些必要的社会交往完全回避,评分为3。

如果总分为3,可以认为还不够诊断为神经症。如果总分不小于6,神经症的诊断是可以成立的。4~5分为可疑病例,需进一步观察确诊。

第三节　精神障碍分类系统

精神障碍的分类是将各种复杂的精神症状和临床现象,以一定的标准和目的给予分类和整理,将各种精神症状根据症状的分类、临床特点、病程和转归的内在规律性,组合为不同的症状群,并将其标定为特定的精神障碍。

现今在中国精神病学界使用的精神障碍分类系统有三种,分别介绍如下。

(一)世界卫生组织精神障碍分类系统

世界卫生组织(WHO)公布的《疾病及有关健康问题的国际分类(International Statistical Classification of Diseases and Related Health Problems,ICD)》,简称国际疾病分类,目前已出版到第10版(1992年),简称ICD-10,包括各科疾病,第5章是关于精神障碍的分类,为欧亚多数国家采用。

主要类别如下:

F00~F09:器质性(包括症状性)精神障碍(含痴呆)。

F10~F19:使用精神活性物质所致的精神及行为障碍(含酒、药物依赖)。

F20~F29:精神分裂症、分裂型及妄想性障碍。

F30~F39:心境(情感性)障碍。

F40~F49:神经症性、应激性及躯体形式障碍(含焦虑、强迫和分离性障碍等)。

F50~F59:伴有生理障碍及躯体因素的行为综合征(含进食障碍、睡眠障碍、性功能障碍)。

F60~F69:成人的人格与行为障碍。

F70~F79:精神发育迟滞(智力障碍)。

F80~F89:心理发育障碍[弥漫性发育障碍(含孤独症)、言语和语言发育障碍、学习技能障碍等]。

笔记栏

F90 ~ F98:通常发生于儿童及少年期的行为及精神障碍(多动性障碍、品行障碍、抽动障碍等)。

F99:待分类的精神障碍。

(二)美国精神障碍分类系统

美国的精神障碍分类系统称为《精神障碍诊断与统计手册》(Diagnostic and Statistical Manual of Mental Disorders,DSM),2013 年出版了第 5 版(DSM-V)。特点在于对某些精神疾病提高其"诊断特异性"标准(也就是诊断准严格要求排除真正没有精神疾病的人)且降低其"诊断敏感性"(亦即某些可能有精神疾患前驱症状不再被确诊为"疾患")。除此之外,DSM-V 尝试使用光谱系统(Spectrum),疾患将不再只是"类别分类"。另外,DSM-V 对症状严重程度判断基于评估,所以比其他版本更强调对量表和问卷的运用。DSM-V 系统将精神障碍分为 22 大类。

1. 神经发育障碍。
2. 精神分裂症谱系和其他精神病性障碍。
3. 双相障碍与其他相关障碍。
4. 抑郁障碍。
5. 焦虑障碍。
6. 强迫障碍与其他相关障碍。
7. 创伤和应激相关的障碍。
8. 分离性障碍。
9. 躯体症状障碍及相关障碍。
10. 喂食和饮食障碍。
11. 排泄障碍。
12. 睡眠—觉醒障碍。
13. 性功能障碍。
14. 性别焦虑。
15. 破坏性、冲动—控制和品行障碍。
16. 物质相关障碍与成瘾障碍。
17. 认知神经障碍。
18. 人格障碍。
19. 性欲倒错障碍。
20. 其他精神障碍。
21. 药物所致的运动障碍及其他药物的不良反应。
22. 其他情况,可能成为临床关注焦点的问题。

(三)中国精神障碍分类系统

《中国精神障碍分类及诊断标准》(Chinese Classification and Diagnostic Criteria of Mental Disorders,CCMD)2001 年出版了第 3 版(CCMD-3)。CCMD-3 采用 0 ~ 9 位编码进行分类,分类原则上是参照 ICD-10 的标准,又考虑到中国的实际情况,将常见的精神障碍分为十大类。

0. 器质性精神障碍。

1. 精神活性物质与非成瘾物质所致精神障碍。
2. 精神分裂症和其他精神病性障碍。
3. 情感性精神障碍(心境障碍)。
4. 癔症、严重应激障碍和适应障碍、神经症。
5. 心理因素相关生理障碍。
6. 人格障碍、习惯与冲动控制障碍、性心理障碍。
7. 精神发育迟滞与童年和少年期心理发育障碍。
8. 童年和少年期的多动障碍、品行障碍、情绪障碍。
9. 其他精神障碍和心理卫生情况。

CCMD-3 诊断系统中要求对每一精神障碍患者从四个方面进行诊断——症状标准、严重程度标准、病程标准、排除标准。请参照 CCMD-3 对四个标准进行解释。

思考与练习

求助者,男性,30 岁,某研究所科研人员,硕士学位。1 个月前,因科研问题与领导发生冲突,领导让他写检查,并说他想法幼稚。求助者认为事情并没有那么严重,自己的主张也没错,不想写检查。以前也曾经有过类似事情。觉得领导太霸道,自己无法与之相处,又无解决办法。好心的同事都劝他不要和领导较真。求助者心情烦躁,情绪较为低落,经常失眠、头痛,注意力无法集中,吃饭不香,无心工作,不想上班。求助者性格内向,从小懂事,聪明好学,做事追求完美。

(1)对来访者的精神健康进行诊断,提出诊断依据。

(2)用神经症评分方法对其进行评分。

(张瑞星　王　娟)

第五章 心理评估

人的心理现象能否测量？这自古就是一个问题。近代英国格林尼治天文台一位观测员因观察行星越过子午线的时间比N. 马斯林基的结果晚0.8 s而遭解雇，后来过了20年天文学家贝塞尔证明这种现象是个体差异造成的。1879年德国心理学家冯特（W. Wundt）在莱比锡大学建立世界上第一个心理学实验室，目的是寻求人类行为的共同规律。1882年高尔顿（Galton）利用统计方法研究了个体差异，肯定了人的心理是可以测量的，即可以量化。1890年，卡特尔在《心理》杂志发表《心理测验与测量》一文，首次提出“心理测验”这个术语。

第一节 心理评估概述

心理评估在临床上称为“心理诊断”，即对人的行为进行评估，将人的人格、能力、行为等量化，作为临床与心理咨询的客观材料。正确的使用心理评估对临床研究具有重要的意义，它不仅是心理咨询和治疗的重要前提和依据，也是对心理咨询和治疗的疗效进行判断的主要方法。因此，目前心理评估在临床诊断中已广泛使用。而心理评估常用的方法主要包括观察法、访谈法、调查法和心理测验法。

一、心理评估的概念

心理评估是指依据心理学的理论和方法对人的心理品质及发展水平所做出的全面、系统和深入的客观描述。心理品质包括心理过程和人格特征等内容，如人的情绪状态、记忆、智力、性格等。

二、心理评估的方法

（一）观察法

观察法是通过对被评估者的行为表现直接或间接（通过录像设备等）的观察或观测而进行心理评估的一种方法，包括自然观察法和特定情境下的观察法。人的行为是由其人格的基本心理特征所决定的，因此是稳定的，在不同情境下的反应也应大致相同，所以可依据观察到的行为反应对被观察者的人格特征及存在的问题进行推测。

1. 目标行为　心理评估的观察内容包括仪表、形体、言谈举止、注意力、应对方式等。在实际的观察中，应根据观察目的、观察方法、观察的阶段进行目标行为的确定。同时要对目标行为给予明确的定义，以便观察和记录。

2. 观察时间　观察时间的确定包括确定观察期、观察次数、间隔时间以及持续时间。通常为了避免疲劳，直接观察的时间为 10～30 min。

3. 资料记录　资料记录的方法包括叙述性记录、评定性记录、间隔性记录、事件记录四种。①叙述性记录：该方法最为常用，可采用笔纸记录、录音、录像，也可联合使用。②评定性记录：依据评定量表的要求进行观察并记录。③间隔性记录（时间间隔样本）：指在观察中，按照一定的规律，间隔相等的时间（一般为 5～30 s）进行观察并记录。该方法的特点是能准确地反映目标行为随时间的变化特征。④事件记录：指记录观察期目标行为出现的次数。其常与间隔性记录联合使用。

4. 对观察者的要求　①观察者要有一定的生活阅历和社会知识，要能结合社会文化背景来分析目标行为的意义；②观察者要具备较好的专业知识，包括心理学和医学的相关知识，要能辨别出受测者的一些特殊行为所代表的意义。

（二）访谈法

访谈法是通过面谈的方式搜集资料来分析和推测个体或群体心理特点和心理状态的方法。访谈的形式包括自由式访谈和结构式访谈。前者的谈话是开放式的，气氛较为轻松，被评估者较少受到约束，能自由表达自己的想法。但是耗时且因访谈内容较分散而影响评估效率。后者是根据评估目的预先设定的结构和程序，谈话内容有所限定，既节省时间又效率高，但会令被评估者有拘谨感。

1. 访谈类型

（1）最初访谈　首先要对来访者进行问候与关心，态度要保持平等、中立，语气多为商量式或建议式的口吻，从而与来访者建立良好的咨询关系，注意眼神不可直视，与来访者距离保持 1.5 m 左右，以防其过度紧张。之后收集来访者的个人的资料，包括一般资料、健康状况、个人成长史资料、婚恋及家庭情况、个人嗜好、当前的人际关系等。

（2）诊断性访谈　根据来访者的主要问题或需要进一步了解的问题进行有目的地、系统地、全面地交谈，目的是对来访者精神状况进行初步评估，需考虑以下五点：①有无感知觉障碍，如感觉过敏或减退、幻觉。②有无思维障碍，如思维奔逸或贫乏、思维插入、妄想。③有无注意障碍和定向力障碍，如能否集中注意，对人、地、时能否准确判断。④有无情感障碍，如情感高涨、低落或淡漠。⑤有无自知力，指患者对自己精神病态的认识和批判能力。

2. 访谈技术

（1）倾听　不仅要听来访者说了“什么”，还要注意他/她是“如何”说的，注意其声音、表情和姿势的变化，用心去听。

（2）提问　采用恰当的直接的提问，通常是开放式提问，常使用“如何”“能不能”“愿不愿意”等词来发问，避免“是或否”的封闭式问题，以及过长或多重提问，同时注意避免使用令人窘迫的问题和责备性问题。

（3）用词　要求通俗易懂，避免受用专业术语。在称呼上要注意使用敬称，注意礼貌。

笔记栏

（4）记录　为避免遗忘，可记录关键点，若对来访者产生影响应立即停止。有时为了教学和科研需对会谈过程录音或录像，但必须征得来访者同意。

3. 非言语信息的交流

（1）表情　人的面部表情的变化可以表达一个人的内心情感的变化，如瞳孔变大可能表示对谈话内容感兴趣或兴奋。

（2）动作　人的动作有的是有意义的，如身体前倾表示乐意接近主谈者，对谈话内容感兴趣，后倾或侧身表示对谈话内容反感或无兴趣。

（3）声音　人声音的高低急缓也可以反映一个人的人格特征和情感的变化，如声音高而急可能表示其高兴或生气，低而缓可能表示其悲伤或害怕。

（4）衣着　人的衣着可以表达人们对自己的看法和他们与别人愿意保持的某种关系，如衣着华丽醒目，可能表示渴望被关注，衣着脏乱可能表示心情抑郁或可能存在精神症状。

（三）调查法

调查法是指就某个问题要求被调查者自由表达意见或态度，以分析群体倾向的方法。临床上指当某些资料无法从当事人那里获得时，可从相关的人或材料中得到，可分为历史调查和现状调查。前者主要是了解被评估者过去的一些情况（如经历、性格、人际关系），后者主要涉及与当前问题有关的内容（如现实生活的表现、适应状况、当前的人际关系）。其优点是结合纵向与横向两个维度的内容，针对性强，内容广而全，但由于是间接评估，准确性较低。

（四）心理测验法

测验法指用一套预先经过标准化的问题（量表）来测量某种心理品质的方法。测验可对心理现象的某些特定方面进行系统评定，因采用标准化、数量化，且与常模比较，所以评定更为客观。由于心理测量内容自成一体，具体量表的使用在本章第二节详细介绍。

三、心理评估的程序

心理评估的目的不同，其一般程序也有所不同。临床心理评估步骤一般如下：

1. 评估目的确定　心理评估的第一步是要弄清楚所需评估的是什么心理问题，问题的性质如何，属于情感性的、能力性的还是行为性的。临床心理咨询常要先对来访者做出有无心理障碍的判定。

2. 收集评估资料　在心理评估中，临床心理学家需要采用多种评估方法来系统收集来访者个人各方面的信息。如被评估者当前的心理问题，问题的起因和发展，以及可能的影响因素，了解被评估者的早年的生活经历、家庭背景、当前的人际关系等。

3. 分析评估资料、做出结论、写评估报告　根据前面收集的资料分析处理，写出评估报告、做出结论，并对有关的人员进行解释，以确定下一步对问题处理的目标。

四、心理评估的内容

护士收集资料的内容应该与护理有关，并且尽可能不与其他专业人员重复收集相同的资料。根据马斯洛的基本需要层次论，评估内容应包括生理的、心理的、社会文化

笔记栏

的、发展的及精神的等方面的资料，从整体护理观点出发，全面考虑生命过程中这五大方面的资料，从而更好地确认患者的能力及限制，以帮助其达到最佳健康状况。

1. 症状评估

（1）一般表现评估　患者的意识状态、外貌与仪表、与人接触的态度、日常生活、自理程度等。

（2）认知过程评估　患者的知觉、思维形式、注意力、记忆力、智能、自知力等，有无错觉、幻觉、及感知综合障碍，有无幻想。

（3）情感过程评估　情感的表达及其与思维内容的相符性、情感的稳定及协调性。

（4）意志与行为评估　有无意志活动增强或减弱，与其他活动的协调性，特别是有无自杀、冲动伤人、毁物、出走、木僵等迹象，对护理、治疗合作与否。

2. 心理、社会评估

（1）自我概念　患者对自己的看法，对疾病的认识和态度；康复信心、对护理的要求，希望达到的健康状态；性格特征、情绪状态、应对能力等。

（2）社会功能　工作环境、医疗保健待遇、经济状况、生活自理状况及与人交往的能力。

（3）家庭情况　家庭氛围如何，家属成员对患者患病的态度及对疾病的了解和认识等。

（4）生活事件　近期的应激事件如失业、丧偶、离婚、家人生病等。

3. 生理功能评估

（1）一般资料　患者的姓名、性别、年龄、民族、职业、文化程度、婚姻状态、家庭住址、宗教信仰等。现在的健康状况以及此次发病的情况、住院目的、入院方式及医疗诊断等。

（2）健康史　既往患病史、家族史、过敏史、住院史、手术史、婚育史等。

（3）生活状况及自理程度　如饮食、睡眠、排泄、清洁卫生、自理能力、活动方式等。

（4）护理体检　包括身高、体重、生命体征、意识、瞳孔、皮肤、口腔黏膜、四肢活动度、营养状况及心、肺、肝、肾的主要阳性体征。

第二节　心理测量

心理测量始于欧洲，19 世纪传入中国后便引起我国心理学家与临床工作者的关注。无论是临床诊断、疗效评估，还是心理咨询与治疗，心理测量都是重要的手段。本节我们将系统的介绍心理测量及心理测验的相关概念，心理测验的分类以及临床常用心理测验的使用。

一、心理测量的定义及特点

心理测量，就是根据一定的法则用数字对人的行为加以确定。即依据一定的心理学理论，使用一定的操作程序，给人的行为和心理属性确定出一种数量化的价值。

笔记栏

心理测量的特点：①间接性，因无法直接测量人的心理，只能测量人的外显行为，也即通过一个人对测验题目的反应来推论出他的心理特质。②相对性，在对人的行为做比较时，没有绝对的标准，都是与所在团体的大多数人的行为或某种人为确定的标准相比较而言的。③客观性和科学性，心理测量量具的编制是高度专门化的，经长期的试用、修订、完善而形成的标准化测验。

二、心理测验的四个基本条件

1. 行为样本　指从总体行为中抽取出来的、能够反映个体心理特质的一组行为，并依据对这一组行为的测量结果推断其心理特质。

2. 标准化　指测验编制、实施、记分和测量分数解释程序的一致性。测验标准化条件包括：测验内容的标准化；施测条件的标准化；评分规则的标准化；测验常模的标准化。

3. 难度或应答率　难度指测验项目的难易程度。难度太高或太低都不能有效地将不同水平的个体区分出来。但态度测验、性格测验等不存在难度问题，此时对项目的应答率就很重要。

4. 信度和效度　①信度是指一个测验工具在对同一对象的几次测量中所得结果的一致程度。它反映工具的可靠性和稳定性。②效度指一个测量工具能够测量出其所要测东西的真实程度。它反映工具的有效性、正确性。

5. 常模　常模就是比较的标准。由于人的心理现象较生理活动更为复杂，所受影响因素更多，所以每一种心理测验工具都要建立自己的常模，甚至同一量表在不同国家、地区应用时或随着时代的变迁，都要重新修订，建立新的常模。人的心理特质是否处于正常状态，从某种意义上说，就要看在相同人群中，其是否处于正态分布的中间位置，离其越近越正常，越是偏离就越不正常。不同测验的常模具有不同含义和不同形式。如智力测验的常模常采用正常人群正确得分的均数和标准差，对个人的智力进行评估时再转换成智商（IQ）的形式；而人格测验的常模通常不是所期望的或正确的成绩，它无所谓正确和错误，只是“典型的”或多数人的答案。采用较多的评估形式是T分数。此外，常模的形式还有标准分（Z分数）、百分位、划界分等。具体应用时要根据实际情况而定。

三、心理测验的实施过程

1. 施测前的准备

（1）准备好测验材料　施测者应预先把材料按一定顺序放置在适当的位置，使受测者易于看到和拿到。

（2）熟练掌握施测手续　熟悉测验内容、步骤、记分方法和分数解释技术。

（3）熟记　指导语并能流利地说出。

2. 与被试建立和谐的测验关系　主试的表情、态度和言行都会影响被试的测验结果。良好的协调关系指施测者设法努力引起受测者对测验的兴趣，取得他的合作，以保证他能按照标准测验的指导语行事。

3. 指导语和测验情景

(1)指导语　通常包括对测验目的的说明和对题目反应方式的解释。其作用是使受试者按正确形式对题目做出反应。

(2)测验情景　包括测验场地、座位、答题纸型等。一般临床心理测验有专门的测验室,在电脑上进行答卷。

四、心理测验分数的解释

1. 如何看待测验分数　①明确测验的内容和范围,客观解释测验分数。②对导致测验结果的原因的解释应慎重,要考虑受测者的遗传特征、测验情景、测验前的学习与经验等,谨防片面极端。③对测验分数进行解释时,不仅要有常模资料,还要有效度资料和其他有关资料。④要考虑测验误差,把测验分数以"分数段"来解释。

2. 如何报告测验分数　①使用当事者理解的语言,避免使用专业术语。②要保证当事人知道这个测验测量或预测什么。③若与常模比较,则应告诉当事人他是和什么团体进行比较的。④要使当事人认识到分数只是一个估计值,不一定对每个人都有效。⑤对"问题分数"的解释要考虑到测验分数可能对当事人造成的不良影响。⑥对测验分数的解释应对其他无关人员保密。

五、临床常用的心理测验

(一)智力测验

智力是指人的各种基本能力的综合,其核心是人的抽象思维能力和创造性解决问题的能力。智力与人的生物遗传因素有关,受后天环境和学习因素的影响。因此,智力测验在临床上应用较广,不仅用于测量个体智力水平,也用于病理诊断与精神疾病的康复评估。常用的有比奈智力测验、韦克斯勒智力测验。

1. 比奈智力测验

(1)比奈-西蒙量表　该量表最早由法国心理学家比奈(A. Binet)和西蒙(T. Simom)两人于1905年编制,是世界上第一个智力量表,包括30道测验项目。1908年,两人对该量表进行修订,将测验项目增至59个,测验项目以年龄分组(3～13岁,每岁一组),这是第一个年龄量表。1911年,比奈对1908年量表再次修订增设了成人组。

(2)斯坦福-比奈量表　比奈-西蒙量表发表后,1916年美国斯坦福大学的推孟(L. Termam)教授对其进行了修订,称为斯坦福-比奈量表(SB量表)。该量表首次引用比率智商的概念,以IQ为个体智力水平的指标,共39个项目。SB量表分别做了4次修订,1960年引入离差智商概念,平均数为100、标准差为16,适用范围扩展到2岁到成人。

(3)中国比奈测验　20世纪20年代起,我国心理学家陆志伟和吴天敏就对1916年的斯坦福-比奈量表进行一系列修订,1982年完成《中国比奈量表》(表5-1)。该量表共51道题,按由易到难排列,每题代表4个月的心理年龄,每个年龄段3道题,可测2～18岁的被试。

笔记栏

表 5-1　中国比奈测验的智商分布

智力等级	智商范围	理论百分数(%)
非常优秀	≥140	1.6
优秀	120～139	11.3
中上	110～119	18.1
中等	90～109	46.5
中下	80～89	14.5
边缘状态	70～79	5.6
智力缺陷	≤69	2.9

注:智力缺陷又可分为愚鲁(IQ 为 50～69)、痴愚(IQ 为 25～49)和白痴(IQ 为 25 以下)三个等级。

2. 韦克斯勒智力测验　韦克斯勒智力量表有三种:1939 年起编制韦氏成人智力量表(WAIS),适用于 16 岁以上的成年人;1949 年编制韦氏儿童智力量表(WISC),适用于6.5～16 岁的儿童;1963 年编制韦氏学龄前儿童智力量表(WPPSI),适用于 3 岁 10 个月至6 岁 10 个月。

(1)韦氏成人智力量表中国修订版(WAIS-RC)　1982 年,由龚耀先主持修订,包含言语和操作两个分量表。言语量表包含:常识测验,共 29 题;理解测验,共 14 题;算术测验,共 13 题;背数测验,共 12 题;词汇测验,一张包含 40 个词汇的词表;除常识测验和算术测验采用"1""0"记分外,其余均为"0""1""2"记分。操作测验:数字符号测验、填图测验、积木图案测验、图片排列测验、拼图测验。WAIS-RC 分农村和城市两个常模,16～65 岁,共分 8 个年龄组。

(2)韦氏儿童智力量表修订版(WISC-R)　WISC-R 由言语量表和操作量表构成,共包括 12 个分测验,其中背数和迷津两个分测验为被选测验。1979—1981 年林传鼎、张厚粲等对其完成了中文版的修订,但只适用于中等以上城市的儿童。

与比奈量表的智商计算方法相比,韦氏量表采用"离差智商"的计算方法,平均数为 100,标准差为 15。其中离差智商指根据某人的测验成绩与同年龄人的平均数相差多少标准差。

(二)人格测验

人格测验是评定人格心理特征的重要手段,对于教学、临床心理诊断和人员的选拔与安置等具有重要的参考意义。目前,最常用的有两类方法:问卷法和投射法。问卷法包括:明尼苏达多项人格调查表、艾森克人格问卷、卡特尔 16 种人格因素测验等。投射法包括:罗夏墨迹测验、主题统觉测验等。在这里,我们主要讲一下问卷法。

1. 明尼苏达多项人格调查表(Minnesota multiphase personality inventory, MMPI)　该量表由美国明尼苏达大学的临床心理学系主任哈撒韦(S. R. Hathaway)和心理治疗师麦金利(J. C. Mckinley)于 1943 年编制,属于自陈问卷,最初用于精神障碍的鉴别诊断。1966 年修订版共 566 个项目,其中 16 个重复项目(用于检测受测者的诚实性),量表前 399 个项目用于临床诊断,分别分配在 13 个分量表中,包括 10 个临床量表和 4 个效度量表,受测者要根据自己的真实情况做出"是""否"回答,若确实不能判断可不回答。1980—1989 年我国的宋维真等人对其进行了修订,并制定了中国常模,可测量 16 岁以上初中文化程度的中国人。

(1)临床各量表的解释

Hs(疑症量表, Hypochondriasis):由表现受试者对自己的身体功能异常关注的项目所组成,得分高者表现疑病倾向。

D(抑郁量表, Depression):由表现受试者过分悲观、忧虑、思想与行动迟缓的项目所组成,分数太高可能会自杀。

Hy(癔症量表, Hysteria):由表现受试者无意识地运用身体或心理症状来回避困难和冲突的项目所组成,高分者表现为依赖、天真、外露、幼稚及自我陶醉。

Pd(精神病态量表, Psychopathic deviate):由表现受试者性格偏离的项目所组成,高分者常漠视社会道德规范、情绪反应简单,且不能吸取教训。

Mf(男性化-女性化量表, Masculinity-femininity):由表现受测者性别色彩的项目所组成,高分的男性表现为敏感、被动、女性化,高分的女性表现为缺乏情感、好攻击、男性化。

Pa(妄想量表, Paranoia):由表现受试者异常猜疑、夸大或被害妄想的项目所组成,高分者表现为紧张、焦虑、自责自罪。

Pt(精神衰弱量表,Psychasthenia):紧张、焦虑、强迫思维。

Sc(精神分裂症量表, Schizophrenia):由表现受试者奇怪的思想或行为的项目所组成,高分者表现为异乎寻常的或分裂的生活方式。

Ma(轻躁狂量表, Hypomania):由表现受试者情绪紊乱、行为冲动和思想奔逸特征的项目所组成,高分者常联想加速、观念飘忽、情绪高涨等。

Si(社会内向量表, Social Introversion):高分者表现为内向、胆怯、退缩、紧张及自我控制;低分者则外向、爱交际、冲动、任性。

(2)效度各量表的解释

Q(疑问量表, Question),不能回答的问题或"?",分数高者表示逃避现实。

L(说谎量表, Lie),分数高表示回答掩饰或不真实。

F(诈病量表, Fake bad),分数高表示被试会回答过于随意、诈病或偏执。

K(校正量表, Defensiveness),分数高表示一种自卫反应或不现实倾向。

(3)MMPI 的计分及结果分析　MMPI 记分有两种方式:微电脑记分和模板记分。若 Q 原始分数超过 30 分,则问卷无效。Hs、Pd、Pt、Sc、Ma 5 个分量表原始分需要加上 K,即:Hs+0.5K,Pd+0.4K,Pt+1.0K,Sc+1.0K,Ma+0.2K。最后将各分量表原始分转换成 T 分数。美国常模 T≥70,可能存在人格异常或偏离;中国常模 T≥60,可能存在人格异常或偏离。

2. 卡特尔 16 种人格因素测验(16 personality factors questionnaire, 16PF)　16PF 由美国伊利诺伊州立大学教授雷蒙德·卡特尔于 1949 年根据自己的人格特质理论,运用因素分析的方法编制而成(表 5-2)。该量表能在 45 分钟内测出 16 种主要的人格特质,适用于初中以上文化程度的受测者。16PF 英文版有 A、B 两套等值测题,每套 187 个项目,16 个因素,且各因素包含项目不等。16PF 各项目采用 0、1、2 记分,结果采用标准分数(Z),通常小于 4 分为低分,大于 7 分为高分。中国版的 16PF 是由戴忠恒和祝蓓里主持修订的,常用于心身疾病的诊断、选拔人才和职业咨询等。

表5-2　卡特尔人格测验的16种因素及两级性表现

代号	因素	两极性表现	代号	因素	两极性表现
A	乐群性	外向、热情——冷漠、刻薄	L	怀疑性	怀疑、警觉——信赖、接纳
B	聪慧性	聪明——愚钝	M	幻想性	理想主义——现实主义
C	稳定性	情绪稳定——情绪不稳	N	世故性	精明、机灵——坦诚、朴实
E	恃强性	武断、攻击性强——温顺随和	O	忧虑性	不安、焦虑——沉着、自信
F	兴奋性	热情、活泼——冷静、严肃	Q1	实验性	激进、求新——保守、传统
G	有恒性	有恒、负责——苟且、敷衍	Q2	独立型	自立、自信——依赖、附和
H	敢为性	胆大、冒险——退缩、犹豫	Q3	自律性	自律、严谨——任性、松懈
I	敏感性	感性、敏感——实际、理智	Q4	紧张性	紧张困扰——闲散宁静

3. 艾森克人格问卷（Eysenck personality questionnaire, EPQ）　EPQ是由英国心理学家汉斯·艾森克（H. J. Eysenck）和其夫人于1975年在其人格三维度理论的基础上编制而成。该问卷分儿童（7～15岁）和成人（16岁以上）两套问卷，英文原版的儿童问卷有97个项目，成人问卷有101个项目。我国的修订本，北方有陈仲庚等人的修订本，南方有龚耀先等人的修订本，后者则为常用版，儿童问卷与成人问卷均由88个项目组成。因该测验信度与效度较高，常用于医师对受测者的人格评估。

（1）EPQ　由4个分量表组成，即内-外向（E）、精神质（P）、神经质（N）和说谎（L）。

内-外向（E）维度：测量内向和外向人格特征。分数越高者越外向，越好交际，喜热闹，爱冒险，追求刺激等。相反，分数越低者越内向、沉静、好内省等。

精神质（P）维度：测潜在的与精神病理有关的人格特质。分数越高者越孤僻，不合群，具有攻击倾向。

神经质（N）：测情绪稳定性。分数越高者对外界刺激反应越敏感，越易产生焦虑、紧张等情绪。相反，分数越低者情绪越稳定，对刺激的反应较低。

说谎（L）：为效度量表。反应受测者的掩饰或防御的程度，分数越高说明测量的可靠性越差。

（2）EPQ的记分及结果分析　每个项目都有"是""不是"两个选项，若受测者的选项与规定标准相同时得1分，不同时得0分。最后根据被试在各量表上所得总分（粗分），按年龄、性别常模换算成标准分。一般，T为43.3～56.7分为中间型，38.5～43.3分或56.7～61.5分为倾向型，38.5分以下或61.5分以上为典型型。其中，以E、N两个维度X轴和Y轴可形成一个交叉十字，组成四个相，即外向——情绪不稳定，外向——情绪稳定，内向——情绪稳定，内向——情绪不稳定，相当于胆汁质、多血质、黏液质和抑郁质者四个气质类型。

（三）临床评定量表

临床评定量表多是由具有丰富的临床经验的精神、心理科的医生和心理学家根据大量的临床案例整理、编制而成。其多以实用为目的，题量较少，操作简便，对评定者的技能和资格要求相对于标准化测验较少，所以临床评定量表常用于心理疾病的筛查、症状程度的描述、协助诊断与疗效评估等。

1.症状自评量表(SCL-90)　SCL-90又名90项症状清单，有时也叫做Hopkin's症状(HSCL)。该量表由Derogatis，L. R.编制(1975年)，共有90个项目，除了自评外，也可以用于评定患者症状。

(1)评定时间　可以评定一个特定的时间，通常是评定一周以来的时间。

(2)评定方法　采用五级评分，一般为1～5级，有的也用0～4级，1表示没有，2表示轻度，3表示中度，4表示偏重，5表示严重。

(3)统计指标　总分和因子分。

总分：①总分是90个项目分数之和，反映其病情严重程度。②总症状指数(general symptomatic index)，国内称总均分，表示为总分/90。③阳性项目数：单项分≥1的项目数；阴性项目数：单项分为0的项目数。④阳性症状均分：是指(总分-阴性项目数)/阳性项目数。

因子分：SCL-90包括10个因子，其中9个为症状因子，每一个因子反映被试某一方面症状痛苦情况，因而通过因子分可了解症状分布特点。

$$因子分=\frac{组成某一因子的各项目部分}{组成某一因子的项目数}$$

10个因子含义及所包含项目为：

躯体化：包括1、4、12、27、40、42、48、49、52、53、56、58，共12项，该因子主要反映身体不适感。

强迫症状：包括3、9、10、28、38、45、46、51、55、65，共10项，主要指那些明知没有必要，但又无法摆脱的无意义的思想、冲动和行为等。

人际关系敏感：包括6、21、34、36、37、41、61、69、73，共9项，主要指某些个人不自在感与自卑感，特别是与其他人相比较时更突出。

抑郁：包括5、14、15、20、22、26、29、30、31、32、54、71、79，共13项，反映苦闷的情感与心境，以及兴趣减退、缺乏活动愿望等。还包括失望，悲观以及与抑郁相联系的认知、躯体方面的问题。

焦虑：包括2、17、23、33、39、57、72、78、80、86，共10项。一般指那些烦躁、神经过敏，紧张以及由此产生的躯体征象(如震颤)。测定游离不定的焦虑及惊恐发作是本因子的主要内容。

敌对：包括11、24、63、67、74、81，共6项，主要从思想，感情及行为三个方面的表现来反映敌对，包括厌烦、摔物、争论，直到不可抑的脾气暴发等。

恐怖：包括13、25、47、50、70、75、82，共7项，恐惧的对象包括出门旅行、空旷场地、人群或公共场所、交通工具。此外，还有一些项目反映了社交恐怖。

偏执：包括8、18、43、68、76、83，共6项。本因子包括了偏执性思维的基本特征，主要指投射性思维、敌对、猜疑、关系妄想、被动体验和夸大等。

精神病性：包括7、16、35、62、77、84、85、87、88、90，共10项。包括幻听、被控制感、思维被插入等反映精神分裂的项目。

其他：包括19、44、59、60、64、66、89，共7个项，反映人的睡眠及饮食情况。

SCL-90量表，按全国常模，总分超过160分，或阳性项目数超过43项，或任一因

笔记栏

子分超过 2 分,可考虑筛选阳性,需进一步检查。

2. 抑郁量表

(1)汉密尔顿抑郁量表(Hamilton Depression Scale,HAMD) 由 Hamilton 于 1960 年编制,是临床上评定抑郁状态时用得最普遍的量表,后又经过多次修订,现有 17 项、21 项和 24 项三种版本。国内应用较多的是 24 项版本,适用于有抑郁发作状的成人。

评分标准:大部分项目采用 0 ~ 4 分的 5 级评分法:0 表示无,1 表示轻度,2 表示中度,3 表示重度,4 表示很重。少数项目评定则为 0 ~ 2 分 3 级:0 表示无,1 表示轻至中度,2 表示重度。

使用方法:先由两名经过训练的评定员对受测者进行 HAMD 联合检查,一般采用交谈与观察方式,之后,两人再分别独立评分;若需要比较治疗前后抑郁发作状和病情变化,则于入组时评定当时或入组前一周的情况,经治疗 2 ~ 6 周后再次评定并比较。

24 项症状:见表 5-3。

表 5-3　24 项症状名称及英文表达

症状名称	英文表达	症状名称	英文表达
抑郁情绪	Depressed mood	全身症状	General somatic symptoms
有罪感	Feeling of guilt	性症状	Genital symptoms
自杀	Suicide	疑病	Hypochondriacs
入睡困难	Insomnia-early	体重减轻	Loss of weight
睡眠不深	Insomnia - middle	自知力	Insight
早醒	Insomnia-late	日夜变化	Diurnal variation
工作和兴趣	Work and interests	人格解体或现实解体	Depersonalization&detribalization
迟缓	Retardation	偏执症状	Paranoid symptoms
激惹	Agitation	强迫症状	Obsessive symptoms
精神性焦虑	Psychic anxiety	能力减退感	Helplessness
躯体性焦虑	Somatic anxiety	绝望感	Hopelessness
胃肠道症状	Gastro - intestinal	自卑感	Worthlessness

结果分析:①总分,能较好反映病情严重程度。按 Hdavis J. M. 的划界分,总分超过 35 分,可能为严重抑郁;超过 20 分,可能为轻或中度的抑郁;如小于 8 分,则没有抑郁发作状。②因子分,HAMD 可归纳为七大因子:焦虑/躯体化、体重、认知障碍、日夜变化、迟滞、睡眠障碍、绝望感。因子分可更简明地反映患者的抑郁发作状的特点,同时可反映靶症状群的治疗效果。

(2)抑郁自评量表(self-rating depression scale, SDS) 由 W. K. Zung 于 1965 年编制,主要用于衡量成年人的抑郁程度及在治疗中的变化。因操作简便,反映直观,则在临床门诊中广泛用于患者的情绪状态评定及调研。

SDS 由 20 个项目组成，反映抑郁状态的四组特异性症状。①精神性—情感症状：包括抑郁心境和哭泣两个条目。②躯体性障碍：包括情绪的日夜差异、睡眠障碍、食欲减退、性欲减退、体重减轻、便秘、心动过速、易疲劳 8 个条目。③精神运动性障碍：包括能力减退和不安 2 个条目。④抑郁的心境障碍：包括思考困难、无望感、易激惹、犹豫不决、自我贬值、生活空虚感、无价值感、兴趣丧失 8 个条目。

SDS 的每个项目都有四个按时间频度的选项。正向评分题，按 1、2、3、4 记分；反向评分题，按 4、3、2、1 记分。总粗分为各项分数相加，将粗分乘以 1.25 以后取整数部分，就得到了标准分。按中国常模结果，SDS 分界值为 53 分，其中轻度抑郁为 53 ~ 62 分，中度抑郁为 63 ~ 72 分，重度抑郁为 72 分以上。

3. 焦虑量表

（1）汉密尔顿焦虑量表（Hamilton Anxiety Scale，HAMA）　该量表由 Hamilton 于 1959 年编制，共包括 14 个项目，反映了躯体性焦虑和精神性焦虑两大类因子。它主要评定神经症及其他患者的焦虑症状的严重程度，在精神科中应用较为广泛。

评分标准：HAMA 各项目采用 0 ~ 4 的五级评分法：0 表示无症状，1 表示轻度，2 表示中度，3 表示重度，4 表示极重度。

使用方法：先由两名经过训练的评定员进行联合检查，之后，两人各自独立评分；若需比较治疗前后症状和病情的变化，则于入组时，评定当时或入组前一周的情况，经治疗 2 ~ 6 周后，再次评定并比较。

14 项症状：见表 5-4。

表 5-4　14 项症状名称及英文表达

症状名称	英文表达	症状名称	英文表达
焦虑心境	Anxious mood	躯体性焦虑：感觉系统	Somatic anxiety：sensory
紧张	Tension	心血管系统症状	Cardiovascular-symptoms
害怕	Fears	呼吸系统症状	Respiratory symptoms
失眠	Insomnia	胃肠道症状	Gastro-intestinal symptoms
认知功能	Cognitive	生殖泌尿系统症状	Genito-urinary symptoms
抑郁心境	Depressed mood	自主神经系统症状	Autonomic symptoms
躯体性焦虑：肌肉系统	Somatic anxiety：muscular	会谈时行为表现	Behavior at interview

结果分析：①总分，能较好地反映病情严重程度。按照我国精神科量表协作组提供的资料，HAMA14 项版本分界值为 14 分，总分超过 29 分，可能为严重焦虑；超过 21 分，肯定有明显焦虑；超过 14 分，肯定有焦虑；超过 7 分，可能有焦虑；如小于 7 分，便没有焦虑症状。②因子分析：可以进一步了解患者的焦虑特点。躯体性焦虑因子：由肌肉系统症状、感觉系统症状、心血管系统症状、呼吸系统症状、胃肠道症状、生殖泌尿系症状和自主神经系症状等 7 项组成。精神性焦虑因子：由焦虑心境、紧张、害怕、失眠、认知功能、抑郁心境以及会谈时行为表现等 7 项组成。

笔记栏

因子分=组成该因子各项目的总分/该因子结构的项目数。

(2)焦虑自评量表(self-rating anxiety scale,SAS)　SAS 由 Zung 于 1971 年编制,主要用于评定焦虑症状的成年人的主观感受。该量表构造的形式、评定方法等均与 SDS 十分相似,也同样广泛应用于临床门诊中。SAS 也是 20 个项目,反映了 20 种症状:焦虑、害怕、惊恐、发病感、不幸预感、手足颤抖、头痛、乏力、静坐不能、心悸、头晕、晕厥感、呼吸困难、手足刺痛、胃痛和消化不良等。SAS 采用 4 级评分,其标准为:1 表示没有或很少有时间有;2 表示小部分时间有;3 表示相当多时间有;4 表示绝大部分或全部时间都有。在 20 个项目中,其中有 5 个项目(5、9、13、17、19)按 4、3、2、1 反向记分,其余 15 个项目按 1、2、3、4 正向记分。SAS 的结果分析与 SDS 相同,总粗分为 20 项分数相加,将粗分乘以 1.25 以后取整数部分,就得到了标准分。按中国常模结果,SAS 总粗分的分界值为 40 分,高于 50 分为焦虑。(注意:评定范围是现在或过去一周。)

4. 较常用于精神科临床的其他量表　常用于评定精神病性症状的主要量表包括简明精神病量表(brief psychiatric rating scale,BPRS)、阳性与阴性症状量表(positive and negative syndrome scale,PANSS)等。此类量表适用于精神分裂症以及具有精神病性症状的其他精神病患者,由经过训练的专业人员根据患者的口头表述与观察情况进行评定,其结果评估有总分、单项分以及针对各类精神症状的因子评分。还有护士用住院患者观察量表(nurses ' observation scale for inpatient evaluation,NOSIE);用于评价临床疗效的临床疗效总评量表(clinical global impression,CGI);评价不良反应的治疗时出现的症状量表(treatment emergent symptom scale,TESS)、锥体外系副反应量表(rating scale for extrapyramidal side effects, RSESE)、不自主运动量表(abnormal involuntary movement scale,AIMS)和迟发性运动障碍评定量表(tardive dyskinesia rating scale,TDRS);评价患者在某一特定时期内总体功能水平的大体功能评定量表(global assessment function,GAF);评价社会和生活功能的社会功能筛选量表(social disability screening schedule,SDSS)、日常生活能力量表(activity of daily living scale,ADLS);评估生活事件的生活事件量表(life events scale,LES)等涉及许多方面、各种用途的评定量表。

(四)投射测验

人格的投射测验主要是临床心理学家根据处理情绪困扰者的经验而发展出来的。所谓投射测验就是向被试呈现模棱两可的刺激材料(如墨迹或不明确的人物图片),要求被试解释其知觉,让他在不知不觉中将其情感、态度、愿望、思想等投射出来。最有名的人格投射测验是罗夏墨迹测验和主题统觉测验。

1. 罗夏墨迹测验　罗夏墨迹测验由瑞士精神病学家罗夏(H. Rorschach)于 1921 年编制。它由 10 张对称的不同墨迹图组成,其中 5 张为黑白图片,墨迹的深浅不一;2 张黑色加红色的墨迹图片;另外 3 张为彩色的墨迹图片。图 5-1 是罗夏墨迹测验图片一例。让被试一次看一张墨迹图卡,并描述他看到了什么。然后让被试再看一次该图片,并询问与其当初反应有关的特定问题,依次完成 10 张墨迹图。在测试过程中,主试同时观察被试的行为,记录其动作与表情以及对某个墨迹图的特殊反应和一般态度。

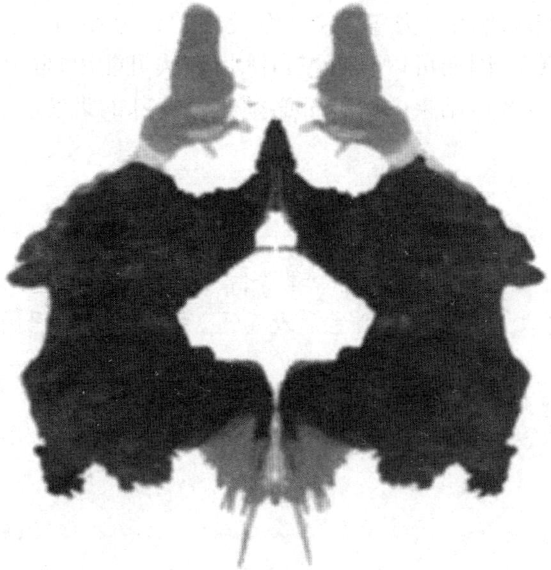

图 5-1 罗夏墨迹测验图样

2. 主题统觉测验 主题统觉测验(thematic apperception test,TAT)是由美国心理学家默里和摩根(Murray and Morgan,1935 年)编制的。默里和摩根认为需要有时是外显的,有时是内隐的,主题统觉测验测量的是个人的内隐需要。这套测验共有 19 张内容隐晦的图片,图 5-2 是其中一例,另有一张空白卡片。图片的隐晦之处在于它所描绘的事件可以有好几种解释方式。施测时,要求被试去构建一个和图片中的人物有关的故事,描述导致图片中所示情境的原因是什么,人物正感受到怎样的情绪,以及可能有怎样的结局。心理学家在解释这些故事时会考虑下列因素:所涉及的人际关系的性质,人物的动机,以及这些人物所显露出的现实感。

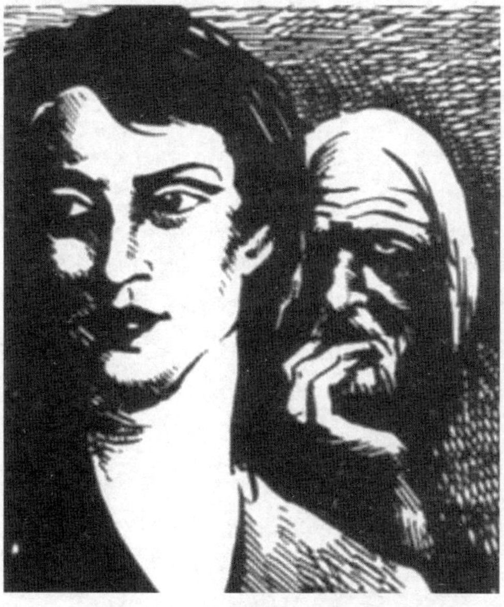

图 5-2 主题统觉测验图样

笔记栏

TAT没有客观的评分系统,用于诊断时其信度和效度均偏低。在专为测量人格的特定层面(如成就、亲和力和权力等需要)而设计的评分系统。由于在投射测验中被试者不知道答案的意义,因而可以排除在自陈量表法可能出现的作假现象。但投射测验的实施程序、记分以及对结果的解释都必须经过特殊的训练。

思考与练习

1. 临床心理评估与心理咨询中的心理评估有何不同?

2. 如患者说自己心情不好,感到生活没意思,可能存在心理问题,你将对其如何进行检查?

3. 如何实施心理测验,以及对测验的分数该如何解释?

4. 思考SCL-90量表和HAMD、HAMA、SDS、SAS各量表在临床上应如何应用。

(梅永霞 顾超凡)

第六章 常用心理咨询理论与技术

心理咨询是由专业人员即心理咨询师运用心理学相关知识，遵循心理学原则，通过各种技术和方法，帮助来访者解决心理问题的过程，心理咨询的发展时间已有近百年的历史。心理咨询是应用心理学的一个分支，其实施的基础是各种心理学流派理论。在心理学被确立为一门独立科学的100多年的时间里。由于心理现象本身的复杂性，出现了各种心理学流派。

不同的学派对心理咨询与治疗的理论与技术的发展各有建树。其中影响较大的有精神分析学派、行为主义学派、人本主义学派等。在发展初期，各派互相排斥。但是随着研究的发展，在实践中的学者们逐渐认识到，没有任何一种单一的理论和方法能在所有情境下解决所有人的心理问题，不同的技术其效果各有所长，或无显著差异。在心理咨询过程中，心理咨询师与来访者共同进行的治疗过程，不仅需要心理咨询师完全接纳来访者，体验来访者的内心痛苦，帮助来访者解释自己认识不清的问题，还要根据每一位来访者具体情况，选用不同的心理治疗方法及有效的矫正手段。在此，主要介绍一些常见的、发展较成熟的、为大家所熟知的理论与心理治疗方法以及心理咨询的基本操作程序。

第一节 精神分析

精神分析是奥地利精神科医生S.弗洛伊德建立的，是公认的心理咨询与治疗界的第一个系统的治疗方法。弗洛伊德也被称为20世纪最伟大的科学家之一。其理论的中心概念是无意识，不符合社会规范的欲望和冲突被压抑在无意识中仍影响着意识，并可表现为神经症症状。精神分析理论与技术已广泛深入到当代世界心理治疗的领域中。本节将对精神分析的常用理论与技术进行介绍。

一、基本理论

精神分析基本理论主要有：驱力理论、无意识理论、人格结构和人格发展理论、心理防御机制理论。

1.驱力理论　弗洛伊德认为，人类的生物本能是心理活动的动力，这一动力冠名为“力比多”。力比多提供了心理活动的能量，是推动个体生存和发展的内在动力。

笔记栏

在精神分析中，本能和驱力这两个术语常常互换使用，但是驱力这一术语更为常用。起初，弗洛伊德区分了自我保存驱力（包括呼吸、吃、喝和排泄）和种系保存驱力（性）。后来，在他目睹了战争给人类带来的毁灭性灾难以及自身遭受的疾病痛苦后，又将力比多分为生本能与死本能。生本能是指一切与保存生命有关的本能，包括睡眠、吃、喝、排泄及性需求等；死本能主要是指攻击驱力，即包括伤害他人或伤害自己的无意识欲望。生本能和死本能之间常常会产生冲突，冲突的例子包括恋人双方可能对彼此产生的爱与恨的感情，当恨以破坏性的愤怒出现时，那么攻击驱力（塔娜图斯）更为强烈。这两种本能常一起行事，如在进食中，既维持了生命也包括了咀嚼和啃咬的攻击性活动。生本能和攻击性驱力常常在个体未觉察或无意识的情况下表达出来。

2. 无意识理论　弗洛伊德认为人的精神活动由意识、前意识和无意识三个区域组成。

意识是能够被自己觉察到的观念、思想、情感和对外在环境的感觉。前意识是意识之前的意识，在个体注意力高度集中时，才能被觉察到的精神活动。弗洛伊德的看法，无意识有两重含义，一是描述性的，指一些潜伏的、无法被察觉的思想或观念、本能冲动等；一是指这些观念、本能冲动的动态活动。弗洛伊德更重视的是后者。

出于无意识层面的原始冲动和本能以及之后的种种欲望，由于社会标准不容许，得不到满足而被压抑到意识之中，但它们并没有被消灭，而是在无意识中积极活动。据此，弗洛伊德提出其所谓“冰山理论”：人的精神组成就像一座冰山，露出水面的只是一小部分意识（仅占 1/7），但隐藏在水下的绝大部分（6/7）却对其余部分产生影响（无意识）。心理过程主要是无意识的，至于意识的心理过程则仅仅是整个心灵的分离的部分和动作。

弗洛伊德认为无意识具有能动作用，它主动地对人的性格和行为施加压力和影响。比如日常生活中的口误、笔误、做梦等看似微不足道的事情，都是由大脑中潜在原因决定的，只不过是以一种伪装的形式表现出来。这些通过精神分析的自由联想、梦的解析或催眠等能够发现和证实。

3. 人格结构理论　弗洛伊德的理论在创立之初，是以无意识与意识之间的冲突为基础的，1923 年弗洛伊德在其理论基础上提出了人格结构模型，结构模型将人格分为三部分：本我，自我，超我。本我是生物成分，自我是心理成分，超我是社会成分。

（1）本我　本我是人格的原始系统，又称原我，是位于无意识中的本能、冲动与欲望，是人格的生物层面。遵循趋利避害原则或“快乐原则”，即以个体的舒适、快乐、减少压力、逃避痛苦并维持生存与繁殖为目的。本我是不合理的，没有道德意识的；本我对事物的评价以欲望为标准，不考虑逻辑关系；本我是不被个体所察觉的，是无意识的。

（2）自我　自我是人格的执行系统，是自己可意识到的执行思考、感觉、判断及记忆的部分。介于本我与外部世界之间，是人格的心理层面。自我遵循的是“现实原则”，一方面能使个体意识到其认识能力；另一方面使个体为了适应现实而对本我加以约束和压抑，同时受到超我的严格监督；“超我丝毫不体谅自我在本我和外部世界方面遇到的种种困难，为它的行为制定了若干明确的准则，如果自我不服从这些准则，超我就用强烈的自卑感和内疚感来惩罚自我”。自我的内容基本是意识的，是周旋于本我、客观现实、超我三个之间的。自我对于本我和超我的冲突起着重要的协调作用，

笔记栏

当协调不良时,就会出现心理冲突,从而出现心理问题。

(3)超我　超我是人格的监察系统,其功能是审视和评价自身的思想、情感和行为,是人格的社会层面,是道德化的自我。超我由“良心”和“自我理想”组成,良心是儿童受惩罚经验的结果,通过惩罚,儿童懂得了什么是不道德的,这些经验内化为良心;自我理想是儿童对于父母奖赏的经验的内化。超我的作用是一方面通过提出种种要求,不断监督和批评自我;另一方面是用代表了社会文化的价值观念和道德准则来约束个人的行为表现,限制本我。超我是在社会化的过程中逐渐发展起来的,遵循的是“道德原则”。如果人缺乏基本的超我功能,则会对生活中的他人造成妨碍;如果拥有过分严格的超我,又会使人显得固执、刻板、焦虑。

本我、自我和超我之间不是静止的,而是始终处于冲突——协调的矛盾运动之中。本我在寻求自身的生存,寻求本能欲望的满足,是必要的原动力;超我在监督、控制自我接受社会道德准则行事,以保证正常的人际关系;而自我既要反映本我的欲望,并找到途径满足本我欲望又要接受超我的监督,还要反映客观现实,自我只有处理好与本我、现实、超我之间的关系,心理才不会发生异常。

4. 人格发展理论　弗洛伊德认为人类的生物本能是心理活动的动力,这一动力冠名为“力比多”,“力比多”驱动着人的性心理的发展。以身体不同部位获得性冲动的满足为标准,将人格发展划分为 5 个阶段,分别是:口欲期、肛欲期、前生殖器期、潜伏期、生殖器期(见前面第三章)。

5. 心理防御机制理论　在人格发展中,本我和外界现实之间、本我和超我之间,会经常出现矛盾冲突。自我如果协调不好本我、客观现实、超我之间的矛盾,就会出现焦虑。焦虑是自我的焦虑,自我在协调、解决矛盾的过程中,逐渐发展出一些习惯性的反应方式,使超我、本我各自都得到满足,同时尽量与客观现实相适应,从而避免焦虑。这种防止焦虑的能力,叫作“防御机制”。

心理防御机制并非是病态的,健康的人也经常会无意识地运用心理防御机制,具有适应性价值。防御机制有两个共同特性:①它们经常会以否认或扭曲事实的方式出现;②它们都是以无意识的水平上运作的。常见的心理防御机制如下。

(1)压抑　为防止焦虑,个体必须将那些不为超我所容忍,具有威胁性的记忆、想法、冲动禁锢在无意识中,排除在意识之外。如果这种禁锢力量不足,让冲突、非理性冲破防线,个体就会体验到焦虑、痛苦;如果冲不破防御,虽然意识不到痛苦,但是这些冲突仍在无意识中活动,从而不知不觉地影响人的行为。

(2)合理化　创造一个可接受的借口,为不可接受的行为、观念、欲望等开脱。如一个受到传统教育的女性,爱上了有妇之夫,一方面深以破坏他人的家庭为耻,另一方面会想一些合乎逻辑的理由。如:对方的婚姻是不幸的,自己和他之间是有着深深的感情等让自己更心安理得。

(3)否认　拒绝承认某些痛苦、难堪的事实或经历,以减轻心理上承受的压力。如失恋的女孩不愿相信男友移情别恋的事实,只认为男友是有难言之隐的,是不愿连累自己才离开的。

(4)认同　采用处于高位的某个人的想法、价值观,以期提高自我价值。认同可以让人产生归属感、增强自我价值感。因此自卑的人特别希望自己能得到那些成功的人、组织的认可,并期望成为他们认可的有价值的人。

笔记栏

(5)反向作用　自我为了控制或防御某些不被允许的冲动而有意识地做出与自己想法相反的举动。例如:青春期的少年内心里越是希望接近某个异性,往往越表现的对其冷漠和不关注;越是吝啬的人越喜欢以小恩小惠显示自己的大方。

(6)移情　当对某一个目标有不被允许或不可实现的冲动时用另一个目标作为替代品,从而安全地释放或满足冲动。例如:为了弥补初恋未能成功的事实,将感情转移到一个和初恋的容貌、性格等相似的异性身上,以满足未完成情结。

(7)投射　把自己内心不被允许的冲动、态度和行为推向别人或周围事物上,断定是别人而不是自己有这些动机或愿望。例如:对别人存有恶意的人会在心里对自己说:"这人对我存有恶意,我要先下手为强!"在临床上可见到偏执型人格障碍的人对周围的一切都持一种怀疑的态度,认为许多人都是针对自己的、不可信的,从而攻击他人。

(8)退行　用儿时的方式应对成年人的问题,以阻止焦虑并满足目前的需要。成年人在内心焦虑时较容易有退行的行为,如:一个丢了钱包的妇女可能会在街头号啕大哭。

(9)升华　改换原来的性驱力或攻击力,以社会许可的思想和行为方式表达出来。例如,一个有暴力倾向的人选择拳击比赛的方式得到大家的赞扬。

二、基本技术

精神分析理论认为心理障碍的背后必定是无意识的。是无意识中的神经症性冲突引起的,所以精神分析疗法致力于挖掘患者压抑到无意识中的幼年创伤性经验,带入到意识之中,启发患者重新认识这些经验,达到意识层次的领悟,使无意识的矛盾冲突获得解决,从而消除患者的症状。这就好比,表面红肿内部因有异物而化脓的皮肤,想要彻底消除痛苦,只给皮肤表面进行消毒是不行的,必须把皮肤下边的异物清除掉。为了达到上述目标,精神分析心理疗法主要采用自由联想和释梦等技术。

1. 自由联想　是弗洛伊德1985年提出的,是精神分析的基本手段。弗洛伊德认为浮现在脑海中的任何东西都不是无缘无故的,都是具有一定因果关系的,借此可挖掘出无意识中的症结。自由联想就是让患者舒适地躺着或坐好,自由诉说心中想到的一切东西,无论这些东西是多么荒诞不经、多么微不足道、多么为社会、道德所不容。精神分析学说认为,通过自由联想,患者无意识的大门不知不觉地打开了,无意识的心理冲突可以被带入到无意识领域,医生从中找出患者无意识之中的矛盾冲突,并通过分析促进患者领悟心理障碍的"症结"所在,从而达到治疗的目的。

2. 梦的解析　弗洛伊德非常重视梦的意义,并在1900年出版了《梦的解析》一书,认为"梦乃是做梦者无意识冲突欲望的象征,做梦的人为了避免被超我察觉,所以用象征性的方式以避免焦虑的产生"。梦中所出现的几乎所有的物体都是有象征意义的,都和性相关。比如:雨伞、石柱、木棍等尖锐物体代表男性生殖器;洞穴、箱子、壁炉、橱柜等凹进去的物体则象征女性生殖器。精神分析治疗师对梦的内容加以分析,以期发现这些象征的真谛。所以发掘潜意识中心理资料的另一技术就是要求患者在会谈中也谈谈他做的梦,并把梦中不同内容自由地加以联想,以便治疗者能理解梦的外显内容(又称显梦,即梦的表面故事)和潜在内容(又称隐梦,即故事的象征意义)。只是人在清醒的时候因为本我和超我的冲突会更多的产生阻抗,因此,治疗者需突破患者的防御，才能更多的寻求到梦的意义。

3. 阻抗　是自由联想过程中患者在谈到某些关键问题时所表现出来的自由联想困难。其表现多种多样，如自由联想时联想困难、或正在叙述过程中突然沉默，或转移话题等。阻抗重现了当事人在过去生活中面对痛苦时所运用的策略。其目的是通过有意或无意地回避某些敏感话题，而避免重现焦虑、内疚和惭愧的痛苦感觉。阻抗的表现是意识的，但根源却是无意识中本能地有阻止被压抑的心理冲突重新进入意识的倾向。当自由联想接近这种无意识的心理症结时，无意识的阻抗就自然发生作用，阻止其被真实地表述出来。精神分析理论认为，患者的阻抗，往往正是病理的症结所在。因此，分析者的任务就是不断辨认并帮助患者认清并承认各种形式的阻抗，将压抑在潜意识的情感发泄出来。当阻抗解除时，治疗便向前迈进了一大步。

4. 移情　是患者把自己生命早期对他人的情感转移到医生身上，把医生当成了父母、亲人、伙伴等。移情有正移情和负移情两种情况，正移情是患者将积极的情感转移到医生身上，如尊敬、爱慕、喜欢等；负移情是患者将消极的情感转移到医生身上，如厌恶、仇恨、敌对等。但是要注意的是移情并非是患者对治疗师产生的爱慕，也不是有意识的恐吓，而是患者无意识阻抗的一种特殊形式。移情是分析过程中阻抗的最大来源，被认为是心理分析治疗中的重要组成部分。分析者借助移情，把患者早年形成的病理情结加以重现，重新“经历”往日的情感，可以更容易的帮助他解决这些心理冲突。

5. 解释　是精神分析中最常使用的技术。解释是指治疗者在治疗过程中向患者解释他所说的话中无意识含义，消除阻抗和移情的影响，而使被压抑的心理信息得以源源不断地通过自由联想和梦的分析暴露出来。解析的目的是让患者正视其所回避或未意识到的东西，从而使无意识变成意识。解释是一个缓慢而复杂的过程，是逐步深入的，根据每次会谈的内容，用患者所展露的信息做依据，用患者能理解的语言告诉他的心理症结的所在。解释的程度随着长期的会谈和对患者心理的全面了解而逐步加深和完善，而患者也通过长期的会谈逐渐培养成对人对事成熟的心理反应和处理态度。

心理分析治疗的适应对象有：癔症、心理创伤、性心理障碍、恐怖症、人际关系障碍、焦虑症、抑郁性神经症、强迫症、抑郁发作、适应障碍等。

第二节　行为治疗

行为治疗是心理治疗的第二大派别。行为治疗与精神分析不同：①精神分析是由弗洛伊德一人有系统地创立的，行为治疗是由许多心理学家依据一种共同的理论分别开发的若干种治疗方法集合而成的。②精神分析是对人的无意识研究而建立的；行为治疗从开始就是以实验为依据的。

一、基本理论

行为治疗的基本理论主要有 3 个部分：经典性条件作用理论、操作性条件作用理论和社会学习理论。

笔记栏

(一)经典性条件作用理论

提到经典的条件作用必然会提到巴甫洛夫。他通过对狗的实验,发现了反应性条件反射,也称经典条件反射,或应答性条件反射。它是以无条件反射为基础的,狗见了食物(无条件刺激)会流唾液这是一种无条件反射,一个中性刺激(铃声)通过与无条件刺激的结合,使狗对中性刺激物也产生相对于无条件刺激物的反应,形成了条件反射。为了获得条件反射,一方面,条件刺激和无条件刺激必须同时或近于同时呈现,如果间隔太久则很难建立联系;另一方面,条件刺激作为无条件刺激出现的信号,必须先于无条件刺激而出现,否则也难以建立联系。在条件反射建立以后,如果条件刺激出现多次而没有无条件刺激相伴随,则条件反应会变得越来越弱,并最终消退。

人和动物一旦学会对某一特定的条件刺激做出条件反应,其他与该条件刺激相类似的刺激也能诱发其条件反应,而产生泛化。巴甫洛夫发现,通过训练,狗与铃声建立了条件反射,同时对于其他类似的乐器声也都建立了条件反射。华生对此做了一个著名的实验,他曾使一个本来喜欢动物的11个月大的男孩对白鼠产生恐惧的反应。其做法是每当这个男孩要伸手去玩弄白鼠时,就在其背后猛击铁棒,从而使男孩和白鼠之间建立一种反射,每当白鼠出现,男孩就会恐惧。此后,发展到对其他白色的有毛的动物也都发生了恐惧的反应。泛化可能是许多变态行为症状得以维持和发展的原因。

泛化出现后,如果持续只对某种特定刺激予以强化,而对类似刺激不予强化,就会导致个体只对该刺激产生反应,这称为分化。巴甫洛夫曾对狗进行训练,看见椭圆时流唾液,看见圆形时不流唾液。军事上通过对警犬的训练,可以使其辨别刺激物之间的差异,只对具体的气味或者物体产生反应。

此外,经典条件作用原理还试图对条件反射与人类异常行为之间的关联做出解释。巴甫洛夫认为,神经症和精神病的产生是由兴奋和抑制这两个基本神经过程的冲突造成的。当狗学会看见椭圆流唾液(兴奋),看见圆形时不流唾液(抑制)后,如果将椭圆逐渐的变为圆,直至椭圆非常的接近于正圆形,狗就会因无从辨认而出现精神紊乱的状况。巴甫洛夫通过动物实验,归纳出异常现象出现的原因,再通过临床患者的观察,最后用类比的方法来解释人的异常心理现象。

(二)操作性条件作用理论

操作性条件作用又称工具性条件作用,是斯金纳新行为主义学习理论的核心。斯金纳把行为分成两类:一类是应答性行为,这是由已知的刺激引起的反应,如学生听到上课铃声后迅速安静坐好的行为;另一类是操作性行为,是有机体自身发出的反应,与任何已知刺激物无关,如学生自主看书、学习。

在斯金纳著名的操作性条件作用的实验中,实验箱有一个食物盘,同时箱内有一个杠杆,只要箱内的杠杆被压到,就会有一粒食丸滚到盘子里,动物即可得到食物。斯金纳把一只饥饿的鸽子放入箱中,它在寻找食物时偶尔压到了杠杆,则有一粒食丸滚到了盘内,鸽子便吃到了食丸。以后鸽子再次压到杠杆,便可以再次吃到食丸。如果这种偶然重复几次,鸽子就会主动去压杠杆,也就是说它学会了获得食物的行为,食物是对压杠杆的行为的奖励。

1. 强化　在操作性条件作用理论中,强化是行为产生的最重要的基础,它是行为的产生机制。他认为任何学习都是强化的结果,没有强化也就没有相应的行为,即有机体行为的后果决定了该行为发生的概率。凡能使个体操作性反应的概率增加的一切刺激和事件都叫强化。对此,他将强化分为两种类型:正强化和负强化。正强化是指某种刺激增多可以使有机体的某种行为出现概率增多的过程,如一块奶糖对于乖孩子,一块肉对于饥饿的狗,掌声对于表演的人,都是正性的强化物。负强化是指某种刺激减少而有机体某种行为出现的概率增多的过程,负强化的典型表现是:逃避和回避条件作用。如撤销批评、处分、降级等。

强化理论在提出后较多地被运用到教育和管理上。在教育上:教师运用外部强化使学生处于活跃状态,把教育影响转化为自觉赏识,引起需要,激发动机,形成行为的动机。在管理上:正强化就是奖励那些组织上需要的行为,从而加强这种行为;负强化是积极行为预期增加或者已经增加,为了巩固那些已经增加的积极行为,撤销原来的那些与组织不相容的行为带来的痛苦。

对于强化的时间、方式,斯金纳也做了实验研究。①强化应及时,要取得最好的激励效果,就应该在行为发生以后尽快采取适当的强化方法。如果强化不及时,这种行为重复发生的可能性就会减小以至消失。②强化应有阶段性,强化应首先设立一个明确的、鼓舞人心而又切实可行的目标,同时,还要将目标进行分解,分成许多小目标,对每个小目标都及时给予强化,这样可以增加目标实现的可能性。③强化应有针对性,针对有机体的特点要实施不同需求的刺激物。

2. 惩罚　惩罚是和强化相反的概念,它设计的是行为的消除机制。和强化的类型一样,惩罚分为正惩罚和负惩罚。正惩罚是指有机体做出某种行为后,呈现一个厌恶刺激,使其此种行为减少或消失的过程。如小孩子考试成绩较差的时候,父亲用打屁股的方式使其下次的成绩变好;个体做出违法的事情时,将其关进监狱等。大量的实验表明,惩罚对于消除行为来说并不是十分有效的,一旦惩罚消失,其行为可能很快恢复,这和给予需求的刺激增加其行为动机的强化是不同的,所以对惩罚的运用必须慎重。

负惩罚是指撤销一个积极刺激而使有机体的某种行为反应减少或消失的过程。如小孩子考试成绩没有达到父母规定的分数时,则不给予奖励;工作进度没有达到规定的进程时,则减少奖金的发放。

3. 消退　消退是一种无强化的过程,其作用在于降低某种反应反射的概率,以达到消除某种行为的目的。在经典性条件反射中,如果条件刺激刺激出现多次而没有无条件刺激相伴随,则条件反应会变得越来越弱,并最终消退。在操作性条件反射中,无论是正强化的奖励,还是负强化的回避,其作用都在于增加某种反应在将来发生的概率,以达到塑造行为的目的,消退则不然,消退是以一种不关注的方式,达到减少不良行为的目的。

(三)社会学习理论

条件作用理论认为,学习是个体的行为经由奖励或惩罚等外在控制而产生的,即学习是通过直接经验而获得的。班都拉提出了另外一种学习方式,即模仿学习或观察学习。它着眼于观察学习和自我调节在引发人的行为中的作用,重视人的行为和环境的相互作用。

1. 观察学习的实验基础　班都拉的观察学习理论是建立在大量实验研究的基础上的,其著名的模仿学习实验是成人击打充气娃娃的实验。首先让儿童观察成人榜样

笔记栏

对一个充气娃娃拳打脚踢，然后把儿童带到一个放有充气娃娃的实验室，让其自由活动，并观察他们的行为表现。结果发现，儿童在实验室里对充气娃娃也会拳打脚踢。这说明，成人榜样对儿童行为有明显影响，儿童可以通过观察成人榜样的行为而习得新行为。

另外一项经典实验是观看攻击性的电影的实验。把儿童分为三组，首先让儿童看到电影中的成年男子的攻击性行为。在影片结束后，第一组儿童看到成人榜样被表扬，第二组儿童看到成人榜样受批评，第三组儿童看到成人榜样的行为既不受奖也不受罚。然后，把三组儿童都带到一间游戏室，里面有成人榜样攻击过的对象。结果：榜样受奖组儿童的攻击性行为最多，榜样受罚组儿童的攻击性行为最少，控制组居中。这说明，榜样攻击性行为所导致的后果是儿童是否自发模仿这种行为的决定因素。

2. 观察学习的过程　班都拉将观察学习分为四个具体过程。首先是注意过程，它是观察学习的起始环节，观察者本人的认知特征以及观察者和示范者之间的关系等诸多因素影响着学习的效果。其次是观察学习的保持阶段，示范者虽然不再出现，但他的行为仍给观察者以影响。要使行为得以保持，往往通过言语进行编码，保持的目的是为了信息的提取及再现。第三阶段是运动的再现过程，观察者通过结合自身的情况再现被模仿的行为。第四是动机建立过程，这是和操作性条件反射的一个重要区别。

3. 影响模仿学习的因素　观察学习受到诸多因素的影响。首先是示范者的特征，如果示范者和观察者相似、能力较强、地位较高，其行为对观察者就有较大的吸引力；如果示范者社会地位较低、能力较差、人格魅力较小，其行为则难成为观察者模仿的对象。其次是观察者的特征，如果观察者较自卑、不自信、无安全感、依赖性强就较容易模仿别人；如果观察者较自信、乐观、独立则模仿他人的行为就会相对较少。最后是观察者的参与程度，即自我卷入越多，往往模仿的行为越多，越容易对模仿的行为产生肯定的想法。

社会学习理论认为人类的大量的行为都是通过模仿学习而获得的。人的良好行为往往是通过模仿习得的，但是人的不良行为也往往是由于模仿学习而形成的。如果在实际的咨询中，能给来访者提供良好的可供学习的榜样，并对其进行引导，为他们创造模仿榜样行为的条件，并对好的行为及时给予强化，则会有利于不良行为的改善或消除。

二、行为疗法常用技术

行为治疗技术是建立在行为治疗基本理论之上的，是以减轻或改善患者的症状或不良行为为目标的一类心理治疗技术的总称。行为治疗的发展时间较长，已有上百年的历史，其治疗特点是：针对性强、易操作、疗程短、见效快。由行为治疗基本理论衍生的相关技术较多，在此简要介绍一些常用的行为治疗技术。

（一）放松训练

放松训练的基本假设是改变生理反应，主观体验也会随着改变。主要是训练来访者学会随意地把自己的全身肌肉放松，以便随时保持愉快的心情。由于其方法简单易行，目前广泛用于治疗焦虑症、恐怖症、紧张性头痛、入睡困难、高血压病和转变 A 型行为模式等。

笔记栏

1. 放松训练程序

(1)准备工作 ①安静、舒适的环境,光线不要太亮,尽量减少无关的刺激,一张舒服的沙发或床。②咨询师简明扼要地对来访者讲解放松疗法的原理和过程,使来访者明确其在放松疗法中的主动作用,激发改变自身的积极性。③来访者用自己感觉舒服的姿势,在沙发或床上躺好。

(2)咨询师示范、指导 在进行放松训练时,心理咨询师可教来访者做两遍放松,第一遍应边进行示范边讲解要点。来访者有不明白的指导语,应观察心理咨询师的动作,然后进行模仿;第二遍由咨询师发指令,来访者跟随咨询师进行练习。

在放松训练时,最好用专业的指导语,以便在遇到问题时能及时停下来。同时可以有意识地控制放松的程序,在步骤的间隔,指导来访者。

放松的顺序依次是手臂、头部、躯干、腿部的肌肉,这一顺序不是绝对不能打乱的。国外有研究者把每一部分肌肉放松的训练过程总结为如下 5 个步骤:集中注意——肌肉紧张——保持紧张——解除紧张——肌肉松弛。

这几个步骤结合每部分肌肉的紧张——放松过程,治疗者可按下述方法给来访者以放松指示。

如头部的放松,治疗者可以这样发出指示:紧皱你的眉头,再紧些,用力,注意额头紧张的感觉(集中注意和肌肉紧张)……坚持一下,……再坚持一下(保持紧张)……好,放松……现在感到头部很放松了……(解除紧张和肌肉松弛)。

又如躯干部位的放松,指示语亦可如下述:耸起你的双肩,使肩部肌肉紧张,非常紧张,注意这种紧张的感觉……坚持一下,……再坚持一下,……好,放松……非常放松……

当各部分肌肉放松都做完之后,治疗者还可继续给出指示语:现在你的头部放松了,体验一下头部放松的感觉;你紧锁的眉头放松了,紧锁的眉头舒展开了。

你的颈部放松了,你的颈椎放松了,你的双肩也放松了,你的手臂放松了,一股暖流顺着你的手臂流向你的手心、流向你的手指尖,所有的疲惫、烦恼都从你的手指尖流走了。当这种烦恼和疲惫都消失了的时候,你有一种无拘无束的感觉,你的感觉真的好极了,好舒服好轻松!现在你感到很安静、很放松……非常非常安静、非常放松……全身都放松了……(然后等来访者从 1 数到 50——事先教好对方或由治疗者掌握时间)……请睁开眼睛。

治疗者在给出放松的指示语时,特别要注意利用自己的声调语气来创造出一个有利于来访者放松的气氛。从开始到最后,语速是逐渐变慢的,但也不能太慢,注意发出的指令要与来访者的呼吸协调一致。每部分肌肉由紧张到放松的过程都要有一定的时间间隔,为对方更好地体验紧张和放松留有适当的余地。

(3)来访者练习 来访者在咨询室中学会了放松训练的方法及要领后,可根据在治疗中学习的放松方法回去自行练习(一般每日 1 ~2 次),亦可由治疗者提供录好的有指示语的磁带,据此进行练习。应多次重复的联系,才会有效果。

2. 想象性放松 想象性放松和前面的放松程序类似,但更为容易。仍然需要舒服的姿势坐好,将放松的原理通过指导语予以说明,进而要求来访者放松、闭上双眼,跟着指导语进行想象。想象的内容一般让人感觉舒服、惬意、轻松。

如我静静地躺在湖边的草滩上,周围没有其他人,清风轻轻地吹着,我渐渐聆听到

笔记栏

风吹过草地和我的耳旁，我感受到了阳光温暖的照射，触到了湖边柔软的草儿，还有一朵朵的小花儿，我的全身感到无比的舒适，微风带来一丝丝清新的味道，湖面上的水静悄悄地涌过来，时不时有鱼儿嬉水溅出的水花声，我静静地，静静地感受着这让人沉醉的美景。

我坐上了小船，在平静的水面上慢慢荡漾，小船轻轻地摇呀，摇呀……，它有节奏地摇向我梦想中最美丽的地方，我的呼吸越来越慢，越来越深，陶醉在这美丽的地方。

指导者在给出上述指导语时，语气要柔和，语调适中，节奏要逐渐变慢，配合对方的呼吸。指导者也要具有想象力，使语言指导具有形象性。

3. 深呼吸放松法　放松方法如果严格按照程序进行需要一定的时间和环境，有的来访者在某些特殊的场合时易感到紧张，此时已无时间和场地来慢慢练习上述的放松方法。在这种情况下，可以教其最简便的深呼吸放松法。这和日常生活中人们自我镇定的方法相似。

具体做法是让对方站定，用鼻子进行自然的深呼吸，腹部扩张，想象着空气充满了腹部；在连续的呼吸中，完全扩张胸部和肺部，感觉胸部正缓慢上升；想象空气正在腹部和胸部间向各个方向扩张；通过鼻子缓慢地呼气。呼出时间比吸入时间长；呼吸至少1 min，保持节奏舒缓，不要强求自己。注意呼吸的深度和完全程度，并使身体放松。这种方法虽极度简单却常常起到一定作用，此法可由治疗者先教会来访者再让其自行练习，以备必要时用。

（二）系统脱敏疗法

系统脱敏疗法是最早应用的行为治疗技术之一，是由南非的精神科医生沃尔普（Wolpe）在 1947—1948 年间，通过用猫进行的一系列实验而最早发明应用的。

系统脱敏法利用的是交互抑制原理或称对抗性条件作用来达到治疗的目标。治疗开始就是在来访者处于全身充分放松的状态下，让来访者想象自己正处于所恐惧的刺激情境之中，并让来访者从最不恐惧的情境到最恐惧的情境，以小步子的方式渐进而缓慢地一一通过，从而降低来访者对原来自己所惧怕的恐惧情境的敏感度。

它的具体实施过程是利用人的肌肉放松状态去拮抗由焦虑或恐怖所引起的个体心率、呼吸、皮电等生理指标的变化反应。放松状态多次与引起来访者焦虑和恐惧的刺激物相结合，即可消除原来由该刺激物所引发的焦虑或恐惧的条件反应。由于人的肌肉放松状态一次只能拮抗一个较低程度的焦虑或恐怖反应，因此治疗只能从引起来访者较低等级的焦虑或恐惧的刺激物开始，一旦某一刺激不再引起来访者的焦虑或恐惧反应时，治疗师便可向处于放松状态的来访者呈现比前一刺激程度略强的下一个刺激。如果该刺激所引发的焦虑或恐惧反应是在来访者可以承受的范围内，那么经多次反复呈现，来访者就不会对该刺激产生焦虑或恐惧反应了。

一般而言，系统脱敏包括三个步骤：肌肉放松训练、焦虑等级排序、实施系统脱敏。

1. 肌肉放松训练　系统脱敏疗法是以肌肉的放松为前提来确保疗效的，有效的肌肉放松是必不可少的第一步。怎样进行肌肉放松可以使来访者获得肌肉的深度放松呢？首先选择一处环境幽雅清静、光线柔和、温度、湿度适宜的房间作为训练场所，并以低音量播放的轻松、舒缓音乐作为背景。当事人在训练之前可以少量进食，但应尽量排空大小便，宽松衣袖、鞋带、颈部纽扣，并摘掉眼镜、手表、腰带、领带以及项链耳环等首饰，以免影响身体达到深层次的放松。坐在舒适的靠椅上，头向后靠，双手放在椅

笔记栏

子扶手上或自然下垂于腿上，两腿自然分开，整个身体保持舒适、自然的姿势。然后就开始进行正式的肌肉放松训练了。

一般来说，肌肉放松训练中，雅可布松的渐进性肌肉紧张—松弛法应用最普遍。就是从某一部位开始，要求来访者先使此部分肌肉紧张，这是为了让初学者体验到什么是紧张的感觉，从而通过比较，更好的体验放松的感觉。当此部分肌肉放松后，再训练下一部分肌肉的放松，如此逐步展开，直到最后，达到全身肌肉的深度放松。另外在经过紧张与放松的反复交替训练后，当事人就无需经过上述的每一个步骤，而能随心所欲地充分放松自己的身体，达到运用自如的境界。

2. 焦虑等级排序　由来访者和治疗师共同探讨各种令来访者恐惧的情境。然后按焦虑程度的高低，抽取若干场景作为焦虑事件并将它们排成一个等级层次。这种划分等级可以由来访者报告每一个事件使他们感受到的恐惧或焦虑的主观程度，这种主观程度可以由主观感觉尺度来度量，这种尺度一般为 0 ~ 100，单位符号为 sud（表 6-1）。

表 6-1　一个害怕与异性交往的男生的等级层次

编号	焦虑程度（sud）	事件
1	10	闲聊时，提到某某漂亮女孩
2	20	一周前想到下周和某漂亮女孩有个约会
3	40	约会前一晚想到明天的约会场景
4	60	约会当天上午在家漱洗时
5	70	走在约会的路上
6	80	远远看见漂亮女孩迎面走来
7	90	与漂亮女孩面对面说话
8	100	与漂亮女孩近距离交流，目光接触

3. 实施系统脱敏　在实施了肌肉放松训练和建立恐惧或焦虑的等级层次后，开始系统脱敏的步骤。

实际实施系统脱敏有两种方式，一是想象脱敏，二是现实脱敏。想象脱敏就是在诊疗室内，由治疗师做口头描述，由来访者靠想象来再现焦虑情境。从等级层次中最低的恐惧或焦虑事件开始，如前面所举的例子，从与异性约会的一周前的时间开始想象。要求来访者尽可能真切的想象自己正置身于那个场景，在头脑里保持这一清晰的意象，直到开始感觉焦虑紧张，这时可以按照事先和来访者约定的方式，请来访者用举左手或右手的一个手指示意的方式告知治疗师。治疗师发现来访者的示意后，就让其立即停止想象，并报告刚才体验到的焦虑程度值。

然后重复上述步骤，想象的时间每一次都可比上一次有所延长，例如第一次一般每一个场景想象的时间是 30 s，如果来访者想象时间超过 30 s，仍然没有示意，就意味着他不是太紧张。如果不是这样，第二次的想象时间可以保持到 1 min。直至来访者对此事件不再感到恐惧或焦虑为止。然后再对下一等级层次的焦虑或恐惧事件进行同样的脱敏训练。每次脱敏治疗时间控制在 40 min 左右，脱敏时间 1 ~ 4 个，不要急躁，在确认一个事件已经不再产生焦虑或恐惧之后，再进行下一个事件的脱敏。

现实脱敏可以有实地或实物两种形式，步骤和上述想象脱敏一样，由焦虑或恐惧

笔记栏

的最低等级层次开始，由低向高，循序渐进。

（三）冲击疗法

冲击疗法又称满灌疗法，是暴露疗法之一。让来访者暴露在使其感到强烈恐惧的刺激情境之中，使之逐渐耐受并能适应的一种行为治疗方法。其治疗原则是直接置身于使其感到极度恐惧的现实情境之中从而达到消退恐惧的目的，称现实冲击疗法；或是让患者较长时间地想象恐怖的场景直至达到恐惧的消退，称想象冲击疗法。想象冲击疗法和现实冲击疗法基于相似的原理并遵循相同的程序，不同之处是暴露在想象的恐惧之中而不是现实生活中。

1. 冲击疗法的程序

（1）体检　冲击疗法是一种较为剧烈的治疗方法，所以治疗前应该先检查患者的身体状况，如心电图、脑电图等。具有严重的心血管病、中枢神经系统疾病、严重的呼吸系统疾病、内分泌疾病、各种精神性障碍患者都不宜使用冲击疗法；此外，老人、儿童、孕妇及各种原因导致的身体虚弱的人也不适宜采用冲击疗法。

（2）签订协议　由于冲击疗法具有危险性，所以在治疗前应仔细地向来访者介绍治疗的原理、过程和可能出现的各种情况，对来访者在治疗中可能承受的痛苦要如实说明，同时要告知冲击疗法的疗效是其他心理治疗所不能及的。至于是否实施冲击疗法，要征得来访者及其家属的同意，同意后需签订治疗协议，以免引起不必要的纠纷。

（3）准备工作　首先确定实施治疗的刺激物。它的选择原则是来访者最害怕和最忌讳的事物，因为这种事物是引发症状的根源。比如，有的来访者怕猫，一见到猫就惊慌失措，担心猫会对其造成伤害，那么就可以确定猫是导致他症状的刺激物。有时刺激物不止一种，那么就选择一种在来访者看来是最可怕的事物。

接着确定治疗的场地。它的选择原则是根据刺激物的性质而定，如果刺激物是具体的、无害的而且可以带到室内的，最好在治疗室内进行。比如对动物恐怖症来访者进行治疗时可将其害怕的动物放在室内。对灯光恐怖症来访者进行治疗时则可在室内安放多盏炫目的白炽灯。治疗室不宜太大，应布置简单，一目了然，除了着意安排的刺激物外别无其他。来访者处于任何一种方位都可以感觉到刺激物的存在，没有可以回避的栖身之地。房门原则上由咨询师把持，来访者无法随意地夺路而逃。如果刺激物并非某种具体的物件时，如一种气氛、一个特定的环境，这时治疗应在某一个特定的现场进行。比如一位空场恐怖症来访者的治疗是安排在空阔的地方进行。

为了防止意外，应准备安定、普萘洛尔、肾上腺素等应急药品若干。

（4）实施冲击治疗　来访者接受治疗前应正常进食、饮水，最好排空大小便。穿戴简单、宽松。有条件的可在治疗中同步进行血压和心电的检测。来访者随咨询师进入治疗室，在特定位置坐下。然后咨询师迅速、猛烈地向来访者呈现刺激物。即使来访者大声哭喊、求饶等，咨询师也不必顾及。在实施过程中，应严密观察来访者的反应，一般会出现脸色苍白、心虚气短、大汗淋漓等情况，这属于正常现象，如果情况严重应及时中止治疗。但是如果来访者的身体状况仍然可以坚持，应规劝来访者继续坚持，不然会导致前功尽弃。力争达到恐惧的极限，达到极限后，其情绪反应和生理反应会逐渐减轻，直至来访者对刺激物听而不闻，视而不见，则治疗目标就完成了。

冲击疗法一般实施 2～4 次，1 日 1 次或间日 1 次。少数来访者只需治疗一次即可痊愈。如咨询过程中来访者未出现应激反应由强到弱的逆转趋势，原因之一是刺激

笔记栏

物的刺激强度不够，应设法增强刺激效果；另一个原因是，该来访者不适合冲击疗法，应停止冲击治疗，改用其他治疗方法。

2. 冲击疗法与系统脱敏疗法的异同　共同点：两者都是以经典条件反射为基础的。区别：①从治疗程序来看，系统脱敏法需设立焦虑等级、放松训练，程序烦琐；而冲击疗法则使患者直接置身于患者感到恐惧的真实情境中，程序简洁。③从原理上来讲，系统脱敏采用的是交互抑制原理，总是将最小的刺激情境首先提供给来访者，每一次只引起患者一点点焦虑，然后用用全身松弛的办法去拮抗它；而冲击疗法则刚好相反，所采用的是消退原理，所以它总是把危害最大的刺激情境放在第一位，尽可能迅速地使患者置身于最为痛苦的情境之中，尽可能迅猛地引起患者最强烈的恐惧或焦虑反应，并对这些焦虑和恐惧反应不作任何强化，直至情绪反应自行缓解或消失。

冲击疗法对于：过度的恐惧，与焦虑有关的障碍，强迫性障碍，创伤后应激障碍等有较好的疗效。在使用冲击疗法时需特别注意来访者的安全问题，如有其他适合的方法，一般不用冲击疗法。

（三）行为治疗其他常用技术

1. 厌恶疗法　是一种通过附加某种刺激来消除不良行为的治疗方法。将欲戒除的目标行为（或症状）与某种不愉快的或惩罚性的刺激结合起来，建立条件反射，即使以后取消了附加刺激，厌恶的条件反射仍然存在，从而达到戒除或至少是减少目标行为的目的。

厌恶疗法具有极强的针对性，因此必须首先确定不良行为，即确定靶症状。靶症状的确定必须是最主要的、最强烈的、单一的。引起厌恶的刺激通常有电刺激、让人产生恶心和呕吐的药物刺激等；也可运用想象厌恶刺激来代替，即“内隐敏感训练”。需注意刺激物不能对来访者造成太大的伤害。

厌恶疗法通常用于戒烟，让来访者一根接一根快速吸烟直到恶心；用于戒酒，在饮酒前先给来访者服用一种催吐剂，在药效要发作时，开始饮酒，患者就会产生恶心、呕吐的感觉；还可用于治疗露阴癖、恋物癖、强迫症等。

2. 模仿技术　又称示范性疗法，是行为治疗常用的理论之一，其理论基础是班杜拉的社会学习理论。认为学习的产生是通过模仿过程而获得的，即一个人通过观察另一个（模型）的行为反应而学得。模仿学习疗法特别适用于集体治疗。

模仿学习通常采用3种方式：看电影或电视录像，听录音，由治疗者做示范。使用模仿技术要注意选择合适的治疗对象，不同的人的模仿能力是不一样的。模仿能力可以通过来访者的经历和心理测量的结果得以反映。影响模仿能力的一个重要因素是年龄，通常认为学龄期是模仿能力最强的年龄段。一般来说，模仿技术更加适用于年轻的来访者。

在进行心理治疗时，心理咨询师常常运用模仿学习疗法治疗恐怖症、与焦虑情绪有关的行为问题，以及其他类型的行为障碍。

第三节　以人为中心的治疗

以人为中心的治疗是20世纪中期发展起来的一种强大的心理治疗方法，被称为

笔记栏

第三势力，是人本主义的心理治疗之一。其最初的理论与治疗均称为来访者中心理论或来访者中心心理治疗，近年来，逐渐被以人为中心的理论或治疗的名称所代替。以人为中心的治疗的倡导者是卡尔·罗杰斯(Carl Rogers)。罗杰斯认为人们都有自我完善的趋向，当完善受阻时，就会产生心理问题；认为治疗性的变化在一些条件满足后就能发生，如理解、关心，而不是诊断、建议和劝说。

一、以人为中心疗法基本理论

（一）罗杰斯的人性理论

1. 人性观　人本主义心理学承认人的本性，认为人天生就有某些心理趋向的，人是有本性的。罗杰斯认为："人基本上是生活在他个人的和主观的世界之中的，即使他在科学领域、数学领域或其他相似的领域中，具有最客观的功能，这也是他的主观目的和主观选择的结果"。人的本性是积极的、建设性的、奋进的。人是有主观性的、人性基本是可以信赖的。人愤怒是因为有原因让自己感到愤怒，而不是受到肾上腺素的影响；人有选择和追求，是因为他能思考、能感觉、能体验，知道并愿意努力去实现自己的需求。罗杰斯相信每个人对客观现实都有其独特的主观认识，反对以单一的方式看待真实的世界。

2. 实现趋向　罗杰斯假设人身上有一种最基本的、统御人的生命活动的动机性驱动力量，他称之为"实现趋向"他认为人类给予人印象最为深刻的事实似乎就是其有方向性的那种倾向性，倾向于朝着完美，朝着实现各种潜能的方向发展。实现的倾向被看作是一种积极的倾向，来访者中心疗法认为心理问题是由于实现的倾向的阻滞所造成的。以人为中心疗法的基本原理就是排除阻滞人自我实现的障碍使来访者向着自我调整、自我成长和逐步摆脱外部力量的控制的方向迈进。

（二）自我概念

在精神分析理论中，自我是指自己可意识到的执行思考、感觉、判断及记忆的部分。以人为中心的心理疗法特别强调自我和自我概念的区别，自我用通俗的方式讲，就是一个人真实的自己；而自我概念则是一个人对他自己的知觉和认识。自我概念由于带有主观性，所以更多时候是和自我是不同的。这种自我概念和自我的不一致，会使个体向着更深层的需求而努力，也就是自我实现的倾向。

1. 自我概念的形成　自我概念不同于自我，自我是指来访者真实的自己；自我概念主要是指来访者如何看待自己。如神经性厌食症的人往往是对于肥胖的过于恐惧和对于苗条的过分追求，一个有神经性厌食症的女子，一米七的个头只有七十来斤，她的自我可以说是非常瘦的，但她的自我概念可能不认为自己瘦，反而会认为自己很"胖"，仍然需要靠节食、大量运动等减肥。这和自我是不相符的。

一个人的自我概念是通过其与环境尤其是生活中的重要人物相互作用而形成的。在幼儿的早期一切事件都是混沌一片的，孩子是没有"自我"的概念的。随着儿童与环境、他人、特别是与父母的相互作用，他开始可以慢慢地把自己与"非自己"区分开来，把有关自己的种种经验分化出来，形成了最初的自我概念。

自我概念最初是由大量的自我经验、体验堆砌而成的。例如婴儿饿了，就会把饥饿的消极评价结合进他的自我概念之中；婴儿得到良好的照料，就会把信任与安全评

笔记栏

价结合进他的自我概念之中。随着儿童与周围的环境的交互作用越来越多,其自我实现的趋向也会越来越明显,儿童在这种基本动力的驱动下,也会有更多的活动,积累更多的经验。在活动时,有些经验使儿童感觉不舒服、不愉快;有的经验使儿童感到愉快、满足。逐渐发展出一整套的他自己知觉到的与自我概念有关的积极的和消极的评价的自我概念。这一整套的自我概念指导着儿童倾向于寻找、保持积极经验,回避消极经验。

2. 价值的条件化　儿童在成长的过程中,有从他人得到积极评价的需要。只是这些评价是以别人的价值观为依据的,当儿童做出父母喜欢的行为时,父母就会对其产生微笑或者夸奖;当儿童做出父母不认可的行为时,父母就会给其消极的、否定的评价。大多数的父母都是根据孩子的"表现",即孩子的行为是否符合自己的价值标准、行为标准,来决定是否给予孩子积极的评价或关注。换句话说,父母的爱是有条件的,这些条件体现着父母的价值观。儿童从父母对自己的行为反应上逐渐学会了哪些事情是好的、哪些事情是不好的、哪些行为是可以做的、哪些行为是被禁止的。为了得到积极的、愉快的评价就更多地去做父母认可的事情和行为,并把这些价值观念内化,成为自我结构的一部分。

价值的条件化的最常见的例子是:"我的学习成绩不好,所以不是好孩子,我是个一无是处的人""我的人生不允许有失败,这次的目标我没有完成,所以我的人生没有任何希望了"等。这种价值的条件化不仅把人应该怎样的评价内化了,而且把没有达到标准时别人的评价也内化了。其实人天生是有自我实现的需要的,只是这种自我实现的需要被建立在他人评价基础上的有条件的价值所代替了,做事情的准则变成了避免出错而不是为了自己真正的需要。

3. 自我概念与心理失调　自我概念与经验之间的不协调是心理失调产生的原因。个体的经验与自我观念之间存在着三种情况:一种是符合个体的需要,被个体直接体验、知觉到,被纳入到自我概念之中;另一种是由于经验和自我感觉不一致而被忽略;第三种是经验和体验被歪曲或被否认,用以解决自我概念和体验的矛盾。

适应程度低的个体,他的自我概念是建立在价值的条件化作用的基础之上的。其做事准则是首先符合别人的价值标准,其次才是自己的愿望,当它们发生冲突时,个体为了保持自我对环境的适应,可能会否认和改变自己的价值,但这种改变并不符合自己的愿望。这样做的后果是个体达到了别人的价值标准而失去了对自己个人的认同。一旦自我概念不是由个人有机体的评价过程来定义,而是通过价值的条件化内化了别人的价值,把别人的价值当作是自己的价值,但实际上又不是自己的真实价值时,自我概念和经验之间就发生了不和谐。

例如,一个人最喜欢的职业是做一名厨师,父母却坚持让他去读大学、做公务员。他内心很不情愿,他真实的想法是坚持自己喜欢做的事,但他从小接受的别人的价值标准是"厨师是一个不体面的职业"。那么他有可能会扭曲自己的感受,把它改造成能被自己接受的想法。比如他可能这样想:父母让我做公务员是为了我好,这比做一名厨师要有前途多了。这样他可能会获得别人的认可,但却压抑了自我的真实感受。当一个人的自我概念与经验相冲突时,自我内部就发生了分裂,这个人就会感到紧张,不舒适。为了阻止这些使自己感到威胁的经验形成意识,他就要建立防御机制,来维持自身造成的假象。这时人就越来越不能与环境适应,并出现烦恼、焦虑和各种异常行为。

来访者中心疗法的实质是重建个体在自我概念与经验之间的和谐即达到个体人

笔记栏

格的重建。一个人一旦达到了自我的和谐,他就会对任何经验都比较开放,不再歪曲和否认自己的某些经验;他的自我概念变得能与经验相协调,不再冲突;他变得更信任自己的有机体的评价过程,而不是信任价值的条件化评价;他愿意使自己成为一个变化的过程,使生命迈向成长,迈向自我实现。

二、以人为中心疗法常用技术

罗杰斯认为,咨询成功的关键在于咨询关系,而非技术。为了创建一种良好的关系氛围,使用的主要技巧有倾听、开放式提问、情感反应、内容反应、澄清、接纳、尊重、鼓励、同情心、自我表露等。以人为中心疗法强调非指导的原则,相信个体中蕴藏着的实现的倾向的强大推动力,相信积极的成长力量,相信人有能力引导、调整和控制自己,咨询师更多的是创造一个帮助来访者了解其自身的气氛和环境,减轻他面对自身概念与自我经验矛盾时的焦虑。以人为中心疗法主要使用开放性技术,很少使用影响性技术。

1. 倾听　心理咨询包括听与说两个方面,善于听比说更重要,倾听是在接纳的基础上,积极地听,认真地听,关注地听,并在倾听时适度参与,这是倾听的含义。不仅仅用耳朵听,还要用心听,听得懂,同时用当事人的眼光理解他,准确地辨别来访者的感受,准确地听懂他们所传递的信息,以及欲表达的深层含义。

每个来咨询的人,情绪上都有些问题,需要从他人身上获得帮助,但又担心别人是否尊重自己,是否愿意接受自己的想法,怕被人看不起等。所以心理咨询师对他们要耐心地倾听,不能随便地打断来访者的谈话。这样可以使来访者感到被理解,得到了知己,在不知不觉中愿意说出更多的内容;感觉到放松,压抑的情绪可以得到有效的缓解。

2. 开放式提问　开放式提问是指咨询师提出的没有预设答案的问题,来访者也不能简单地用是或否来回答,从而尽可能多地收集来访者的相关资料。开放式提问和封闭式提问是相对应的,封闭性提问是指咨询师提出的问题带有预设的答案,来访者的回答不需要展开,从而使咨询师可以明确某些问题。使用开放式提问时,应重视把它建立在良好的咨询关系基础上,离开了这一点,就可能使来访者产生一种被询问、被窥探、被剖析的感觉,从而产生阻抗。

3. 共情　按照罗杰斯的观点,共情是指体验来访者内心世界的能力。对当事人的内心世界有准确的了解,如同感受自己一样,并将传达给对方。同情又称为"投情""神入""同理心""同感心"等。在咨询过程中,如果咨询师只是站在自己的角度上,去体验来访者的内心世界,就会使来访者感到自己没有被理解,很难建立良好的咨询关系。如果咨询师不能理解并体验来访者的内心世界,不但良好的咨询关系没法建立,咨询也不能继续下去。

4. 尊重　尊重就是心理咨询师在价值、尊严、人格等方面与来访者平等,把来访者作为有思想感情、内心体验、生活追求和独特性与自主性的活生生的人去看待。尊重是建立良好关系的基础和必要条件。尊重可以使来访者感到自己是受尊重的、被理解的、被接纳的,从而获得自我价值感。

要想做到尊重必须做到以下几条:对来访者无条件的接纳;平等对待来访者,不因其年龄、美丑、地位、自己的好恶等厚此薄彼;要相信来访者有解决心理问题、改变自我的主观愿望,要相信来访者可以通过自身的努力、进行自我调节、自我发展,最终解决自身的心理问题;对来访者咨询的问题予以保密;对来访者怀有真诚的心、真诚的情感、真诚的态度。

5. 真诚　真诚是指咨询师对来访者的态度真诚，咨询师以“真实的我”而不是“专家的我”的角色出现，让来访者感到自己的真实可信。真诚不是简单的不掩饰、不虚伪、不说假话。

把握真诚必须理解和掌握以下方面：真诚不等于实话实说，在咨询中要有技巧的表达真诚，其原则是既应该对来访者负责，又有利于来访者成长；真诚应该实事求是，不能把没有的事情说成有，不能把不懂的问题装作懂，不能脱离事实基础；真诚应该适度、坦诚、考虑时间因素等。

第四节　认知疗法

认知疗法是通过改变人的认知过程和这一过程中所产生的观念从而矫正不良行为的心理治疗方法。它与人本主义心理学在理论上有密切的关系。治疗的目的不仅仅是针对行为、情绪的外在表现，而是分析患者的现实思维活动，找出错误的认知，加以纠正。它既强调解决当前的主要问题，也注意造成问题的原因。在治疗的过程中，应帮助患者解除他们歪曲的认知，与患者共同努力发展用正确的方法去评估他们的经历。认知疗法常采用认知重建、心理应付、问题解决等技术进行心理辅导和治疗，其中认知重建最为关键。认知疗法强调，常见的心理障碍的中心问题是某些歪曲的思维。认知治疗在于向患者提供有效的方法以克服盲目、错误的认知。从广义的角度看，认知疗法包括所有能改变错误认知的方法，如说明、教育、批评、促膝谈心等。常见认知疗法有：合理情绪疗法、贝克的认知转变疗法、梅肯鲍姆的认知行为矫正技术等。本节重点以认知疗法中的合理情绪疗法为例来介绍。合理情绪疗法（rational - emotive therapy，RET）是20世纪50年代由埃利斯（A. Ellis）在美国创立的，是认知心理治疗中的一种疗法，因它也采用行为治疗的一些方法，故被称之为一种认知行为治疗的方法。

一、基本理论

（一）人性观

埃利斯的ABC理论是建立在对他人的本性的看法之上的，他认为人生来具有生物性的、先天的心理倾向，只是这种倾向有理性的和非理性的。人天生具有成长、上进和自我实现的内在趋向，但同时也有自卑、焦虑、放弃等自毁前程的倾向，这种非理性的倾向会造成心理失调。

（二）ABC理论

ABC理论是合理情绪疗法实施的基础。在ABC理论模式中，A是指诱发性事件；B是指个体在遇到诱发事件之后相应而生的信念，即他对这一事件的看法、解释和评价；C是指特定情景下，个体的情绪及行为结果。通常人们认为，人的情绪的行为反应是直接由诱发性事件A引起的，即A引起了C。ABC理论指出，诱发性事件A只是引起情绪及行为反应的间接原因，而人们对诱发性事件所持的信念、看法、理解B才是引起人的情绪及行为反应的更直接的原因。人们的情绪及行为反应与人们对事物的

笔记栏

想法、看法有关。在这些想法和看法背后，有着人们对一类事物的共同看法，这就是信念。合理的信念会引起人们对事物的适当的、适度的情绪反应；而不合理的信念则相反，会导致不适当的情绪和行为反应。当人们坚持某些不合理的信念，长期处于不良的情绪状态之中时，最终将会导致情绪障碍的产生。

（三）非理性信念及其特征

埃利斯把人的信念区分为理性信念和非理性信念。引起情绪、行为失调的是非理性信念，也称不合理信念。对此，韦斯勒等总结出不合理信念的三个特征，分别是：绝对化的要求，过分概括化和糟糕至极。

1. 绝对化的要求　指个体以自己的意愿为出发点，认为某一事物必定会发生或不会发生的信念。这种信念通常是和“必须”“应该”“一定”这类字眼联系在一起的。比如：“我一定要成功，否则我就是一个愚蠢的人”“我对别人好，别人必须对我好”“因为我是一个特别的人，所以别人都应该关注我”等。当某些事物的发生与其对事物的绝对化要求相悖时，个体就会感到难以接受和不适应，从而极易陷入情绪困扰之中。

2. 过分概括化　过分概括化是一种以偏概全的不合理的思维方式，就好像是凭一本书的封面来判定它的好坏一样，它是个体对自己或别人不合理的评价。其典型特征是以某一件或某几件事来评价自身或他人的整体价值。如：“我的高考失败了，我的人生彻底完了”“我连这点小事都做不好，我是一个一无是处的废物”“我的鼻子有点大，我长的真是丑死了”等。过分概括化会导致人无法面对任何失败或挫折，一旦遇到了就会导致自罪自责、自卑自弃的心理以及焦虑和抑郁的情绪。同时，过分概括化如果是针对他人，则会因为别人的一点小的差错而认为对方一无可取、能力全无、道德缺失等，进而导致一味地责备他人以及产生敌意、愤怒甚至憎恨等情绪。

3. 糟糕至极　是一种把事物的可能后果想象、推论到非常可怕、非常糟糕，甚至是灾难结果的非理性信念。这种信念将导致个体陷入极端不良的情绪体验如耻辱、自责自罪、焦虑、悲观、抑郁的恶性循环之中，而难以自拔。糟糕就是不好、坏事了的意思。当一个人讲什么事情都糟透了、糟极了的时候，对他来说往往意味着碰到的是最最坏的事情，是一种灭顶之灾。其实生活中，没有任何一件事情可以定位为是百分之百糟糕透顶的，比如“塞翁失马，焉知非福”“任何事物都是两面的”等。对于不好的事情应该努力去接受它存在的现实，同时在可能的情况下去改变这种状况，在不可能时，则学会在这种状况下生活下去。

二、合理情绪疗法常用技术

合理情绪疗法认为人的情绪障碍是由于人们的不合理信念所造成的，因此，治疗理念就是以理性治疗非理性。帮助来访者以合理的思维方式代替不合理的思维方式，以合理的信念代替不合理的信念，最大限度地减少不合理的信念给他们的情绪带来的不良影响，以改变认知为主的治疗方式来帮助来访者减少或消除他们已有的情绪障碍。使用合理情绪疗法首先得找到不合理的信念，并有效地进行辩论，使来访者达到领悟及学会用合理的思维方式代替不合理的思维方式。

（一）合理情绪疗法治疗过程

1. 诊断阶段　这一阶段的主要任务是根据ABC理论对来访者的问题进行初步分析

笔记栏

和诊断,通过与来访者交谈先从某一典型事件入手找出诱发事件 A;询问对方对这事件的感觉和对 A 的反应,找出 C;询问对方为什么会体验到恐惧,愤怒等情况,找出 B。

来访者遇到的事件 A,情绪及行为反应 C 是比较容易发现的,而来访者的不合理信念 B 则难以发现。合理情绪疗法对于如何迅速、准确的寻找 B 没有涉及,这需要咨询师良好的咨询经验。在诊断阶段,咨询师还应注意来访者刺激症状的存在,即来访者的问题可能不是简单地表现为一个 ABC,而是好几个问题嵌套在一起的。要注意找到关键的问题,避免头痛医头脚痛医脚而不能从根本上解决问题。

最后,咨询师应向来访者清楚的说明合理情绪疗法的 ABC 理论,A、B、C 之间的关系,并使来访者能结合自己的问题予以初步的领悟问题所在。

2. 领悟阶段　咨询师在这一阶段的主要任务是帮助来访者领悟合理情绪疗法的原理,使来访者真正理解并认识到:是信念引起了情绪及行为后果,而不是诱发事件本身;他们对自己的情绪和行为反应应负有责任;只有改变了不合理信念,才能减轻或消除他们目前存在的各种症状。领悟阶段的任务和诊断阶段的任务并没有严格的区别,只是针对来访者的不合理信念的寻找和确认上更加深入。

3. 修通阶段　这一阶段是合理情绪疗法中最主要的阶段。所谓修通,就是咨询师运用多种技术,使来访者修正或放弃原有的非理性信念,并代之以合理的信念,从而使情绪症状得以减轻或消除。前两个阶段的工作是解说和分析,这一阶段的工作是咨询师应用各种方法与技术,以修正、改变来访者不合理信念为中心进行工作,这是整个合理情绪疗法的核心内容。其最常用的技术是与不合理的信念辩论的技术,还有合理的情绪想象技术、认知的家庭作业等。

一般来讲,来访者并不会简单地放弃自己的信念,他们会寻找各种理由为他们辩解。因此,咨询师需要不断努力,借助于这种辩论过程的不断重复,使来访者真正认识到他的信念是不合理的,是不现实的,不合乎逻辑的;同时让来访者分清什么是合理的信念,并以合理的信念取代那些不合理的信念。

(二)合理情绪疗法的使用注意事项

首先,合理情绪疗法对于有严重的情绪和行为障碍的来访者很难奏效;其次,因为它是一种着重认知取向的方法,因此对那些年纪较轻,智力和文化水平较高、领悟较强的来访者更有效果。对于年龄较大、文化水平低、过分偏执、领悟困难的来访者,则很难奏效;最后,合理情绪疗法的治疗效果与咨询师本身有很大关系。如果咨询师本身有着这样或那样的不合理信念,则会阻碍咨询的成功。因此,咨询师要不断与自己的不合理信念进行辩论,尽量减少自身的非理性成分。

思考与练习

1. 结合实例阐述常用的心理防御机制。

2. 我们在日常生活中是如何辨识自己的不合理信念,请大家结合实例阐述其特征。

(张瑞星　段艳丹)

第七章

精神健康促进

精神健康促进的目的是培养人的良好的品质，调节心理功能，开发心理潜能，促进人的整体素质的提高。以预防为主的精神健康促进行为，是最积极的心理干预形式。对于患者，医务人员要做好相应的心理护理，有利于健康的恢复。正常人群的心理健康促进已经在第三章中介绍，精神障碍患者的精神康复在临床篇中进行介绍，本章针对躯体疾病患者的心理护理进行阐述。

第一节　躯体疾病患者常见心理问题及护理

躯体疾病以及住院都会影响患者的心理状态，而影响的程度又与许多心理社会因素有关，患者临床上常见的具有共性的心理问题是焦虑、抑郁、失眠和疼痛等症状。

一、焦虑

1. 概念　焦虑是一个人的一种模糊的不适感，其来源通常是非特异的和不明确的因素。通常情况下，其紧张不安与恐慌程度与现实处境很不相称。

2. 诊断依据

（1）心理方面　紧张、忧郁、无助感、自卑、退缩、神经过敏、失去控制、预感不幸、缺乏自信、注意力下降、对事物漠不关心、思维混乱、语无伦次、健忘、集中注意自己、不能面对现实等。

（2）生理方面　心慌、呼吸加快、出汗、血压升高、瞳孔散大、声音发颤或变调、四肢颤抖、无力、坐立不安、头痛头晕、面色潮红、窒息感、尿频、尿急、失眠、疲乏等。

3. 相关因素

（1）个体安全的威胁　疾病的种类、病情预后、个人自我形象完整性受损的恐惧，机体功能的丧失，家庭经济的过重负担等因素。

（2）角色功能改变的适应　角色转换的冲突，自我概念的威胁（社会地位、事业、财物、道德伦理等）。

（3）文化生活习惯改变　新的作息要求，饮食生活起居的变更。

（4）其他　亲朋好友离别、失去的威胁；环境、人际关系的威胁。

4. 预期目标

(1)近期目标　了解疾病的知识,降低焦虑的程度,能运用对应的机制控制和消除焦虑。

(2)远期目标　树立战胜疾病的信心,正确对待疾病,积极配合治疗,争取早日康复。

5. 心理护理措施

(1)帮助患者降低现有的焦虑水平　评估焦虑程度、提供安全和舒适的环境、减轻对患者感官的刺激。

(2)减少或消除不利的应付方式　减少抑郁、暴力行为、退缩性。创造充满情感和同情的气氛,鼓励、指导患者用可以接受的方式表达焦虑的感受。

(3)进行健康教育和指导　用通俗易懂的语言,指导患者进行放松训练,寻找解决问题的方法。提供处理紧急情况的措施,如热线电话,心理咨询中心。

二、恐惧

1. 概念　恐惧是个体由于某种明确的具有危险的刺激原所引起的惧怕感。

2. 诊断依据

(1)心理方面　心神不宁、坐卧不安、束手无策,少寐多梦,害怕独处,食欲下降。往往将注意力集中在对疾病的信息上,多方打听疾病的治疗和预后,回避其他的无关的事件消息。也有的患者不敢面对绝症而消极悲观,厌世,采取自杀的行为。

(2)生理方面　神经紧张,敏感多疑,心跳加快,血压升高,呼吸急促,胸部不适,呼吸困难,四肢冰凉,疲乏无力,出冷汗。肌张力升高,手颤抖,食欲下降,胃部不适,尿频尿急。

3. 相关因素　①对疾病的害怕,担心预后和治疗的痛苦。②对手术或检查的创伤、疼痛的惧怕。③对服用某些药物不良反应的担心。④自我形象损害的悲哀。⑤陌生环境的恐惧。

4. 预期目标

(1)近期目标　能接受疾病治疗的相关步骤和方法,积极配合治疗,减轻恐惧的症状。

(2)远期目标　重塑生活的信心,面对疾病带来的一切预后和结果。

5. 心理护理措施　①减少或消除引起恐惧的原因,降低恐惧的程度。②及时介绍疾病相关知识,帮助患者了解医疗环境、手术治疗的步骤和预后结果。③消除医源性不良刺激,同患者沟通交流疾病情况时客观、圆满巧妙回答患者对疾病的询问,打消患者的疑虑,避免医源性伤害。④帮助患者正确面对疾病和治疗,以积极的心态接受疾病所带来的一切改变。⑤协调家属和单位工作,给患者更多的关爱,从心理和社会给予支持,战胜疾病。⑥指导患者进行控制恐惧的练习,如放松疗法、音乐疗法、按摩疗法。⑦鼓励患者参加疾病社团活动,在相同疾病环境中,寻找生存的勇气和毅力。

三、抑郁

1. 概念　抑郁包括一组消极低沉的情绪,如悲观、失望、无助、绝望等。正常人也

笔记栏

经常体验抑郁的情绪状态。如果抑郁持续时间长,会引起心理功能和社会功能受损。

2. 诊断依据

(1)心理方面　情感低落、悲观失望、自责自罪、饮泣不语、精力减退、思维迟缓,言语动作减少,可有自杀的企图和行为。其中情感低落是最核心的症状。

(2)生理方面　食欲不振、腹胀、腹泻或便秘,睡眠障碍,体重下降。

3. 相关因素　①疾病引起器官功能的丧失。②外伤、手术引起身体某一部位或其功能的丧失。③患有目前不能根治的疾病。④失去某位家庭成员。⑤事业受挫。⑥缺乏社会支持系统。

4. 预期目标

(1)近期目标　积极主动配合治疗,了解疾病的相关知识,恢复正常生活规律。

(2)远期目标　树立战胜疾病的信心,放弃自杀念头。

5. 心理护理措施　①要加强对病房设施的安全检查,严格做好药品及危险物品的保管工作,杜绝不安全因素。②取得家属的帮助和配合,做好患者的疏导工作。③鼓励患者白天参加多次短暂的活动,如打球、下棋、唱歌、跳舞等社交活动。④指导患者晚入睡前喝热饮、热水泡脚或洗热水澡、避免看过于悲伤的电视节目或会客、谈病情,为患者创造良好的睡眠环境。⑤鼓励患者抒发自己的想法,以耐心、缓慢以及非语言的方式表达对患者的关心与支持,同时利用治疗性的沟通技巧,协助患者去表述自己的看法。⑥阻断患者负向的思考,帮助患者回顾自己的优点、长处、成就,增加正向的看法。⑦学习新的应对技巧,为患者创造和利用各种个人或团体人际接触的机会,以协助患者改善处理问题、人际互动的方式、增强社交的技巧。⑧鼓励患者自助和自我心理护理,引导患者做建设性的事,给别人以帮助,自己寻找快乐,保持微笑,适当锻炼,保持良好的生活方式。

四、睡眠型态紊乱

1. 概念　睡眠型态紊乱是由于情绪、疾病、环境等原因导致了睡眠的质、量或时序的变化、失调,表现为失眠、嗜睡和睡眠—觉醒节律障碍。是住院患者的常见症状,尤其是刚入院的患者更为明显。它既影响患者精神和体力的恢复,也影响疾病的康复,严重者可致病情加重,延长住院时间。

2. 诊断依据

(1)心理方面　精神紧张、焦虑、烦躁、易激惹。

(2)生理方面　血压升高,脉搏加快,头痛,白天嗜睡,打哈欠,晚上入眠困难、易惊醒,多梦,睡醒后乏力。

3. 相关因素

(1)遭遇生活事件(如亲人离丧、个人损失、重大考试、比赛之前等)。

(2)某些心理疾病,如抑郁发作、精神活性物质依赖伴发症状或戒断症状。

(3)睡眠中呼吸困难所引起,有睡眠中窒息。

(4)心身疾病或躯体疾病所导致的各种不适。

4. 预期目标

(1)近期目标　患者能叙述妨碍睡眠的原因,促进睡眠的方法,借助药物能够得到充足的睡眠,表现为休息后精神面貌较好。

(2)远期目标　改变不良的睡眠模式,恢复正常睡眠。

5. 心理护理措施　①安排有助于睡眠、休息的环境,如保持周围环境安静,病室内温度湿度舒适。②帮助患者养成良好的入睡习惯和方式。③建立比较规律的活动和休息时间表。④有计划地安排护理活动,尽量减少对患者睡眠的干扰。⑤尽量安排能共处的病友同室。⑥提供促进睡眠的措施。⑦遵医嘱用药。

五、疼痛

1. 概念　疼痛是个体经受或叙述有严重不适或不舒服的感受。是个体受到侵害危险警告后生理、行为和情绪的反应,也是疾病中最普遍、最重要的征象与症状,总是伴随着消极的情绪。因此,对疼痛的心理护理十分重要。

2. 诊断依据

(1)心理方面　患者主诉疼痛不适,呻吟、哭泣,注意范围变窄,烦躁不安,焦虑、恐惧,痛苦面容,行为异常,脾气急躁。

(2)生理方面　面色苍白,瞳孔散大,出汗,肌肉紧张,血压升高,心率加快,呼吸急促、呕吐、恶心、休克、有防卫性和保护性行为。

3. 相关因素　①疾病的因素。②化学的、物理的损伤刺激。③对疼痛的耐受力较低。

4. 预期目标

(1)近期目标　消除不良心理因素,通过服用药物和其他辅助治疗减轻疼痛。

(2)远期目标　患者学会疼痛的自我控制和放松疗法,自我调整,提高生活质量。

5. 心理护理措施　①提供舒适、安全、安静的环境。②对症治疗,遵医嘱用药,或采取针灸、理疗、放松疗法等治疗,减轻疼痛。③疏导患者,分散注意力,提高机体对疼痛的耐受力。

六、自我形象紊乱

1. 概念　当个人在感知自我形象方面处于混乱状态时,称为自我形象紊乱。

2. 诊断依据

(1)心理方面　①生活方式有变化。②害怕被其他人抛弃和拒绝。③对过去的身体的优点、功能、外形表示怀念。④对自己身体有消极的感觉。⑤感到无助、无望或无能为力。⑥对变化或失落有偏见。⑦扩展身体的界限以与周围物体相合并。⑧给身体的某一部分或失落的部分起名字使之人格化。⑨对丧失的身体部分以非人格化的名称称呼。⑩拒绝验证实际已发生的改变。

(2)生理方面　①失去身体的某一部分。②实际存在的身体结构或功能的改变。③拒绝观看身体的某一部分。④拒绝触摸身体的某一部分。⑤有意或无意地遮掩或暴露身体的某一部分。⑥失去功能的部分受伤。⑦参与社会活动方面出现变化。⑧评估身体和环境之间空间关系的能力发生改变。

3. 相关因素　①确有身体结构或功能的丧失。②严重创伤致形体、容貌改变或发育缺陷。③认知或感受性发生障碍。④各种治疗导致身体结构或功能的改变。⑤妊娠、肥胖、活动障碍等。⑥其他心理社会因素。

笔记栏

4. 预期目标

(1)近期目标　了解疾病相关知识,配合治疗,能真实的评价自己的当前情景,表达感受。

(2)远期目标　接受自己身体改变,以正确的心态面对将来的生活。

5. 心理护理措施　①和患者建立良好的护患关系,积极有效和患者沟通,及时了解患者的心理状况。②及时提供医疗允许范围内的信息,尊重患者,给患者正当的知情和选择的权利。③向患者解释治疗和手术中的步骤和作用,取得患者的合作。④鼓励患者重新认识自我。⑤重新建立自我形象,接受身体的改变,降低排斥异体的感觉。⑥协助家人和单位给患者关爱和支持,树立信心,渡过难关。⑦评估患者身边的危险因素,防范患者自杀的倾向。提供及时服务,开通热线,减少患者无助和无奈的感觉。⑧鼓励患者参加公共场所活动,回归社会。

七、个人应对无效

1. 概念　个人应对无效是在一个人面临生活的需求和各种角色责任时,其适应行为和解决问题的能力受损。或个体处在感到或可能感到因为(身体的、精神的、行为的或认识的)能力不足而不能充分处理内在或外来的压力的状态。

2. 诊断依据

(1)心理方面　用语言表达出不能应对或寻求帮助;不能满足角色期待的作用,不能满足各种基本需要,无力解决问题;不当地使用防御机制,常规的沟通型态发生改变;长期担忧、焦虑,自述对生活压力感到应对困难;社会活动改变;对自己或他人有伤害性行为,多发生意外事故,经常生病。

(2)生理方面　呼吸急促,身体部位疼痛,睡眠障碍,四肢无力,食欲下降,性欲下降。

3. 相关因素　①对现实认知的混乱,缺乏应对措施。②个体疾病情况的危机或复杂,预后不好,心理压力增加。③个人角色模式不稳定,家庭社会支持力度不足。④个人成长过程中危机经历影响。

4. 预期目标

(1)近期目标　个体用语言表达出与情绪状态有关的感受,确定个人应对形式及其行为产生的结果,确定个人长处并能通过护理关系接受帮助。

(2)远期目标　患者能确认可利用的资源/支持系统,患者能描述可以选择的应对策略,能描述新的应对行为带来的积极效果。

5. 心理护理　①确定患者面临自我伤害的危险并进行适当干预。②根据患者的接受能力,向患者解释疾病的过程及治疗信息。③允许患者选择并参与决定自己的护理和治疗方案。④帮助患者接受现实的健康状况,如虚弱、身体形象的改变。⑤指导患者使用放松技术,如缓慢的深呼吸,全身肌肉松弛、练气功、听音乐。⑥帮助患者用建设性的态度解决问题:问题是什么?谁或什么应该对问题负责。⑦帮助患者确定不能够直接解决的问题,并帮助进行减压自控训练。⑧找出促进个人成就感和自尊的方法。⑨提供机会来学习和使用控制紧张情绪的技巧。⑩鼓励患者与他人交谈,如有可能安排家属探视。⑪与患者共同制订切实可行的目标。⑫减少周围环境中患者认为对自己有威胁的刺激。

八、语言沟通障碍

1. 概念　语言沟通障碍是指个体在与人交往过程中，使用语言的能力丧失或自己理解语言的能力低下、缺失，或对方难以理解自己所表达的语言。

2. 诊断依据

(1)心理反应　不说话或不能说话，发音不清或困难，难以用语言表达思想、口吃、措词不当、紧张、焦虑、恐惧、无助。

(2)生理反应　血压升高，心率加快，呼吸急促。

3. 相关因素　①疾病因素：脑部疾病(栓塞、出血、肿瘤)；躯体疾病需气管切开、气管插管、鼻饲等。②心理因素：与患者处于焦虑、恐惧、抑郁等情绪有关。③文化与情境方面因素：如文化差异、缺乏知识、不适应环境等。④与发展和年龄因素有关：如儿童、老年患者、智力障碍患者等。

4. 预期目标

(1)近期目标　能够借助辅助语言工具进行沟通交流，表达心理需求和愿望。

(2)远期目标　除意识障碍和智能障碍状态患者外，能够以语言或非语言方式表达其需要，理解护理人员的解释和要求。

5. 心理护理措施　①评估相关因素：采用观察和沟通技巧掌握患者语言障碍的原因及相关因素。②减轻或去除相关因素：做好心理护理，减轻患者的焦虑、恐惧和抑郁等情感障碍程度。护理患者时应顺应患者的文化特点，注意环境适宜，所建立的护患关系适应患者的需要。③借助图画、手势、象征性物品等形式，和患者建立非语言的信息沟通，使患者能表达自己的需求；将沟通技巧教给其家属、室友，以改善交流和沟通。鼓励患者说话，患者进行尝试和获得成功时给予表扬。④主动发现患者的身心需要，并及时采取措施予以满足。提高患者表达需要和寻求帮助的能力。让患者认识到由于心理障碍致使语言沟通障碍的原因。使患者知道不及时准确地沟通会给个人健康、治疗及护理造成障碍；从而提高与医护沟通能力便于其理解医嘱和护嘱的意义，增强遵医行为。

第二节　临床常见疾病患者的心理护理

临床患者在住院期间，除了患有躯体疾病，还会有不同程度地心理反应，而不同年龄、不同疾病和疾病的不同阶段，心理反应也会不同，进一步影响患者疾病的恢复。因此，护士除了护理患者的躯体疾病外，还要重视患者的心理护理。

一、妇科患者的心理护理

妇产科是以女性患者为研究对象的学科，也是应用医学心理学较多的学科之一。妇产科患者就医过程中涉及生殖与性经历的公开暴露，患者觉得羞于启齿，不便详谈，不能正确联系症状叙述疾病的经过，不愿涉及性生活方面的个人隐私；在检查治疗中经常需要暴露患者躯体和性器官，患者有无助和自卑的感觉，心理护理的实施可以建

笔记栏

立良好的医(护)患关系,在信任、安全的保证下,患者可消除就医的焦虑和压力,有利于疾病的治疗和康复。

1. 妇产科患者的常见心理反应

(1)焦虑　多见于一些病程长、自我认为病情较复杂的候诊来者,常表现为坐立不安或来回踱步,认为别人诊疗时占用她的时间,不断地询问就诊号码,围观医生诊断,遇到与自己类似的患者又急于知道结果,以探此医师医术是否高明;她们特愿到高年资的医师前就诊,怀疑年轻医师的技术,害怕男医师诊疗。

(2)自卑心理　常见于性病患者,早期因羞愧而讳疾忌医,症状加重时因恐惧而到医院治疗,怕受到医务人员的歧视,担心朋友、同事知道后冷落,担心今后的生育问题等。常误认为普通性病和艾滋病一样不可治,采取听之任之、坐以待毙的态度,情绪极低落,产生悲观自卑、自责的心理。女性行乳房和子宫切除术后的患者心理变化比较大,患者因自我形象的改变而悲观厌世,有轻生的倾向,医护人员及时地积极的正面引导能帮助患者渡过术后自我调节的关键时刻。

(3)紧张、羞怯　多见于大龄青年或未婚先孕的人工流产者以及性病治疗者,她们多因职业、经济、学习工作任务过重、夫妻不和及社会因素等不能怀孕生育。常害怕刮宫术的疼痛、怕出血或并发症等,特别是未婚先孕者,担心被熟人发现,紧张、焦虑,不能很好地配合手术,导致术中出血,子宫收缩不好,术后感染等并发症。

(4)多疑、忧郁　多见于一些中年或更年期的患者。中年是个应激时期,体力和心理稳态常趋向紊乱,面临的问题多、负担重,又是许多疾病的好发年龄,常对多项检查顾虑重重。担心患病后给家庭、工作带来许多困难和损失,牵挂父母和子女的抚养及自己是否成为配偶的累赘等一系列问题而忧心忡忡。一时得不到确诊者又怀疑自己是否患绝症,常表现为食欲不振、失眠、固执、爱挑剔、易激惹等心理,严重者甚至会发生精神失常。

(5)恐惧　认为自己疾病严重,可能会危及生命安全,或带来不利的后果,对疾病忧心忡忡,如卵巢肿瘤的患者在诊断上既要面对良性与恶性的鉴别,治疗上又要面临器官切除的抉择。患者缺乏足够的思想准备、受病痛和死亡的威胁,以及未安排工作和家庭生活出现极度的恐惧,迫切渴望得到有经验的医师治疗。

2. 妇产科患者的心理护理

(1)提供及时的医疗护理　患者求医心切,渴望得到尽快有效的治疗是人之常理。护士必须有高度的责任感和同情心,急患者和家属之所急,时时处处体现出积极主动和认真负责的态度,言语要温和,耐心地解释各种检查的必要性和注意事项。在配合医生的抢救过程中要镇静自如、熟练操作,避免一切不良刺激,多安慰和鼓励患者,主动向患者及家属说明疾病的性质、程度、治疗和预后等有关情况,向患者传达有关治疗的信息,以获得患者的信任,使之认为医院是安全可靠的,尽快消除其恐惧、压抑心理。

(2)鼓励患者　对于更年期患者,其心理反应往往不被人理解,应给予更多的心理指导,同时争取家属、朋友及同事的关怀和同情,争取社会的支持,避免使患者身心再受挫折。对某些特殊手术的患者在术前要耐心解释手术的过程和预后,并指导家属共同参与,使患者认识到女性的形象不仅是在性器官,还有个性、人品、修养等多方面,从而正确面对人生,获得广义的爱情、亲情和友情。

(3)关心体贴患者　护士要主动迎接和引导、和蔼地询问患者就诊的目的和症状,耐心地解释,组织有秩序的候诊,同时要保持环境安静,以提高诊治效率。对复诊患者尽量安排在原经治的医生诊治,使治疗具有连续性,对病情较重者给予优先照顾,及时治疗,使患者感到医务人员对患者的关心,态度认真负责,使之产生安全感和依赖感。必要时还在本诊室内设置常见病的宣传画廊或建立健康咨询处,以减轻患者候诊时的急躁的心理。

(4)保护患者的隐私　对某些艾滋病患者、性病患者、变性人、同性恋、人工授精等特殊疾病的患者,医护人员要以崇高的职业道德来规范自己的行为,不歧视,不讥讽嘲笑,为患者保守保密,取得患者的信任和合作。

(5)健康指导　女性患者由于个性不同、年龄阶段的生理特征不同、婚姻状态不同、疾病特点不同,伴随的心理表现也不相同。针对不同的疾病、年龄、个性特征和社会因素,给予患者健康教育和心理护理,指导患者正确就医和遵医嘱,提高患者的个人保健意识,减轻痛苦,预防疾病,提高生活质量。

二、儿科患者的心理护理

儿童患者的突出特点是年龄小,对疾病缺乏深刻认识,心理活动多随治疗情境而迅速变化。患儿注意力转移较快,情感表露又比较直率、外露和单纯,只要依据其心理活动特点进行护理,易于引导他们适应新的环境。

(一)儿科患者的心理反应

儿童在不同阶段的心理发育不一,因此在患病时的反应也不一样。突出的有以下几种:①新生儿期易产生惊骇、哭叫和痉挛。②婴儿期会有欲求、喜悦、愤怒、惊骇、烦闷等情绪反应,也会有分离性焦虑。③幼儿期患者入院后易产生恐惧与对立情绪,缺乏安全感,表现为反抗,有的感情压抑如打针不喊痛。④学龄前期儿童患者有依恋家庭情绪,情感较为复杂,个性也在形成。⑤学龄期儿童初入院时有惧怕心理,表现孤僻、胆怯、悲伤、焦虑等。

(二)儿科患者的心理护理

1. 具有童趣的医疗环境　儿童由于受年龄的影响,对疾病的认知少,对医院环境恐惧心理十分强烈,直接影响疾病的诊治和康复。儿科的住院环境应该体现童趣、亲情化、温馨化、人性化特点,适合儿童家居的习惯。走廊和病房应该装点成适合儿童特点的环境,减少患儿对医院的恐惧。儿童的特性和年龄因素导致患儿不能在一个地方固定很长时间,治疗结束后儿童游乐区、儿童活动室等可以给患儿一个充满童趣的场所,宣泄他们的烦恼和焦虑。

2. 良好的医患关系　给患儿创造良好的第一印象。首先,医护人员的服装要干净整齐,无破损及血迹,因为肮脏破旧,带血迹的衣服会给患儿带来恶性刺激,产生不良的第一印象。医护人员说话要和蔼可亲、耐心细心,像妈妈一样关心、爱护、疼爱他们。使他们对护士有亲近感,形成良好的心理环境。操作时医护人员动作要轻柔,尽量减少患儿疼痛感,否则会使患儿产生恐惧心理,所以,第一印象关系到今后心理护理的效果,决不可轻视。

3. 有针对地实施患儿的心理护理

（1）婴儿的心理护理　应做到有固定护士，对患儿进行连续的全面护理，满足婴儿的皮肤饥饿感，如轻拍、抚摸及搂抱，以使其大脑的兴奋和抑制变得自然协调，产生如在母亲怀抱中的安全感。

（2）幼儿的心理护理　需要精神上的支持与安慰，护理人员要善于从细微的变化中发现问题，患儿的面部表情、行动态度等都将提供重要线索，固定的护士可减少患儿焦虑、不安心理，在病情允许时增加玩具，不过分限制其活动，使患儿有机会表现其自主性都是很好的方法。对尿床的患儿，不要恐吓、训斥，要耐心寻找原因加以纠正。

（3）学龄前期的心理护理　应多注意关心、鼓励，对他们的过错要心平气和的耐心说服，维护其自尊心。给患儿打针时，利用其注意力易被转移及喜欢表扬等特点，尽量减轻他们的疼痛感。制造条件使患儿参加游戏、绘画、看电视、听故事等活动，鼓励患儿参加适当的个人卫生护理工作，树立自信心。另外，护理人员应当重视自己的言行对患儿道德品质的影响，要有治病育人的责任感。

（4）学龄期的心理护理　要注意建立必要的规章制度，保证患儿的安全。体检及操作时要照顾他们的自尊心。对行动困难的患儿应设法转移其情感，使其保持轻松愉快的心情，由于他们对疾病的敏感，因而特别需要心理支持，应鼓励同学家长探视，帮助患儿保持独立性的同时也要防止产生孤独感，组织一些活动，把患儿的思想情感引导到正确方向上来。

三、手术患者的心理护理

（一）手术患者的心理反应

1. 手术前心理反应　无论进行何种手术，也不论手术复杂程度如何，对患者都是较强的紧张刺激。不少患者在手术前一天会表现出明显的紧张和焦虑。这种紧张刺激，会通过交感神经系统的作用，使肾上腺素和去甲肾上腺素的分泌增加，引起血压升高、心跳加快。大量临床观察和研究均证明，患者术前的这种紧张和焦虑，会直接影响术后效果，如失血量大、愈合慢等。

2. 手术后心理反应　患者经过手术，尤其承受大手术的人，一旦从麻醉中醒来，非常渴望知道自己疾病的真实情况和手术效果。由于躯体组织受到程度不同的损伤和伤口疼痛的折磨，多产生焦躁不安的心情。

（二）手术患者的心理护理

1. 手术前患者的心理护理

（1）进行术前心理咨询减轻术前焦虑程度　咨询应由有权威的医生和护士进行，耐心听取患者的意见和要求，向家属详细交代病情，阐明手术的重要性和必要性，尤其要对手术的安全做肯定的保证。权威性的咨询对患者获得安全感极为重要，还要依据不同的患者，用其恰当的语言交代术中必须承受的痛苦。如准备在局麻下做腹部手术，就应告诉患者术中牵拉脏器时会感到不适和牵拉痛，届时应有思想准备，并行深呼吸，努力放松，可以减轻疼痛等。对术后如需用鼻饲管、引流管、导尿管及需在身上附加仪器者，术前也应向患者说明，患者术后易接受。对于需做气管插管或术后放置鼻饲管的患者，将会影响发声，应事先告诉他们到时如何表示自己的需求。对于危险性大、手术复杂、心理负担重的患者，还要介绍有关专家是怎样反复研究其病情并确定最佳手术方案的，并突出强调他本人在手术中的有利条件等，使患者深感医护人员对其病情十分了解，对手术是极为负责的。另外做过同类手术患者的信息，对术前患者的情绪影响较大，护士可有针对性地组织交流。病房护士还应介绍手术医生和护士情况，在患者面前树立手术医生的威信，以增加患者的安全感。在术前让患者看一下术后观察室，介绍一下术后护理措施也是有益的。

（2）保持良好的手术环境　由于患者对手术的环境和气氛极为敏感，印象深刻。所以，手术室要整齐清洁，床单无血迹、手术器械要掩蔽。由于患者进入手术室就失去了对自己的主宰，把自己的生命交由医生和护士掌控。所以，医生和护士应端庄大方、态度和蔼、言语亲切、使患者有安全感。术中医生和护士要关注意识清楚患者的情绪变化，如心理过度紧张时应及时安慰。器械护士必须手疾眼快地配合手术，医生之间要全神贯注、紧密合作，以减轻患者的痛苦。手术室内不应闲谈嬉笑，也不要窃窃私语，相互之间谈话的声音应当轻柔和谐。应尽量减少、减轻手术器械的碰击声，避免给患者的一切不良刺激。在术中一旦发现病情变化或发生意外，医护人员要沉着冷静，不可张皇失措，以免给患者造成恐怖和紧张。

2. 患者术后的心理护理

（1）及时告知手术效果　当患者回到术后室或是从麻醉中刚刚醒过来，医生护士应以亲切和蔼的语言进行安慰鼓励。告诉他手术进行得很顺利，目的已达到，很快就能恢复健康。胸腹部手术后要耐心指导患者自行咳嗽排痰，告之伤口不会裂开。同时医生和护士应当传达有利的信息，给予鼓励和支持，以免患者术后过度痛苦和焦虑。

（2）帮助患者缓解疼痛　患者术后的疼痛不仅与手术部位、切口方式和镇静剂应用得恰当与否有关，而且与个体的疼痛阈值、耐受能力和对疼痛的经验有关。患者如果注意力过度集中、情绪过度紧张，就会加剧疼痛。意志力薄弱、烦躁和疲倦等也会加剧疼痛。从环境方面来说，噪声、强光和暖色也都会加剧疼痛。因此，医生护士都应体察和理解患者的心情，从每个具体环节来减轻患者的疼痛。如可以给予患者积极的暗示，另外，让患者听音乐转移其注意。

（3）帮助患者克服抑郁反应　术后患者平静下来之后，大都出现抑郁反应。主要表现是不愿说话、不愿活动、易激惹、食欲不振及睡眠不佳等。患者的这种心理状态如不及时地排解，必将影响患者及时下床活动，而不尽早下床活动会影响患者心、肺及消化等功能，容易产生营养不良、静脉血栓或继发感染等。所以要努力帮助患者解决抑郁情绪。要准确地分析患者的性格、气质和心理特点，注意他们不多的言语含义，主动关心和体贴他们。某些生活不便处要细致照顾，如喂饭、协助写信等。总之，使他们意识到既然已顺利度过手术关，就要争取早日恢复健康。

（4）鼓励患者积极对待人生　外科患者手术后大都要经过相当长一段时间的恢复过程。如果手术预后良好，即使再痛苦也有补偿的希望。若术后效果不好或预后不良（如恶性肿瘤已转移），则还将挣扎在死亡线上。患者在极度痛苦时，经不起任何外来的精神刺激，所以对预后不良的患者，不宜直接把真实情况告诉他们。有一部分患者手术后带来部分机体生理功能的破坏（如胃切除）或残缺（如截肢），造成躯体缺陷的患者必然产生缺陷心理。尤其人生中的突然致残，会给患者心理上带来巨大的创伤，所以对可能致残的患者，护士术前要交代清楚，并给予同情、支持和鼓励，让他们勇

笔记栏

敢地承认现实、接纳现实。

四、急性病患者的心理护理

1. 急性病患者的心理反应　急性患者，是指那些发病急或因病情发展迅猛而需要紧急抢救的患者。急性患者由于面临生命威胁，心理正处于高度应激状态。患者焦虑恐惧、紧张不安，渴望得到最佳和最及时的抢救，以便转危为安。急性患者的心理活动是复杂的，多种多样的。瞬间袭来的天灾人祸或恶性事故等超常的紧张刺激，可以摧毁一个人的自我应对机制，出现心理异常。一向自以为健康的人突然患了心肌梗死或脑卒中等，也会因过分恐惧而失去心理平衡。另外慢性疾病突然恶化的患者，易于产生濒死感，恐怖、悲哀、失助、绝望等消极情绪往往可以加速患者的死亡。

2. 急性病患者的心理护理　由于急性患者的主导心理活动是恐惧，因此，心理护理的中心任务是增强患者的安全感。护理人员在接待患者时要态度和蔼、热情认真、动作迅速、技术熟练，使患者一入院就感到疾病有了好转的希望；医护人员要用娴熟的医疗操作技术和严谨的工作作风，赢得时间使患者转危为安，使患者感到可信、可敬，从而获得安全感；为了帮助患者缓解心理冲突，减轻精神痛苦，医护人员还应针对患者的具体情况做好心理疏导工作。对急性患者，无论预后如何，原则上都应给予肯定性的保证、支持和鼓励，尽量避免消极暗示，尤其是来自家属、病友方面的消极暗示，使患者能够身心放松，感到安全。

五、慢性病患者的心理护理

慢性病患者因为需要承受长期的疾病折磨，经历漫长的病程所以往往产生极为复杂的心理活动。

1. 慢性病患者的心理反应

(1)初期心理变化　即不肯承认自己真的患了疾病，迟迟不愿进入患者角色；一旦确诊，又易产生急躁情绪。对自己的疾病格外敏感、格外关心，向医护人员寻根刨底，向病友“取经”，或翻阅大量有关书籍，企图主动地把握病情。但是，目前许多慢性疾病还没有令人满意的特效治疗方法，所以迫使广大慢性疾病患者只好无可奈何地去适应漫长的疾病过程。

(2)患病期间心境的变化　在患者患病期间心境变化不定，有时高兴、有时悲伤、有时满意、有时失望；紧张、焦虑、忧愁、愤懑、急躁 、烦闷等消极情绪也经常出现。有些患者，由于长期的疾病折磨，人格特征也往往发生变化，可能出现情感脆弱、谨小慎微、被动依赖、敏感多疑，自我中心等表现。他们过分关注机体感受，过分计较病情变化，一旦受到消极暗示，就迅速出现抑郁心境，有时还可产生悲观厌世之感。

2. 慢性病患者的心理护理　对慢性患者的心理护理，必须紧紧围绕慢性疾病病程长、见效慢、易反复等特点，调节情绪、变换心境、安慰鼓励，使之不断振奋精神，顽强地与疾病作斗争。心理护理应当与生理护理结合进行，做到身心积极效应互相促进。例如，慢性患者多出现疼痛、发热、呕吐、呼吸困难、心悸等症状，易引起不良情绪，医护人员应当亲切安慰，并及时妥善处理，患者自然就会情绪好转。另外，幽雅的环境、舒适的治疗条件，也具有心理护理的意义。慢性患者大都空闲时间多，就根据他们的不同情况，组织必要的活动，如欣赏音乐、绘画、看电视、听广播等，活跃病房生活。对于因病情反复和病程长而失去治疗信心的患者，更要多安慰、多鼓励；对垂危患者更要态度和蔼、语言亲切、动作轻柔，加强基础护理，使之躯体感觉舒服，心理上也减轻对病危的恐惧。

六、危重患者的心理护理

1. 危重患者的心理反应

(1) 焦虑　患者入院早期(12 d)存有不同程度的焦虑，其原因来自疾病本身、家庭、社会及经济的影响。例如：因持续剧痛所发生的濒死感；因不理解检查、治疗和安全系数的意义而产生恐惧感。

(2) 否认　这种心理防御反应多发生在患者经抢救后病情好转、急性症状初步控制期间。表现为否认有病或只承认轻病，无须要监护治疗。

(3) 抑郁　有 30% 患者在入院中期(第 5 天之后)出现抑郁心理反应。多因疾病重症表现再次反复，无家人和同事探望或医护人员在操作中不注意遮挡患者而使患者难堪等造成。患者表现闷闷不乐，不愿讲话，回避探视、治疗和护理活动。

(4) 消极绝望　这是一种自我损害的表现。患者表现为对治疗、护理不抱希望，常见于身患绝症的患者。

(5) 依赖心理　患者由于熟悉和习惯了病房的环境，而且生命安全有较大的保障，因此不愿意离开病房，出现行为幼稚、退化，希望得到医护人员的全面照顾。

2. 危重患者的心理护理

(1) 给患者以同情心　护士应理解、同情患者，细致地观察患者的心理反应，针对性地采取心理护理措施，通过开导、解释、安慰等方法，消除患者的心理障碍，如患者情绪上有积极反应，说明心理护理见效。

(2) 给患者以安全感　护士应通过熟练的操作、有秩序的安排、和谐的病房气氛，给患者以安全感。使患者避免不良刺激，不断获得积极的信息，确信自己处于安全的环境之中。

(3) 取得家属支持　患者住院期间，患者家属的情绪对患者影响很大，护士应注意把患者和家属看作一个整体，对于监护和抢救工作的成功具有积极的催化作用。

七、恶性肿瘤患者的心理护理

恶性肿瘤对人类健康威胁极大，但其发病原因并没有完全阐明，随着对肿瘤研究的深入，人们逐渐认识到恶性肿瘤患者存在心身相关的机制，即心理社会因素与恶性肿瘤发生发展有关，同时恶性肿瘤患者又存在大量的临床心理问题。

1. 恶性肿瘤患者的心理特征表现

(1) 确诊前心理反应　确诊前疑为癌症时，患者可能会因潜在的"恐癌"意识而回避现实，就诊时避重就轻，不积极检查，将病情合理化，这些均对早期诊断不利。同时患者对诊断结果表现出期待性焦虑，伴有坐卧不安、失眠、食欲下降等。

(2) 确诊后心理反应　一旦确诊后，患者受到极大的心理冲击，出现恐惧，绝望、万念俱灰，甚至出现情绪休克。当确认癌症不可更改的事实后，表现为焦虑和愤怒、情

笔记栏

绪低落、暴躁，常向亲友或医务人员发怒，同时还表现出不同程度的抑郁，觉得活着没意思，有些患者表面异常平静，内心却波动剧烈，甚至有自杀倾向。上述心理反应常是导致病情迅速恶化、治疗不佳的因素。

2. 恶性肿瘤患者的心理护理

(1)告诉癌症患者真实信息　一旦患者的癌症诊断明确无误，医师和患者家属立即面临是否将诊断告诉患者及如何告诉患者的困扰。尽管目前国内与国外许多医师在此问题上做法不同，但大多数学者，包括世界卫生组织主张在恰当的时机给癌症患者提供诊断和治疗计划的真实信息。这样，既有利于患者了解自己，也有利于使患者配合治疗，对治疗中的各种不良反应、并发症及预后有心理准备，主动参与各种治疗。当然，告诉患者诊断情况时，应根据患者的人格特征、应对方式、病情及对癌症的认识，审慎灵活地选择时机和方式。同时，应让患者有充分的心理准备，并纠正患者对癌症的错误认识。

(2)患者不良情绪的处理　大多数癌症患者有情绪问题，而身心的交互影响会导致进一步恶性循环。阻断这种恶性循环的关键在于解决患者的情绪问题。对于否认怀疑期患者，应允许患者在一段时间内采取否认、合理化等防御机制，让患者有一段过渡时间，接受严酷的事实。但是，时间长而强调的"否认"则可能会延误治疗，应加以引导。当患者相信自己患病后，抑郁情绪较多，护士应鼓励患者发泄自己的情绪，表达情感，吐出内心不快，减轻心理反应，预防发生意外。

(3)增强患者战胜病患的信念　在患者住院治疗期间护理的主要目的就在于唤起患者的希望和求生的信念。护理过程中医护人员要用语言去温暖他们的心，抚慰他们的心理创伤，取得患者的信赖。当患者萌发希望之后，要进一步鼓励患者承担力所能及的生活事项，鼓励他们敢于驾驭生活。同时密切观察患者心理反应，给予支持和指导。例如向患者介绍同病区患者的抗癌事迹，向患者介绍抗癌俱乐部，鼓励其参加认识新朋友，从多方面支持患者建立起战胜病魔的勇气和信心。

八、临终患者的心理护理

大部分患者疾病经过诊治可以治愈，但不论医学发展到什么程度，总有一小部分患者因医治无效而面临死亡。不管死亡是突然发生或久病造成的，一般说护理垂危患者和安慰这阶段患者的家属，是护理工作的难点。临终患者的心理状态极其复杂，E. Kubler-Ross 将大多数面临死亡的患者心理活动变化分为五个阶段。

1. 否认期　不承认自己病情的严重，对可能发生的严重后果缺乏思想准备。总希望有治疗的奇迹出现以挽救死亡。有的患者不但否认自己病情恶化的事实，而且还谈论病愈后的设想和打算。也有的患者怕别人悲痛，故意保持欢快和不在乎的神态，以掩饰内心的极度痛苦。对于这样的患者，护士应当劝说家属不可当着患者面表现出难过，即使这样彼此心照不宣，也可使患者得到心理上的满足。

2. 愤怒期　度过了否认期，患者知道生命岌岌可危了，气愤命运不公，表现得悲愤、烦躁、拒绝治疗，甚至敌视周围的人，或是拿家属和医务人员出气，借以发泄自己对疾病的反抗情绪，这是患者失助自怜心理的表露。护士要谅解宽容患者，真诚相待，说服家属不要计较和难过，并与医护合作，帮助患者度过愤怒期。

3. 妥协期　患者由愤怒期转入妥协期，心理状态显得平静、安详、友善、沉默不语。

这时能顺从地接受治疗,要求生理上有舒适、周到的护理,希望能延缓死亡的时间。护士就尽量地安慰患者,为之解除疼痛,缓解症状,使患者身心舒适。

4. 抑郁期　患者已知道自己面临垂危,表现得极度伤感,并急于安排后事,留下自己的遗言。大多数患者在这个时候不愿多说话,但又不愿孤独,希望多见些亲戚朋友,愿得到更多人的同情和关心。护士要同情患者,尽量满足患者的需求,允许亲人陪护和亲友探望,让患者同亲人在一起度过不可多得的时刻。嘱咐亲人要控制情感,不要再增加患者的悲痛。

5. 接受期　这是垂危患者的最后阶段。患者心里十分平静,对死亡已充分准备。也有在临终前因疼痛难忍而希望速死。有些人病情虽很严重,意识却十分清醒,表现得留恋人生,不愿死去。

第三节　心理危机干预

随着心理卫生事业的发展,在其领域中有出现一个特殊的心理技术领域——心理危机干预。在我国,心理危机干预事业起步较晚,但近几年来,我国心理危机干预事业得到重视,迅速发展,它对干预社会恶性事件、不良事件起到了积极作用。汶川大地震后,心理危机干预工作的开展在救灾中起到了不可替代的作用。

一、心理危机概述

1. 概述　心理危机是指由于突然遭受严重灾难、重大生活事件或精神压力,使生活状况发生明显的变化,尤其是出现了用现有的生活条件和经验难以克服的困难时个体出现的一种心理失衡状态。

2. 引起危机的常见原因

(1)严重自然灾害和重大意外事故　如火灾、洪水、地震、车祸等。

(2)疾病因素　急性残废、急性严重疾病或者是长期受慢性疾病困扰。

(3)社会因素　失去爱物;破产或重大财产或住房损失;地位、身份的丧失;重要考试失败;晋升失败。

(4)人际关系　恋爱关系破裂;突然失去亲人(如父母、配偶或子女)或朋友,如亲人或朋友突然死亡或关系破裂。

(5)适应问题　多指上学、离退休、移民等事件造成的对新的环境或状态的适应性心理应激。

(6)矛盾冲突　面临各种急需做出决断的矛盾及长期心理冲突等状况。例如弃学经商、商海沉浮、现实的趋俗与良心道德价值观的激烈冲突等,均可导致心理危机。

3. 心理危机的类型　根据布拉默(Bramrner)的理论,可以将心理危机划分为以下三种类型。

(1)发展性危机　是指在正常成长和发展过程中,急剧变化或转变所导致的异常反应。例如,新生入学不适应、大学毕业没有找到合适的工作、退休等都可能导致发展性危机。

(2)境遇性危机　是指当出现罕见或超常事件,个人无法预测和控制时出现的危

笔记栏

机。如自然灾害、交通意外、被绑架、失业、突然的疾病和死亡等,都可以导致境遇性危机。区分境遇性危机和其他危机的关键在于它是随机的、突然的、震撼性的、强烈的和灾难性的。

(3)存在性危机　是指伴随着重要的人生问题,如关于人生目的、责任、独立性、自由和承诺等出现的内部冲突和焦虑所导致的危机。

4. 心理危机的反应阶段　每个人对严重事件都会有所反应,但不同的人对同一性质事件的反应强度及持续时间不同。一般可分为四个阶段。

(1)冲击期(休克期)　发生在危机事件发生后不久或当时,个体主要感到震惊、恐慌、不知所措,甚至出现意识模糊。

(2)防御期(防御退缩期)　由于灾害事件和情景超过了自己的应对能力,表现为想恢复心理上的平衡,控制焦虑和情绪紊乱,恢复受到损害的认识功能,但不知如何去做,会使用否认、退缩和回避等手段进行合理的或不适当的投射。

(3)解决期(适应期)　此时能够积极采取各种方法接受现实,并寻求各种资源努力设法解决问题,焦虑减轻,自信心增加,社会功能恢复。

(4)危机后期(成长期)　多数人经历了灾害危机后,在心理和行为上变得较为成熟,获得一定积极应对技巧;但也有少数人因消极应对出现冲动行为,或焦虑、抑郁、分离障碍、进食障碍、酒依赖或药物依赖,甚至自伤、自杀等,这种情况需要求助专业人员,接受心理干预。

5. 心理危机的特征　①通常为自限性,多于 1 ~ 6 周内消失。②在危机期,个人会发出需要帮助的信号,并更愿意接受外部的帮助或干预。③预后取决于个人的素质、适应能力和主动作用,以及他人的帮助或干预。

6. 心理危机引发的后果　心理危机是一种正常的生活经历,并非疾病或病理过程。每个人在人生的不同阶段都会经历危机。由于处理危机的方法不同,后果也不同。一般有四种结局:第一种是顺利度过危机,并学会了处理危机的方法策略,提高了心理健康水平;第二种是度过了危机但留下心理创伤,影响今后的社会适应;第三种是经不住强烈的刺激而自伤自毁;第四种是未能度过危机而出现严重心理障碍。对于大部分的人来说,危机反应无论在程度上或者是时间方面,都不会带来生活上永久或者是极端的影响。他们需要的只是有时间去恢复对现状和生活的信心,加上亲友间的体谅和支持,能逐步恢复。但是,如果心理危机过强,持续时间过长,会降低人体的免疫力,出现非常时期的非理性行为。对个人而言,轻则危害个人健康,增加患病的可能,重则出现攻击性和精神损害;对社会而言,会引发更大范围的社会秩序混乱,冲击和妨碍正常的社会生活。其结果不仅增加了有效防御和控制灾害的困难,还在无形之中给自己和别人制造新的恐慌源。

二、心理危机干预

心理学领域中,危机干预指对处在心理危机状态下的个人采取明确有效措施,使之最终战胜危机,重新适应生活。心理危机干预的主要目的:一是避免自伤或伤及他人,二是恢复心理平衡与动力。在危机发生或即将发生时,有效的危机干预就是帮助人们获得生理心理上的安全感,缓解乃至稳定由危机引发的强烈的恐惧、震惊或悲伤的情绪,恢复心理的平衡状态,对自己近期的生活有所调整,并学习到应对危机有效的

笔记栏

策略与健康的行为，增进心理健康。

1. 心理危机干预的时间和对象　危机干预的时间一般在危机发生后的数个小时、数天，或是数星期。危机干预工作者一般必须是经过专门训练的心理学家、社会工作者、精神科医生等。

2. 心理危机干预的基本模式　目前国外常用的危机干预模式有三种类型：平衡模式、认知模式、心理-社会转变模式。这三种模式的观点为许多不同的危机干预策略和方法提供了理论基础。

（1）平衡模式　平衡模式强调危机干预的目的在于帮助人们重新达到危机前的平衡状态。平衡指个人情绪是稳定的、受到控制的，心理活动是灵活的。不平衡则是指一种不稳定的、失去控制和心理活动受限制的情绪状态。平衡模式适合于危机的早期干预。

（2）认知模式　认知模式则强调，危机源于对事件和围绕事件的境遇的错误思维，而不是事件本身。因此危机干预的要点是强化思维中的理性成分和自强成分。认知模式适合于危机趋于稳定后的求助者。

（3）心理-社会转变模式　作为人和遗传和环境学习相互作用的产物，心理危机是由心理、社会和环境因素引起，需要引导个体从心理、社会、环境三个范畴系统性的寻找应对策略。

3. 心理危机干预的主要目的　①防止过激行为，如自杀、自伤、或攻击行为等。②促进交流与沟通，鼓励当事者充分表达自己的思想和情感，鼓励其自信心和正确的自我评价，提供适当建议，促使问题解决。③提供适当医疗帮助，处理昏厥、情感休克或激惹状态。

4. 心理干预的方法步骤　危机干预的基本过程类似于一个问题解决的过程，包含6个步骤，而对求助者及危机状态的评估贯穿于整个危机干预的过程之中。

（1）确定问题　从求助者的角度，确定和理解求助者本人所认识的问题。为此必须以关心、真诚、尊重的态度去倾听、观察、理解并做出恰当的反应。

（2）保证求助者的安全　干预的策略必须时时顾及求助者和有关人员，包括干预者本人的安全。

（3）给予支持　采用关怀、同情、树立信心的策略，通过与求助者之间的沟通与交流，使对方相信“这里有一个人正在关心你”。

（4）提出并验证可变通的应对方式　处于危机状态中的人由于思维不灵活，常常感到“无路可走”，故干预者应提开放性的问题，启发求助者找出多种选择并与其讨论这些选择，考虑：有哪些环境支持可以利用，自己可以采用哪些战胜危机的策略或行动，可以采用哪些建设性的思维方式，以改变自己对问题的看法并减轻个人焦虑水平。

（5）制订计划　与求助者合作，确定确实可行的行动步骤。在制订计划的过程中注意替请求助者发现自己被忽视的能力，恢复其行动的自主性、自制力，减少对干预者的依赖性。

（6）得到承诺　通过要求求助者口头小结行动步骤，得到实施计划的承诺和保证，培养其积极应对的行动意向。

以上6个步骤中，前3个步骤侧重于倾听，后3个步骤侧重于干预和行动。而评估贯穿于整个干预过程之中。评估的内容包括：评估危机的严重程度；评估求助者目

笔记栏

前的情绪状态；评估可变通、可选择的应对方式、社会支持及其他环境资源；评估对求助者本人及他人伤害的危险性。评估可采用专门的方法和工具。

心理干预的基本方法：①冷静、耐心地倾听并主动给予热情关注，让当事人倾听自己的内心感受，给予心理上的支持。②提供疏泄机会，鼓励当事人将自己的内心情感表达出来，认可其表露的情感，建立同感；不要硬性说服他们改变自己的感受；当事人说想自杀时，要认真对待。③解释和指导，心理危机使当事者情绪焦虑水平上升并影响日常活动时，要解释危机的发展过程，使当事者理解当时的境遇、树立战胜危机的自信心，使其相信通过疏导和帮助能够缓解所面临的困境。④提高信心，给予当事者恢复健康的希望，对其一些积极的转变给予肯定和支持，保持乐观的态度和心境。⑤鼓励自助，培养兴趣、积极鼓励当事人与家人、亲友、同事保持接触和联系，减少孤独和隔离。

5. 亲人死亡的悲伤反应（居丧反应）　与死者关系越密切的人，产生的悲伤反应也就越严重。亲人如果是猝死或是意外死亡，如突然死于交通事故或自然灾害，引起的悲伤反应最重。

（1）急性反应　在听噩耗后陷于极度痛苦。严重者情感麻木或昏厥，也可出现呼吸困难或窒息感，或痛不欲生、呼天抢地地哭叫，或者处于极度的激越状态。干预原则为将昏厥者立即置于平卧位，如血压持续偏低，应静脉补液。处于情感麻木或严重激越不安者，应给予镇静剂使其进入睡眠。当居丧者醒后，应表示同情，营造支持性气氛，让居丧者采取符合逻辑的步骤，逐步减轻悲伤。

（2）悲伤反应　在居丧期出现焦虑、抑郁，或自己认为对待死者生前关心不够而感到自责或有罪，脑子里常浮现死者的形象或出现幻觉，难以坚持日常活动，甚至不能料理日常生活，常伴有疲乏、失眠、食欲降低和其他胃肠道症状。严重抑郁者可产生自杀企图或行为。干预原则为让居丧者充分表达自己的情感，给予支持性心理治疗。改善睡眠，减轻焦虑和抑郁情绪。对自杀企图者应有专人监护。

（3）病理性居丧反应　如悲伤或抑郁情绪持续6个月以上，明显的激越或迟滞性抑郁，自杀企图持续存在，存在幻觉、妄想、情感淡漠、惊恐发作，或活动过多而无悲伤情感，行为草率或不负责任等。干预原则为适当的心理治疗和抗精神病药、抗抑郁药、抗焦虑药等治疗。

思考与练习

1. 案例分析

某男性患者，33岁，因车祸入院，需行右上肢截肢术。患者有一女儿在上小学，妻子患“尿毒症”在家待岗。当患者意识到自己需要截肢后情绪激愤，拒接见任何人，也拒绝治疗、进食，整夜不眠，有轻生举动。

请分析患者的心理，并设计一段护士与患者的对话，使患者通过交谈，能表达自己的负性情绪。护士又是如何给患者做心理护理的？

2. 慢性病、急性病患者的心理反应及护理有哪些？

（王芳杰　崔晓华）

第八章 心身疾病

随着社会经济的发展，工业化和生态破坏引起的环境污染加重，环境危害带来的健康问题日益突出，就业竞争加大工作生活的压力，不良生活方式如吸烟、过量饮酒、饮食结构变化等对人体健康影响越来越明显。人们的健康越来越受到心理因素、社会因素的影响，心身疾病对人类健康构成严重威胁，是造成死亡率升高的主要原因，日益受到医学界的重视。

第一节 心身疾病概述

一、心身疾病的概念及特点

1. 心身疾病的概念　心理社会因素引起机体躯体功能改变，根据其强度和作用持续时间分为如下几类。①心身反应：在心理刺激作用或威胁情境消失后躯体功能就随之恢复。②心身障碍：心理刺激过强或作用较久，使反应持续存在，但仍属功能性改变。③心身疾病：心理刺激过强或作用较久引起的，使反应持续存在，并伴有器官、组织器质性病变。

随着人们对心身疾病研究的深入，心身疾病的概念也在不断更改。我国医学心理学家认为：心身疾病是指由心理社会因素引起的，持久的生理功能紊乱及其所导致的躯体器质性疾病。

2. 心身疾病的特点　①发病原因主要是心理社会因素。②大多具有明显的躯体症状与相应体征。③与特殊的性格特征有关。④通常涉及自主神经所支配的系统或器官。⑤女性发病率高于男性。⑥病变往往有缓解和复发倾向。

二、心身疾病的分类

心身疾病的分类方法有多种，一般习惯按临床各科和机体各系统进行分类，以便及时诊治。下面按机体各系统进行分类，常见的心身疾病有以下几种。

1. 循环系统　原发性高血压、冠状动脉粥样硬化性心脏病、神经性心绞痛、阵发性室上性心动过速、功能性期前收缩。

笔记栏

2. 呼吸系统　支气管哮喘、神经性呼吸困难、神经性咳嗽。

3. 消化系统　消化性溃疡、慢性胃炎、胃下垂、过敏性结肠炎、神经性呕吐、神经性厌食。

4. 神经系统　偏头痛、肌紧张性头痛、自主神经功能紊乱。

5. 内分泌系统　糖尿病、甲状腺功能亢进、肥胖症。

6. 泌尿系统　夜尿症、神经性尿频。

7. 皮肤　神经性皮炎、瘙痒症、过敏性皮炎、荨麻疹、湿疹、多汗症。

8. 口腔　复发性口腔溃疡、口臭、咀嚼肌痉挛、唾液分泌异常等。

9. 耳鼻喉　梅尼埃病、变应性鼻炎、耳鸣、晕车。

10. 生殖系统　月经期不正常、无月经症、痛经、更年期综合征、阳痿、早泄、不孕症。

11. 骨骼肌肉系统　类风湿关节炎、全身性肌肉痛、脊椎过敏症、书写痉挛、痉挛性斜颈、颈腕综合征、面部痉挛。

12. 恶性肿瘤　在有的心身疾病分类中，未将恶性肿瘤列入，但据许多临床体会，恶性肿瘤的发生与心理社会因素有密切关系。有人曾对245例癌症住院患者做过调查，66.9%的病例在病前有负性情绪，而对照组仅有15.5%。格瑞等对30例乳癌病例进行研究后指出，癌症的发生与刺激性生活事件有明显联系。艾勒希德在其名著《心身医学》中，将癌症列入心身疾病。

三、心身疾病的发病机制

心身疾病的发病机制比较复杂，是目前医学心理学领域亟待深入研究的中心课题之一。目前，有多种理论对此做出自己的解释。现主要介绍四种。

1. 心理动力理论　这一理论始终重视潜意识心理冲突在各种心身疾病发生中的作用。一些学者认为，潜意识心理冲突是通过自主神经系统功能活动的改变造成某些脆弱器官的病变而致病。如心理冲突在迷走神经功能亢进的基础上可造成哮喘、溃疡病等；在交感神经亢进基础上可造成原发性高血压、甲状腺功能亢进等。因而，他们认为只要查明致病的潜意识心理冲突即可弄清发病机制。该理论的不足是夸大了潜意识的作用。

2. 心理生理学理论　心理生理学研究表明，心理神经中介途径、心理神经内分泌途径和心理神经免疫学途径是心身疾病发病的重要机制。由于心理社会因素对不同的人可能产生不同的生理反应、不同的生理反应过程涉及不同的器官组织，因而不同的疾病可能存在不同的心理生理中介途径；同时，心理生理学研究也重视不同种类的心理社会因素，如紧张劳动和抑郁情绪，可能产生的不同心身反应，以及心理社会因素在不同遗传素质个体上的致病性的差异，如有证据证明，高胃蛋白酶原血症的个体在心理因素作用下更可能产生消化性溃疡，从而确认个体素质上的易感性在心身疾病发生中的重要作用。

3. 行为学习理论　行为学习理论认为某些社会环境刺激引发个体习得性心理和生理反应，表现为情绪紧张、呼吸加快、血压升高等，由于个体素质上的问题，或特殊环境因素的强化，或通过泛化作用，使得这些习得性心理和生理反应可被固定下来，而演变成为相应的症状和疾病。如紧张性头痛、过度换气综合征、高血压等心身疾病症状的形成，都可以此做出解释。行为学习理论对心身疾病发生原理的解释，虽然缺乏更多的微观研究证据，但对于指导心身疾病的治疗工作已显得越来越有意义。

4. 综合的心身疾病发病机制　目前对心身疾病的研究不再拘泥于某一学派，而是综合心理动力学、心理生理学和行为理论，互相补充。综合的心身疾病发病机制概括如下。

（1）心理社会刺激传入大脑　大脑皮质接受心理社会刺激物，并在此加工处理与储存使现实刺激转换成抽象观念。此过程的关键问题是认知评价、人格特征、观念、社会支持、应对资源等中介因素的作用。认知评价的作用特别受到关注，因心理社会刺激物不经认知评价而引起压力反应的情况极少见。

（2）大脑皮质联合区的信息加工　联合区将传入信息通过与边缘系统的联络，转化为带有情绪色彩的内脏活动，通过与运动前区的联络，构成随意行动传出。

（3）传出信息触发压力系统引起生理反应　包括促皮质素释放激素的释放、蓝斑-去甲肾上腺素/自主神经系统变化，进而影响垂体-肾上腺皮质轴及自主神经支配的组织，表现为神经-内分泌-免疫的整体变化。

（4）心身疾病的发生　薄弱环节由遗传和环境因素决定，机体适应压力需求的能量储存有限，过度使用就会导致耗竭，在强烈、持久的心理社会刺激物的作用下就会产生心身疾病。

四、心身疾病患者的特点

1. 患者具有一定的遗传素质、性格特点或心理缺陷　这类患者因为自身的特点，造成心理状态不稳定，容易受到外界刺激的影响。

2. 存在心理社会紧张刺激的因素　这一点对于心身疾病的诊断尤为重要。在心身疾病的发生发展过程中，一定要有心理社会因素的刺激，而且这种刺激要么在时间上比较长久，要么在强度上比较剧烈，或者两者兼备并长期起作用，患者心境长期不稳定，最终导致心身疾病。

3. 心理社会紧张刺激与疾病的发生有密切的时间关系　一般是先有不良刺激，然后才有心身疾病的发生。

4. 心身疾病的演变过程与心理社会刺激因素呈现正比例关系　也就是说，刺激因素越强烈，持续的时间越久，心身疾病就会越重。

5. 其他　心身疾病单纯进行生物医学的治疗措施而不从心理上进行调适，治疗效果较差。

五、心身疾病的诊断、治疗和预防原则

心身疾病的诊断和防治原则要综合考虑个体心理、生理与社会三个方面的问题。

1. 心身疾病的诊断原则

（1）心身疾病诊断要点　明确的躯体症状；寻找心理社会因素并明确其与躯体症状的时间关系；排除躯体疾病和神经症的诊断。

（2）心身疾病诊断步骤　①病史采集：详细询问病史，除与临床各科病史采集方法相同外，还要注意收集患者心理社会方面的有关资料，如刺激的来源、性质、程度及

笔记栏

患者对刺激的反应;了解患者的人格特征、文化程度、生活环境、家庭支持、人际关系及遗传史等,从中找出与心身疾病有关的各种心理社会因素。②体格检查:与临床各科体检相同,但要注意体检时患者的心理行为反应方式,有时可以从患者对待体检的特殊反应方式中找出其心理素质上的某些特点,例如是否过分敏感、拘谨等。③心理行为学检查:对于初步疑为心身疾病者,应结合病史材料,采用交谈、座谈、行为观察、心理测量及必要的心理生理学检查方法。所用心理测验着重于患者的情绪障碍,常用的测验包括 SDS 和 SAS。还可选用适当手段评估心理压力源、应对能力、社会支持等。评估结果有助于确定心理社会因素的性质、内容和在疾病发生、发展、恶化和好转中的作用。④综合分析:根据以上程序中收集的材料,结合心身疾病的基本理论,对是否是心身疾病、是何种心身疾病、由哪些心理社会因素在其中起主要作用和可能的作用机制等问题做出恰当的估计。

2. 心身疾病的治疗原则　在明确诊断的基础上,对心身疾病患者应积极采取心理的与躯体的相结合的综合性治疗原则(心、身同治原则),但在具体治疗时,又应有所侧重,以达到防恶化,促康复的目的。

从心理社会因素角度上对患者进行的治疗,主要围绕三个目标:①帮助患者从客观上消除致病的心理社会因素,即消除压力源;②提高患者的认识水平和应对能力;③矫正压力引起的生理反应,减轻其对身体的冲击。具体方法如下。

(1)环境治疗　指尽可能帮助患者适应生活和工作环境,减少或消除压力源,如协调患者及其家庭、邻里或工作单位关系解除矛盾。必要时,可考虑让患者短期住院或离开其所处的环境。许多研究发现,患者入院后,即使不用药,病情也会好转。其原因是:①环境的改变,让患者暂时摆脱了引起或加重心身疾病的压力源。②能规律地进食和睡眠,身体得到了休息。③安慰剂效应:由“将会从医疗中获益”的期望引起。

(2)心理治疗　其目的是改善患者的心理状态与适应方式,消除或缓解其症状和痛苦,促进其人格向健康的方向发展。自我调整技术、生物反馈技术等可帮助患者靠自我意识调整身体内部器官系统的功能活动,使过度紧张引起的异常生理活动逐渐恢复到正常水平。这些行为疗法特别适用于原发性高血压和紧张性头痛的患者。心身疾病的心理干预手段,应视不同层次、不同方法、不同目的而决定,支持疗法、环境控制、放松训练、生物反馈、认知治疗、行为矫正疗法和家庭疗法等心理治疗方法均可选用。

(3)药物治疗　对患者进行心理治疗的同时,针对患者负性情绪水平很高或已维持很长时间,认知能力很差,可配合应用一些改善情绪、精神的药物,如抗焦虑药(安定、利眠宁等)或抗抑郁药(多虑平等)来控制过度的心理生理反应。

3. 心身疾病的预防原则　心身疾病是多种心理、社会和生物因素综合作用的结果。其预防应从现代医学与心理学的观点出发,不但认识心理社会因素的重要性,同时还要特别注意心理社会因素与个体的遗传特征、生理反应性等方面的相互作用。

(1)心身疾病的个人预防　①培养健全的人格:一个人的人格是在一定的遗传素质的基础上,受特定的社会制度、文化传统、生产关系、政治背景及家庭、学校、社会教育的影响,并经过个人的生活实践而逐步形成的。因此,应当注意早年生活(尤其是 3~7 岁)和家庭对人格形成的影响。②锻炼应对能力:一是丰富自己的生活经历;二是掌握缓解心理压力的技巧(如自制能力、自我安慰能力和自我解脱能力等);三是掌握对压力源的正确认知与评价，提高社会容忍力。③建立良好的人际关系，储备社会支持力量。不良的人际关系可成为心身疾病发生、发展的一个因素，良好的人际关系则有助于减轻心身障碍，而社会支持可以帮助缓解生活事件所引起的心理冲击。

(2)心身疾病的社会预防　社会预防的实施是从根本上降低个体心身疾病发生的一项重要措施。应从不同年龄阶段的心理健康和不同群体的心理健康入手，即纵向社会预防与横向社会预防结合，以维护与促进人们的心身健康。

第二节　常见心身疾病

一、原发性高血压

高血压可分为原发性和继发性两大类。原发性高血压是一种以动脉血压增高为主要表现的心血管疾病，又称高血压病。是危害人类健康最严重的心身疾病之一，约占高血压的90%，世界各国现代化城市中成年人患病率在10%或更高，常引起严重的心、脑、肾等重要器官的并发症，是脑卒中、冠心病的重要危险因素。其发病率与地区、生活方式、饮食行为、文化背景、年龄与遗传等因素有关，在我国一般是城市高于农村，北方高于南方，脑力劳动者高于体力劳动者，年龄越大，发病率越高。高血压已是中老年人的一种常见病和多发病。

1. 原发性高血压的社会心理致病因素

(1)社会因素　研究表明，原发性高血压多见于压力与冲突明显的社会；在社会经济水平低下和犯罪率高的地区居住者，血压水平明显升高；而在社会结构稳定、传统观念比较巩固的社会与人群中，其血压水平较低；在传统解体、政治、经济体制等发生的明显变化的社会中，人群的高血压病发病率增加。另有调查表明，严重的社会事件如战争、社会动乱等可促使高血压病的发生，如苏联卫国战争中，彼得格勒被围期间，极度紧张的气氛导致高血压发病率由战前的4%急剧升至64%。

职业环境与性质也影响血压水平。不同的工作环境和工作性质产生不同程度的心理刺激或心理紧张，对高血压病的发生具有不同的影响。有研究表明：注意力高度集中、精神紧张而体力活动较少的职业，对视觉、听觉形成慢性刺激的环境，可能是导致血压升高的因素。如在高压力水平下工作的空中交通管理员，其高血压病的发病率较条件相仿的领航员高5.6倍。

(2)心理因素　研究证明，各种压力源作用于个体时所激发的不良情绪，如愤怒、恐惧、焦虑等与原发性高血压的发生与转归有关。如，1975年弗里德曼(Friedman M.)用升压敏感的大鼠做实验，他将大鼠分成5组，其中1组为实验组，其余4组为对照组。实验组的动物在按杠杆时得到食物，但同时受到电击，由此造成心理冲突，结果为对照组未表现出血压持续性升高，而实验组升压反应非常明显。

(3)A型行为　我国学者研究发现：原发性高血压与对照组之间A型行为与非A型行为者的差别显著；A型行为者平时与激动时的收缩压有明显差别，而B型行为者则无显著差异，反映A型行为者激动后交感神经的活动增加明显大于B型行为；原发性高血压组中脑力及体力劳动均以A型行为类型者为多见。

2. 原发性高血压的治疗　近年来，原发性高血压的治疗主张在药物治疗的同时，

笔记栏

积极配合认知疗法、自律训练、生物反馈疗法、打太极拳和练气功等心理治疗。同时要做到早期发现、早期诊断。

二、冠状动脉粥样硬化性心脏病

冠状动脉粥样硬化性心脏病，简称冠心病。是一种由于各种原因使冠状动脉发生粥样硬化并使心肌产生缺血的心脏病，其主要病理变化是冠状动脉在粥样硬化的基础上发生痉挛、狭窄、闭塞，使心肌发生急性或慢性、短暂或持久的缺血和缺氧而受损。临床表现类型有隐性冠心病、心绞痛、心肌硬化和猝死等。冠心病是当今世界严重威胁人类健康和生命的一种心身疾病，冠心病是多种因素作用的结果。年龄、性别、遗传、高血压、低密度脂蛋白型高脂蛋白血症、糖尿病、心理社会因素等均与冠心病的发生密切相关。

1. 冠心病的心理社会致病因素

(1)环境刺激与生活事件　研究表明，许多突发的生活事件，如工作变故、婚姻失败、亲人离散或死亡等引起的负性情绪可促使冠心病的发生。经历的事件越多，冠心病的发生、复发及死亡率越高。瑞典的一项研究表明，患者在心肌梗死发作前 6 个月里的 LCU 累积分大幅度升高，远远超过患者自己前 2 年的水平，可达 3 ~ 4 倍以上。有人还发现，成年以后更换过不同工作岗位的人患冠心病的概率高于多年从事同一工作的人。

(2)A 型行为　美国心脏病学家弗里德曼(Friedman M.)等对冠心病患者进行的调查发现，大部分冠心病患者表现出"A 型行为"，A 型行为者患冠心病的危险性约为 B 型的 2 倍，可见冠心病和 A 型行为之间存在着肯定的联系，同时发现对环境和其他人持敌意态度的 A 型行为者发生冠心病的危险性增加，而适应、享受、热爱生活的 A 型行为者患病危险性并没有增加。我国的研究表明，冠心病患者中 A 型行为占 75.73%。

(3)不良行为习惯　不良行为习惯，如吸烟、缺乏运动、过量饮食与肥胖等与冠心病的发生、发展呈正相关。这往往是在特定社会环境和心理环境条件下行为学习的结果，如一定的经济条件、饮食习惯、文化背景易造成肥胖，工作条件的改善、技术进步常造成运动缺乏等，不良行为习惯直接通过机体的病理生理作用促使冠心病的形成。可见，生活压力事件与不良行为习惯对冠心病是两种既相互联系，又相互独立的危险因素。

2. 冠心病的治疗　总结国内外的临床经验，冠心病的治疗多采取药物治疗与心理治疗相结合的综合方法，可提高的治愈率，巩固治疗效果。常用的心理治疗有以下几种。

(1)心理咨询　冠心病的心理治疗主要通过心理咨询，指导患者改变不良的 A 型行为类型与生活方式，学会自己调节与控制情绪，降低各种压力反应，减轻心理压力。

(2)生物反馈治疗　生物反馈治疗可通过松弛训练，降低患者骨骼肌的紧张水平，消除患者的过度紧张和焦虑情绪，降低交感神经的张力，引起外周血管和冠脉扩张，从而降低血压，改善心肌缺血。

(3)运动治疗　适度的运动，如书画、打太极拳、练气功、散步等可降低血黏度，减少血小板聚集性，增加高密度脂蛋白，并可减轻患者 A 型行为的程度。

三、消化性溃疡

消化性溃疡也是一种多病因的常见心身疾病，包括胃溃疡和十二指肠溃疡。本病病因和发病机制较为复杂，尚未完全阐明。有学者提出了消化性溃疡形成的三大危险因素：遗传易感倾向；慢性人际冲突；被动、焦虑、易生气、孤独、内向、过分抑郁和常存在心理冲突的人格特征。

1. 消化性溃疡的心理社会致病因素

(1)生活事件刺激　患者的心理压力与消化性溃疡的发生、发展、复发、恶化与迁延难愈均有十分密切的关系。如严重的生活事件与重大社会变革(失意、亲人丧亡、离异、自然灾害、社会动乱与战争等)可造成心理压力，促进消化性溃疡的发生。我国流行病学调查表明：心理压力为发病诱因者占全部患者的5.4% ~20.5%。这些因素通过大脑皮质作用于下丘脑，改变自主神经系统的活动。迷走神经异常兴奋时，促使胃酸持续增加，导致胃、十二指肠黏膜发生糜烂而出现溃疡；同时通过垂体-肾上腺皮质轴使肾上腺皮质激素分泌增加，促使胃酸、胃蛋白酶分泌，抑制胃黏液分泌，导致胃溃疡的形成。

(2)情绪因素　消化系统对情绪反应非常敏感，不良情绪与其他因素的共同作用，可促使溃疡的发生并影响治疗效果。试验发现，被试者在进行紧张的谈话或在焦虑、痛苦、愤怒、羞辱、罪恶感时均可因这些不良情绪而增强迷走神经的兴奋性，使胃液分泌量增加，酸度增高。

(3)行为生活方式与人格特征　行为生活方式及人格特征既可作为消化性溃疡的发病基础，又可改变疾病过程和转归。国外用艾森克人格问卷作严格配对研究表明，消化性溃疡的患者更多具有内向(E 分低)及神经质(N 分高)的特点。表现为孤独、好静、被动、顺从、遇事过分思虑、事无巨细苛求井井有条、情绪易波动、愤怒并常受压抑。国内学者肖水源、杨德森的研究也得出相同的结果。

2. 消化性溃疡的治疗　消化性溃疡治疗在使用抑酸剂和抗蛋白酶药物、自主神经阻断剂等药物治疗的同时，进行有效的心理治疗是至关重要的。心理治疗包括行为方式的调整和不良情绪的消除，同时改变不良的生活方式、坚持体育锻炼、饮食疗法及避免紧张刺激等综合性心理治疗法。

四、支气管哮喘

支气管哮喘是一种变态反应性疾病，其原因、发病机制尚未完全阐明。目前认为变态反应的过敏原、感染和心理社会因素为三大因素。这些因素导致自主神经功能失调，引起广泛而可逆的细支气管平滑肌痉挛、黏膜肿胀、分泌功能亢进，临床上表现为发作性呼吸困难，并伴有咳嗽和哮鸣音。本病反复发作，病程较长，很早就被公认为为呼吸系统中典型的心身疾病。

1. 支气管哮喘的心理社会致病因素

(1)情绪因素　许多精神因素，如焦虑、愤怒、恐惧、失望、压抑等负性情绪可诱发哮喘或使其持续发作，且这种发作还可通过条件反射的方式固定下来，再出现相似的情景时，就有可能因暗示作用诱发哮喘。有人将 8 名学龄患儿做试验，让他们观看感到厌恶的电影或逼迫做一些复杂而枯燥无味的数学题，结果被试均出现呼吸道阻力增加的情况。

（2）人格特征　该病患者往往有过度依赖性、敏感性、过于被动，一些人有神经质的人格特点。由于哮喘病程缠绵、反复发作，限制了体力活动，影响了工作学习，易孳生自卑和抑郁，或易冲动和过于敏感。这些因素进一步阻碍患者人际交往与社会适应，从而增加了社会心理压力。

2. 支气管哮喘的治疗　气管哮喘的治疗应根据不同病因、病情和病程采用不同的治疗方法。哮喘发作时应给予支气管扩张剂和抗组胺药物，而积极有效的心理治疗对心理因素在哮喘发作中起主要作用的患者是十分必要的。

治疗中应特别注意以下几个方面：提高对病理心理状态的认识并给予积极的处理；消除消极情绪，解除呼吸困难与焦虑情绪间的恶性循环；改变与支气管哮喘有关的不良行为方式和家庭教育模式；指导和鼓励应用最好的自我照顾，提高安全感。

采用的心理治疗方法有：心理支持疗法，即以一系列支持性语言，如鼓励、解释、保证、指导及促进环境改善等构成的心理治疗；行为治疗，采用放松训练法、系统脱敏法和生物反馈法等。行为治疗有三个明确目的：一是或多或少地改变肺功能；二是改变不利的情绪反应；三是改善与哮喘有关的行为和家庭模式。

五、恶性肿瘤

恶性肿瘤是一种严重威胁人类健康和生命的常见病与多发病。在我国城市，癌症已经位列人群死亡谱之首，超过了心脑血管疾病。多数癌症的病因复杂，既有生物学因素（如理化刺激、病毒、真菌感染），也有不良生活方式因素，如不良饮食习惯、缺乏运动、吸烟、酗酒、肥胖、性行为、压力等，都可能成为致癌因素。

1. 恶性肿瘤的心理社会致病因素

（1）生活事件和不良情绪　经济水平、职业、生活方式与行为习惯、情绪等社会因素心理因素造成的紧张刺激所引起的不良情绪反应，常是导致恶性肿瘤的重要因素。流行病学研究表明，生活及工作的变故事件引起的慢性心理压力和急性心理应激与恶性肿瘤的发病率增高有一定关系。如家庭不幸、工作与学习过度紧张、人际关系不协调等生活事件，在胃癌和乳腺癌的发生中起重要作用；而抑郁、失望、难于解脱的悲哀等情绪能促发恶性肿瘤，在各类生活事件中，以人际关系、意外事件和幼年时期的经历较为突出。

心理社会因素对恶性肿瘤的致病作用，目前认为主要是消极情绪抑制机体的免疫功能，削弱免疫监视作用，致使突变的细胞不能及时被消除而发展成为恶性肿瘤。

（2）人格特征　研究发现，人格特征与恶性肿瘤有一定的关系。C 型行为者患恶性肿瘤者较非 C 型行为者高 3 倍以上。

2. 恶性肿瘤的心理治疗　目前，恶性肿瘤的治疗还无特效治疗方法，但应特别重视心理治疗。通过心理治疗可帮助阻止肿瘤细胞的生长和促进机体免疫功能的恢复，促使肿瘤细胞的逆转。

（1）增强自我抗病意志　对恶性肿瘤患者要强化其生存意识，加强信心与期望、消除紧张压力，以保持积极的情绪状态，促进患者康复。

（2）心理支持　给予患者心理上的支持，对其治疗与康复起到较为积极的作用。

笔记栏

医务工作者及家属应注意做到：主动热情与患者进行交流，克服其自卑心理，减轻其心理压力，让患者乐观、豁达起来，树立生活的信念。

（3）自我放松训练　自我放松训练是通过一定手段的自行活动，使患者消除对恶性肿瘤的心理紧张，消除负性情绪影响，调动机体抵抗力，以促进患者康复。其方法有冥想法、气功、催眠法、生物反馈治疗等。

思考与练习

患者，男，52岁，患冠心病2年，高血压病史10年。

患者15年前从农村到城市打工，开始为一建筑工地小工，逐渐发展至包工头，现在为房地产开发商。自述从进到城市创业开始，心理压力非常大，每天面临繁重的体力劳动，同时承担着巨大的精神压力，随着自己事业的发展，需要打理的事情也越来越多，每天的应酬需要吸烟、喝酒，不能保证正常的休息时间，体力严重超支，10年前到医院体检血压为180/120 mmHg（1 mmHg=0.133 kPa），医生诊断为“高血压”，虽然用降压药控制血压，但经常忘记服药。近2年来，经常感觉身体疲乏、胸闷、胸口阵痛，到医院检查诊断为“冠状动脉粥样性硬化”。患者自述性格急躁，好强，凡事不能比别人做得差，对自己要求很高，工作中不能出任何差错。

（1）该患者患病的原因有哪些？

（2）如果你为患者的主管护士，将如何进行健康教育。

（郭舒婕　顾超凡）

第九章

精神障碍症状学

精神症状是精神异常的表现，研究精神症状规律性的科学称之为症状学。本章将从认知、情感、意志行为等方面阐述。

第一节　精神障碍的一般特征

精神障碍是一类具有诊断意义的精神方面的问题，特征为认知、情绪、行为等方面的改变，可伴有痛苦体验和(或)功能损害。精神症状是一组异常的精神活动，它源于大脑功能的障碍，通过人的外显行为如言谈、书写、表情、动作行为等表现出来。

精神障碍中的精神症状都有明确的定义，并具有以下特点：①症状的出现不受患者意志的控制；②症状一旦出现，难以通过转移令其消失；③症状的内容与周围客观环境不相称；④症状多伴有痛苦的体验；⑤伴有不同程度的社会功能损害。

为了判定某一种精神活动是否属于精神症状，一般应从三个方面进行对比分析：①纵向比较，即与其过去一贯表现相比较，精神状态的改变是否明显；②横向比较，即与大多数正常人的精神状态相比较，差别是否明显，持续时间是否超出了一般限度；③应注意结合当事人的心理背景和当时的处境进行具体分析和判断。

在观察精神症状时，不但要观察精神症状是否存在，而且要观察出现的频率、出现的时间、持续的时间和严重的程度及伴随的条件。因此学习精神障碍的症状，是精神科护士为患者提供正确护理的重要依据。

第二节　精神障碍常见症状

人类的正常精神活动，可将其概括为认知、情绪情感、意志行为和意识活动 4 个心理过程。精神障碍的常见症状也按以上 4 个过程分别讨论。

一、认知和认知障碍

认知过程是由感觉、知觉、记忆、注意和思维等活动共同组成的，是精神活动中最复杂的过程。

(一)感觉和感觉障碍

感觉是客观刺激作用于感觉器官(如眼、耳、鼻、口、身)所产生的对事物个别属性的反应(如物体的形状、颜色、大小、声音、重量、硬软和气味等)的感知,是由各种感官获得,并传到大脑而形成的。如视觉、听觉、味觉、触觉、嗅觉、平衡觉、运动觉等都是不同类型的感觉,是人类最初级的最简单的心理过程,是一切知识的来源。通过感觉,人们也能了解自身机体的状况,如身体倾斜、手臂的伸展、腹痛等。如果感觉的敏感度超过了一定的范围就变成了感觉障碍。

感觉障碍在精神科较少见,多见于神经系统器质性病变和癔症。

1. 感觉过敏或增强　是对外界一般强度的刺激感受性增高。如对柔和的灯光感到特别刺眼难忍,对普通的交谈声感到震耳欲聋,对风吹的声音感觉特别刺耳,对轻微的触摸皮肤感到疼痛难忍等。多见于神经症、更年期综合征、感染后的虚弱状态等。

2. 感觉抑制或减弱　是对外界一般刺激的感受性减低。如对强烈的疼痛刺激几乎无疼痛感觉,难闻的气味,患者只有轻微的感觉。多见于入睡前瞌睡状态、木僵状态、癔症、催眠状态和意识障碍。严重时,对强烈的刺激感觉完全不能感知称为感觉消失,如针扎患者完全感觉不到疼痛,多见于癔症,如失明、失聪等。感觉减退及消失常见于神经系统器质性疾病,在精神障碍患者的感觉障碍时,这类症状既不存在神经系统器质性损害的特征,也不符合神经系统的生理解剖定位,同时,这类感觉障碍的部位、范围的大小或界限,常常可以通过暗示作用而改变。

3. 感觉倒错　是对外界刺激可产生与正常人不同性质的或相反的感觉,如对冷水的刺激反而产生烫手的感觉,用棉球轻触皮肤时患者产生麻木感或疼痛感,多见于癔症。

4. 内感性不适　在没有任何外界刺激下,躯体内部产生的各种不舒适和(或)难以忍受的异样感觉,且往往难以表达。例如感到某种牵拉、挤压、溢出、流动、撕扯、游走、蚁爬感等,性质难以描述,没有明确的局部定位,患者常常出现焦虑不安,可构成疑病观念的基础。多见于神经症、精神分裂症、抑郁状态、躯体化障碍及颅脑外伤性精神障碍。

(二)知觉和知觉障碍

知觉是人对外界客观事物各种属性综合的感知,是人感受客观事物的主要方式,也可以说,是各种感觉的综合,是对事物整体的反应。知觉障碍是指综合感知外界事物的功能的异常,常见的知觉障碍有错觉、幻觉、感知综合障碍。

1. 错觉　是对实际存在的客观事物不正确的感知,把客观存在的事物感知成与实际完全不相符合的事物,是一种歪曲的知觉。在光线暗淡、疲惫、恐惧、紧张、期盼的心理状态下正常人也偶尔产生错觉,如杯弓蛇影、草木皆兵等,但通过验证能够很快被纠正和消除;在精神障碍的情况下出现的错觉不易纠正,患者常伴有紧张、恐惧,并会反复或多次出现,如把挂衣架看成一个站立的人,把躺在床上的婴儿看成一个小动物,把行人看成会走的木桩,把输液时用的输液器看成一条毒蛇等。根据出现错觉的感官不同,错觉分为:错视、错听、错味、错嗅等,临床上错视、错听较常见。多见于器质性精神病,特别是有意识障碍的患者。

2. 幻觉　是在没有客观现实的刺激作用于感官的情况下而出现的虚幻的知觉。

笔记栏

幻觉根据其性质可以分为真性幻觉与假性幻觉。真性幻觉是指患者的幻觉感受与现实的感受完全相同，幻觉的形象鲜明、生动、如同真的一样；假性幻觉是指幻觉的形象模糊、不完整、不鲜明、不生动，常存在于患者体内，并非通过感官获得。根据出现幻觉的感觉器官的不同分为听幻觉、视幻觉、嗅幻觉、味幻觉、触幻觉及内脏性幻觉等。

（1）听幻觉　又称幻听，指患者听到了现实中不存在的声音，是各种幻觉中最多见的。最常见的是言语性幻听，单调的或复杂的声音，常常语音清晰，甚至能辨别男生、女生，有的还能确定出声的地点。如果听到的是评论患者的言行，则是评论性幻听；幻听的内容多是斥责、嘲讽、辱骂，常使患者苦恼、紧张，甚至出现对空谩骂，用棉球塞耳朵等行为，听到有同情、赞扬、为其辩护的声音，独自微笑或洋洋得意。如果听到的是命令患者做某件事，则是命令性幻听；幻听时常会促使患者毫不犹豫地执行幻听内容，如女大学生徐某，听到一个男生在耳边说："你赶快从窗户跳下去吧。"（命令性幻听）她立即从四楼的窗户跳下，摔成截瘫。幻听多见于多种精神障碍，其中言语性幻听、评论性幻听和命令性幻听为诊断精神分裂症的重要症状。

（2）视幻觉　又称幻视，指患者看到了现实中根本不存在的事物。如一个酒精依赖患者，看到病房的天花板上，站满了像兔子一样大小的牛和马。幻视的内容极其丰富，可以是现实中存在的各种事物，也可以是鬼怪、神话形象，可以是清晰、鲜明和具体的，也可以是模糊变形、不完整的。幻视常见于谵妄状态、精神分裂症、酒精依赖等。

（3）嗅幻觉　又称幻嗅，指患者能闻到各种根本不存在的气味。常常是令人不愉快的难闻的气味，如腐烂的尸体气味、焦煳味、怪味等。患者通常在幻嗅基础上产生妄想，多见于精神分裂症。

（4）味幻觉　又称幻味，在临床中较少见，指患者尝到食物中特殊的、奇怪的味道，并因此而绝食。幻味多见于精神分裂症。

（5）触幻觉　又称幻触，指在没有任何刺激的前提下患者感到皮肤或黏膜上有虫爬感、针刺感、麻木感等。常与疑病妄想、被害妄想伴随出现，可见于精神分裂症和脑器质性精神障碍。

（6）内脏性幻觉　指患者对躯体内部某一部位或脏器有明显而异常的感觉。可产生于某一固定的器官或躯体内部，患者清楚地感到自己的某一脏器在扭转、穿孔、破裂，或有昆虫在腹腔内游走等。常与疑病妄想、虚无妄想、被害妄想伴随出现。内脏性幻觉较多见于精神分裂症、抑郁发作和更年期综合征。

3. 感知综合障碍　是指患者能够正确认知事物的本质，但对他们的部分属性，如大小、形状、比例、色彩或空间、时间关系却产生了歪曲的知觉。它与错觉不同，因为在错觉中被歪曲的常为事物的整体及其基本性质而非部分属性。感知综合障碍有以下几种较常见的表现形式。

（1）空间感知综合障碍　患者不能准确估计周围事物与自己的距离，把远物看得很近或近物看得很远。如一位患者与别人见面时，对方伸出手来握手，但患者觉得对方离自己很远而不伸出手来，常使对方难堪。这类障碍又称视物错位症，多见于癫痫和精神分裂症。患者还可感到外界事物或周围世界模糊暗淡，缺乏真实感，这种现象称为非真实感。多见于抑郁发作、更年期精神障碍、精神分裂症。

（2）时间感知综合障碍　患者对时间的快慢出现不正确的知觉体验。有的患者感到时间"凝固"或岁月不再流逝；或与之相反，感到时间过得很快。多见于癫痫与精神分裂症患者。

(3)运动感知综合障碍　同时出现空间和时间两种感知综合障碍,如感到运动的物体静止不动,或静止的物体不断运动。比如,有的患者与人交谈时,不能感知对方表情的变化;有的患者觉得跟前的树木一棵棵迅速向他接近。多见于癫痫和精神分裂症患者。

(4)体形感知综合障碍　患者感到自己的体形发生了明显的改变,如面部的颜色、肢体的长短和粗细、躯体的重量等发生了改变。

(三)思维和思维障碍

思维是人脑对客观事物的一般特性和规律的间接的概括反映。思维包括分析、综合、抽象、概括、判断、推理等过程,是整个脑的功能,特别是大脑皮质的功能。思维活动是人类认识活动的高级形式,为人类独有的一种心理活动。思维通过语言和文字来体现。

正常人的思维有以下几个特征:①思维的目的性,指思维围绕着一定的目的,有意识地进行而解决某一问题。②思维的连贯性:指思维过程中的概念是前后衔接相互联系的。③思维的逻辑性:指思维过程符合思维逻辑的,有一定的道理。④思维的实践性:指正确的思维是能通过客观实践检验的。⑤思维的实际性:指思维活动围绕当前所需要去考虑和解决的现实问题而进行的。

思维障碍是不符合思维过程、规律、特征的思维,是精神障碍的重要症状。思维障碍的临床表现是多种多样的,主要包括思维形式障碍和思维内容障碍。前者可表现为联想的速度、结构和连贯性等方面的障碍;后者是指概念的运用和判断推理等方面的逻辑紊乱。

1. 思维形式障碍　包括思维的量和速度的变化、思维联想过程障碍以及思维逻辑障碍。常见的症状有以下几个方面。

(1)思维奔逸　指思维的速度加快、思维量增多。表现为联想速度加快,新的概念一个接着一个不断涌现,内容丰富;思维有一定的目的性和完整性,但思维主题极易受环境的吸引而改变(又称随境转移);有的患者自己觉得脑子特别灵、反应快,言语增多并常表现出跳跃性,给人以肤浅和信口开河之感;有的患者思维发展过快,以至于言语速度赶不上思维的速度,觉得一张嘴巴来不及表达自己的思想,也可出现音联、意联;上下句之间如果有一两个字同音、押韵称为音联,如果意义相关或字意相通,称为意联。例如:某患者,入院第二天,因整日不停地说话,嗓音已经嘶哑了,看到谁都主动打招呼,护士让他休息一下,他说:"不用休息,我有使不完的劲,干劲冲天,干革命,干工作,我帮你,你帮我,互相帮助团结紧……"病情稳定后,问他当时聪明的感觉,患者说:"从来没有那么聪明,思路特别快,说话的速度都跟不上思考的速度。"思维奔逸常见于躁狂发作。

(2)思维迟缓　与思维奔逸相反,表现为思维联想速度显著减慢,联想困难,思考问题吃力,语速慢、语音低沉,反应迟钝。患者自己觉得"脑子不灵了,变迟钝了",虽然做了很大努力,但连平时最简单的事情都做不来。言行缓慢、语量减少、回答问题迟缓且极其困难,并为此而苦恼。思维迟缓常见于抑郁发作。

(3)思维贫乏　以患者的思想内容空洞无物、概念词汇贫乏为主要特征,表现为沉默少语,交谈时词汇简单,常常只用"不知道""没有什么"回答,因而难以进行正常

笔记栏

的交流。如自觉“脑子空虚,既没有什么可想的也没有什么可说的”,但仍能对此漠然处之。思维贫乏见于精神分裂症、器质性痴呆。

(4)思维散漫　又称思维联想松散,患者失去了正常的思维结构,联想内容缺乏一定的逻辑联系,内容很散漫,多个话题之间毫无联系,以致使人感到交谈困难,难以理解患者要表达什么,严重时可以发展成思维破裂。思维松弛见于精神分裂症。

(5)思维破裂　患者在意识清楚的情况下,思维松弛进一步加重,表现为思维联想缺乏内在的连贯性和应有的逻辑性。主题与主题之间,句子与句子之间无任何内在意义上的联系,形成语词杂拌。思维破裂见于精神分裂症,为该病所具有的特征性症状。

(6)思维中断和思维被夺　思维中断又称思维阻滞,在无意识障碍、无外界干扰的情况下,患者思维过程突然中断。表现为说话时突然停顿,片刻之后谈话恢复,但往往主题已不是原来的内容,可伴有明显的不自主感。若患者有当时的思维被某种外力抽走的感觉,则称作思维被夺。均为诊断精神分裂症的重要症状。

(7)思维插入和强制性思维　思维插入指患者感到脑子里插入了某种不是属于自己的,不受自己意志所支配,是外界强行塞入其脑中的体验。若患者体验到强制进入的思想是大量涌现,称为强制性思维(思维云集)。两症状往往突然出现,迅速消失,对诊断精神分裂症有重要意义。

(8)思维化声和思维鸣响　患者思考时体验到自己的思维同时变成了言语声,自己和他人均能听到。如果患者体验声音来自心灵之中或脑内,为思维化声,如果体验声音来自外界为思维鸣响。两症状均为精神分裂症特征性症状之一。

(9)思维扩散和思维被广播　患者体验到自己的思想一出现,即尽人皆知,毫无隐私可言,感到自己的思想与人共享,为思维扩散。如果认为自己的思想是通过广播而扩散出去,称为思维被广播。为诊断精神分裂症的重要症状。

(10)病理性赘述　思维呆滞、不流畅,表现为在叙述事物时,对细节问题做不必要的、过分详细的赘述,以致主题不突出,一些无意义的繁文细节掩盖了主题,讲半天讲不到主题上。例如:李某,男性,患癫痫 13 年,医生问他乘什么车来医院的,他回答说:“我早晨 5 点就起床了,洗脸、刷牙,用的是中华牙膏,怕晚了误车没吃饭,途中买了 2 个面包,终于赶上第一班车了,我坐的是长途大巴。”病理性赘述常见于癫痫、脑器质性精神障碍及精神分裂症。

(11)病理性象征性思维　是形象概念与抽象思维之间的联想障碍,以某些具体的概念、词句、事物或动作来表示某一抽象的概念,别人无法理解。例如:一女患者,在家中到处都摆放着撑开的雨伞,不让收起,患者说:“雨伞代表保护伞,能保护家人平安。”病理性象征性思维多见于精神分裂症。把衣服反穿解释为“表里如一”。见于精神分裂症。正常人亦有象征性思维,例如白鸽象征“和平”,毛主席是我们心中的“红太阳”,红太阳象征毛主席,是大家公认,可以理解的,而不是病态。

(12)语词新作　自创一些文字、图形或符号,并赋予只有自己才能够理解的特殊意义。如“%”代表离婚,“犭市”代表狼心狗肺。语词新作多见于青春型精神分裂症。

(13)逻辑倒错性思维　患者的逻辑推理过程非常荒谬、离奇古怪,缺乏逻辑根据,让人不可理解,甚至因果颠倒。例如,患者觉得人是动物进化来的,所以不该吃肉,而动物又是植物进化来的,因此觉得吃菜也不应该。逻辑倒错性思维常见于精神分裂症、偏执狂、某些病态人格等。

笔记栏

(14)模仿言语　指患者模仿周围人的话,别人说什么,他就跟着说什么,有时伴有模仿动作,别人做什么,他也做什么。如医生对患者说:“你要好好吃药。”患者也用同样的口气说:“你要好好吃药。”医生拍了一下患者肩膀,患者也模仿着拍了一下医生。模仿言语见于精神分裂症。

2. 思维内容障碍

(1)妄想　是一种病理性的歪曲信念,是病态的推理和判断,有以下特征:①无事实根据但患者坚信不疑,不接受事实检验,不可动摇。②妄想内容均涉及患者本人,其核心总是“我”。③妄想具有个人特征。④妄想内容受个人经历的影响而有所差异,但常有浓厚的文化背景和时代色彩。

按照妄想的起源与其他心理活动的关系可分为原发性妄想和继发性妄想。原发性妄想:突然发生,内容不可理解,与既往经历、当前处境无关的妄想,不是来源于其他的异常心理活动的病态信念。常见的形式有:①突然妄想。②妄想直觉,患者突然对正常直觉体验赋以妄想性意义。③妄想心境或妄想气氛,患者感到他熟悉的环境突然变的使他迷惑不解,而且对他具有特殊意义或不详预兆,但很快即发展为妄想。

继发性妄想:是发生在幻觉、错觉、情感低落、情感高涨等心理基础上的妄想,往往在这些基础消失后,妄想也会随之消失。

临床上通常按妄想的主要内容归类,常见的有:

被害妄想:是最常见的一种妄想。患者坚信自己正在受到迫害,如被跟踪、被监视、被下毒、被诽谤、被隔离等。例如某精神分裂患者认为邻居故意要害他,在他吃的饭菜中下毒,家中的饮水中也有毒。患者受妄想的支配可出现拒食、控告、逃跑、自伤、伤人行为。常见于精神分裂症和偏执性精神病。

关系妄想:患者坚信环境中原本与他无关的事物都是与他有关,如认为报纸上的文章、周围人的谈话都是在针对他,别人吐痰是在蔑视他,甚至花开花落、风吹下雨也与他有关系,周围人的举动都与他有一定的关系。常与被害妄想伴随出现。主要见于精神分裂症。

物理影响妄想:又称被控制感。患者坚信自己的思想、情感和意志行为都受到外界某种力量的控制,如受到无线电、雷达、某种射线或特殊的先进仪器的控制,而不能自主。如患者觉得自己的大脑已被电脑控制,自己是机器人。此症状是精神分裂症的特征性症状。

夸大妄想:患者坚信自己有很高的能力、无上的权力和地位、大量的财富、是伟大的发明家。如某患者,43 岁,财务处处长,躁狂发作入院,入院时坚称自己是收入过亿的老总,要给所有的医护人员、患者买一套楼房。可见于躁狂发作和精神分裂症及某些器质性精神障碍。

罪恶妄想:又称自罪妄想,患者毫无根据的坚信自己犯了严重错误或罪行,应受到严厉的惩罚;认为自己罪大恶极、死有余辜,以致坐以待毙或绝食自杀;有的患者要求劳动改造以赎罪。主要见于抑郁发作,也可见于精神分裂症。

疑病妄想:在无任何根据或患了轻微疾病的基础上坚信自己患了某种严重躯体疾病或不治之症。如有的患者反复求医,通过一系列详细检查和多次反复的解释都不能阻止其就医行为。多继发触幻觉或内感性不适,多见于精神分裂症、抑郁发作。

钟情妄想:患者坚信自己被某异性所钟情。患者相信对方对自己有感情,往往采取行为去接近对方,即使遭到对方严词拒绝,仍毋庸置疑,可能找出各种借口,反复纠缠不休。主要见于精神分裂症。

嫉妒妄想:患者坚信自己的爱人对自己不忠,另有所爱。为此患者跟踪监视配偶的日常活动,检查配偶的日常生活用品,以寻找私通情人的证据,可见于精神分裂症、偏执性精神障碍、酒精所致精神障碍等。

内心被揭露感:又称被洞悉。患者认为其内心所想的事已经被别人知道了,但是通过什么方法被人知道的则不一定能描述清楚,但确信别人已经知道,甚至满城风雨。该症状对诊断精神分裂症具有重要意义。

(2)强迫观念或强迫性思维　指在患者脑中反复出现的某一概念或相同内容的思维,明知没有必要,但又无法摆脱。①反复回忆(强迫性回忆)。②反复思索无意义的问题(强迫性穷思竭虑)。③脑中总是出现一些对立的思想(强迫性对立思维)。④总是怀疑自己的行动是否正确(强迫性怀疑)。⑤反复联想一系列不会发生的不幸事件(强迫联想)。强迫性思维常伴有强迫动作,见于强迫症。它与强制性思维不同,前者明确是自己的思想,反复出现,内容重复;后者体验到思维是异己的。

(3)超价观念　是在意识中占主导地位的带有强烈情感色彩的错误观念。其发生的观念一般有事实的根据,不离奇荒谬也不泛化,但片面偏激,虽明显的影响患者的行为及其他心理活动,但说服解释可以收到一定效果。它的形成有一定的性格基础和现实基础,但没有逻辑推理错误。超价观念与妄想的区别在于,前者的形成有一定的性格基础与现实基础,内容比较符合客观实际或强烈的情感需要。多见于人格障碍和心因性障碍。

(四)注意障碍

注意是指心理活动集中地指向某一特定对象的过程。注意的指向性表现出人的心理活动具有选择性和保持性,注意的集中性使注意的对象鲜明和清晰。如果注意的广度、稳定性、紧张性、分配与转移出现异常,就会导致注意障碍。注意障碍主要有以下几种。

1. 注意增强　患者的注意力经常过分地指向某事物,其他任何事件都不易转移他们的注意力。例如:有嫉妒妄想的患者,对其爱人的言行举止过分注意,不放过任何一点可疑之处;有疑病妄想的患者,过分注意自己的身体的变化;有关系妄想的患者,过分注意周围环境的变化,认为环境的变化都是针对他的 。注意增强见于偏执型精神障碍、疑病症等。

2. 注意减弱　注意的兴奋性减弱,使患者难于在较长时间内注意某一事物。注意减弱多见于器质性精神障碍、神经症。

3. 注意涣散　主动注意明显减弱,注意不能集中。例如:一位患神经衰弱的女学生,进入期末复习了,非常想好好看书,但是每次只看了几行,思路就跑了,注意力不能集中于看书,待调整后看书不久,很快思路又想无关紧要的事情去了,看书的时间没有想入非非的时间多,效率特别低。注意涣散见于神经症和精神分裂症。

4. 注意狭窄　患者的注意范围缩小,主动注意减弱。患者只注意小范围的事情,或者只是一件事,而环境中容易唤起注意的事情却不能引起患者的注意。注意狭窄见于癔症、痴呆等。

（五）记忆障碍

我们既往感知过的事物，在一定条件下可以在大脑中重新反映出来，这种既往事物经验的重现，就是记忆。记忆包括识记、保存、再认或回忆（再现）三个过程。

记忆障碍可以在记忆的三个基本过程的不同阶段发生，但一般都同时受损，只是严重程度不同而已。

1. 记忆增强　似乎久已遗忘的事件和体验又重新回忆起来，甚至细节都能被清楚回忆起来，或者有些在正常时已经完全丧失了的回忆，此时也能够重新恢复。常见于躁狂发作、抑郁发作、偏执型精神分裂症。躁狂发作特别是轻躁狂患者，在类似联想和接近联想的基础上，产生对某些生活事件详细情节的追忆。有系统妄想的患者，能回忆起既往生活中有关的细节。有自责自罪妄想的抑郁发作患者也可有此现象，如回忆起多年前的一些小过失。但在痊愈后，就再也回忆不起这些经历。

2. 记忆减退　既往经验或重大事件难于回忆或一切新印象转瞬即逝，包括识记、保存、再认和回忆普遍减退，临床上多为远、近记忆均减退，但以近记忆减退较多见，见于神经衰弱、脑血管病和其他脑器质性损害的患者。早期往往是记忆减退，特别是对日期、年代、专有名词、术语、概念等的回忆发生困难。

3. 遗忘　回忆的缺失，部分或全部不能回忆以往的经历。遗忘的过程往往从新发生的小事扩展到既往的回忆，并且还有一定选择性。如名字、数字以及与患者的兴趣、嗜好、注意和情感活动联系少的事物，常较易遗忘。意识障碍的患者，在意识清晰后，对病中经历多不能回忆。遗忘可能是完全的或部分的。常见下列几种情况：顺行性遗忘、逆行性遗忘、进行性遗忘、心因性遗忘。

（1）顺行性遗忘　即紧接着疾病发生以后一段时间的经历不能回忆。遗忘的产生是由于意识障碍而导致识记障碍，不能感知外界事物和经历。例如脑震荡、脑挫伤的患者，对当时受伤后的一段时间内所经历的事、如何受伤、如何住院、如何抢救等经过都不能回忆。

（2）逆行性遗忘　不能回忆紧接疾病发生之前一段时间内的经历。遗忘可能是完全的或部分的，但大多数只涉及较短的一段时间。多见于脑卒中发作以后，颅脑损伤并伴有意识障碍时，以及自缢后经抢救意识恢复时，也可见于老年期精神病、严重的精神创伤后或一氧化碳中毒时。有的患者同时具有逆行性和顺行性遗忘症，也可由一种遗忘过渡到另一种遗忘，见于颅脑损伤者。

（3）进行性遗忘　主要见于老年期痴呆。其影响较大的不是直接的识记和保存，而是再认和回忆。患者除有遗忘外，同时伴有日益加重的痴呆和情感淡漠。

（4）心因性遗忘　指过去生活中的某一阶段的经历或事件不能回忆。如这类被遗忘的经历或事件伴有沉重的情感体验，或在内容与时间上与强烈的情感体验有联系，又称为阶段性遗忘。疾病产生的原因往往与患者犯了某种严重错误或罪行有关，遗忘的内容只限定与某些痛苦体验有关的事。当患者接受催眠之后，所被遗忘的经历或事件可能被重新回忆。

4. 错构　患者在回忆中对曾经的经历不自觉地加以歪曲，并信以为真。如初次与医生见面，便说以前在某处曾与医生见过面、说过话，其实是另外一个人。多见于老年期精神障碍和脑血管病所伴发的精神障碍。

5. 虚构　是指患者在回忆中将过去事实上从未发生的事件或经历，说成是亲身体

笔记栏

验。患者就以这样一段虚构的事实来填补他所遗忘的那一片段的经过。常见于酒精中毒性精神病、中毒性精神病，麻痹性痴呆。

6. 潜隐记忆或称歪曲记忆　这是指患者对不同来源的记忆混淆不清。如从别人或书本上获得了某些新知识，以后忘记了这回事；过了一段时间又重新想起来，但却不认为这种知识是从外面获得的，而是从他自己脑子里想出来的。潜隐记忆分为两种：一种是把别人经历过的事回忆成是他本人实际发生过的事；另一种是把实际上本人经历的事物回忆为是听到的、看到的或读到的。

7. 似曾相识与旧事如新　前者指对新事物有一种早已体验过的熟悉感称似曾相识，又称熟悉感；对已多次体验过的事物有似乎从未体验过的生疏感称旧事如新，又称生疏感。多见于癫痫。

（六）智力和智力障碍

智力是智慧与能力的合称，主要是认识过程表现出来的心理特征，是与先天素质和后天训练密切相关的一种复杂的、综合性的精神活动，包括运用既往获得的知识和经验解决新问题、形成新概念，获得新知识与经验的能力。智能总是在解决某种问题的过程中表现出来。智能包括观察力、记忆力、注意力、思维能力、想象能力等。它涉及感知、记忆、注意和思维等一系列认知过程。

一个人智力的高低可以从解决实际问题中反映出来，临床上常常通过一些简单的提问与操作，了解患者的理解能力、分析概括能力、判断力、一般常识的保持、计算能力、记忆力等，可对智能是否有损害进行定性判断，对损害程度做出粗略判断。另外，可通过智力测验方法得出智商（IQ），对智能进行定量评价。

在判断智力障碍程度时，要注意到患者的记忆、知识程度等因素的影响。智力障碍分精神发育迟滞和痴呆两大类。

1. 精神发育迟滞　精神发育迟滞是指智力障碍发生在胎儿期、围产期、儿童期等大脑发育成熟阶段（18 岁以前）之前，由于遗传、染色体畸变、感染、中毒、颅脑外伤、内分泌异常、脑病和各种原因引起的脑缺氧等因素致使大脑发育受阻，智力发育停留在一定的阶段上，随年龄增长，智力明显低于正常的同龄人。

2. 痴呆　痴呆是各种致病因素引起脑器质性病变，从而导致记忆、智力和人格障碍的一组综合征。主要表现为创造性思维受损，抽象、理解、判断推理能力下降，记忆力、计算力下降，后天获得的知识丧失，工作和学习能力下降或丧失，甚至生活不能自理，并伴有精神症状，如情感淡漠、行为幼稚及本能意向亢进等。一般来说，病变多为进行性的，常不能或不能完全恢复，治疗得当可以阻止病情发展。根据大脑病理变化严重程度的不同，痴呆可分为全面性痴呆和部分性痴呆。

（1）全面性痴呆　大脑病变主要表现为弥散性器质性损害，智能活动的各个方面均受到损害，影响患者全部精神活动，常出现人格改变。其定向障碍及自知力缺乏，可见于阿尔茨海默病和麻痹性痴呆等。

（2）部分性痴呆　大脑的病变只是某些限定的区域，如侵犯大脑血管的周围组织，患者只产生记忆力减退、理解力削弱、分析综合困难等，但其人格的基本特征一般仍保持良好，并且具有一定的批判和自知能力，定向力也比较完整，可见于脑外伤后以及血管性痴呆的早期。但当痴呆严重时，临床上很难区分是全面性或部分性痴呆。常见于脑动脉硬化性精神障碍、外伤性痴呆等。

笔记栏

临床上在强烈的精神创伤后可产生一种类似痴呆的表现,而大脑组织结构无任何器质性损害,称之为假性痴呆。预后较好,可见于癔症及反应性精神障碍。

甘瑟综合征:又称心因性假性痴呆,即对简单问题给予近似而错误的回答,给人以故意做作或开玩笑的感觉。如一位27岁的患者,当问到她一只手有几个手指时,答“6个”,对简单的计算如4+5=8以近似回答。患者能理解问题的意义,但回答内容不正确。行为方面也可错误,如将钥匙倒过来开门,把裤子当上衣穿等,但患者对某些复杂问题反而能正确解决,如能下象棋、打牌,一般生活问题都能解决。

童样痴呆:以行为幼稚、模拟幼儿的言行为特征。如一位45岁的女性患者,表现为类似一般儿童稚气的样子,学着幼儿说话的声调,声称自己才3岁,逢人就称阿姨、叔叔。

抑郁性假性痴呆:指严重的抑郁发作患者在精神运动性抑制的情况下,出现认知能力的降低,表现为痴呆早期的症状,如计算能力、记忆力、理解判断能力下降、缺乏主动性。但患者有抑郁的体验可予鉴别。抑郁消失后智能完全恢复。

(七)定向力障碍

定向力指一个人对当前时间、地点、周围人物以及对自己本身状态的认识能力。前者称环境定向力,后者称自我定向力。定向障碍是指患者对环境或自身状况的认识能力丧失或认识错误。

时间定向包括对当时所处时间(白天或晚上、上午或下午)的认识以及对年、季、月、日的认识;地点定向或空间定向是指对所处地点的认识,包括所处楼层,街道的名称;人物定向是指辨别周围环境中人物的身份及其与患者的关系;自我定向包括对自己姓名、年龄及职业等状况的认识。对环境或自身状况的认识能力丧失或认识错误即称为定向障碍。判断定向力是否有障碍,主要是通过询问上述几方面的情况,了解和观察被检查者的反应和他们的行为加以判定。

一般见于脑器质性疾病,往往也是意识障碍的一个重要标志,但有定向力障碍不一定有意识障碍,例如酒精中毒性脑病患者可以出现定向力障碍,而没有意识障碍。

(八)自知力

自知力又称领悟力或内省力,是指患者对其自身状态的认知能力,即能否认识自己是否有精神异常、异常的程度等。自知力的完整与否是评定精神障碍严重程度的标准之一,也是病情变化的一个敏感指标,可分为自知力存在、部分存在、不存在等。神经症患者一般自知力较好,重性精神障碍患者常较差。

二、情感和情感障碍

情感和情绪在临床上作为同义词,它是指个体对客观事物的态度和因之而产生的相应的内心体验;心境是指一种较弱而持续的情绪状态。情感障碍必定涉及情绪和心境。在精神障碍中,情感障碍通常表现为三种形式,情感性质的改变、情感波动性的改变和情感协调性的改变。

(一)情感性质的改变

1. 情感高涨　指情感活动明显增强,表现为不同程度的病态喜悦,兴高采烈,洋洋自得,高兴、表情丰富、生动,易激惹,自我感觉良好,和环境不相符的过分的愉快、欢

笔记栏

乐。这种快乐情绪有一定的感染力，常被人理解，且易引起周围人的共鸣，往往同时伴有思维奔逸，活动增多。其思维、情感以及意志行为之间相互协调。常见于躁狂发作。

2. 欣快　欣快表面上与情感高涨非常相似，患者也经常表现的乐呵呵的，似乎很满足和幸福，但这种情绪与周围环境不协调，缺乏内心体验，表现为不易理解、愚蠢的感觉，难以引起周围人的共鸣。多见于脑动脉硬化性精神障碍、阿尔茨海默病及醉酒状态。

3. 情感低落　以持续的与所处境遇不相称的情绪低落。患者表情忧愁、唉声叹气、无愉快感，对一切悲观失望，对生活毫无兴趣，忧心忡忡、愁眉不展、唉声叹气，重者悲观绝望，度日如年，生不如死，严重时悲观绝望而出现自杀观念及企图。常伴有思维迟缓、动作减少及某些生理功能的抑制、食欲不振、闭经等。常见于各种抑郁发作。

4. 焦虑　是指在缺乏相应的客观因素情况下，患者表现为顾虑重重、紧张恐惧，以至搓手顿足，惶惶不可终日，似有大祸临头，伴有心悸、出汗、手抖、尿频等自主神经功能紊乱症状。严重的急性焦虑发作，称惊恐发作，常出现濒死感、失控感，伴有呼吸困难、心跳加快等自主神经功能紊乱症状，一般发作持续数分钟至十几分钟。多见于焦虑症、恐怖症及更年期精神障碍。焦虑是日常生活中常见的现象，正常人在预期不利的情况、执行无把握的任务时均可出现相应的焦虑表现。临床上多见于焦虑症、恐怖症及更年期精神障碍、神经衰弱等。

5. 恐惧　是指个体在面临并企图摆脱某种危险情景而又无能为力时产生的情绪体验。表现为紧张、害怕、提心吊胆，伴有明显的自主神经功能紊乱症状，如心悸、气急、出汗、四肢发抖，甚至大小便失禁等。它由明确的刺激物引起，并随着刺激物的消失而结束。恐惧常导致抵抗或逃避，对特定事物的恐惧是恐怖症的主要症状。恐惧亦可见于儿童情绪障碍及幻觉、错觉、妄想状态。

（二）情感稳定性的改变

这类障碍主要表现为情感的发生过程失调。在客观刺激作用下，情感极易诱发或反应缓慢；情感的发生，则常无环境诱因，而具有自发性质。常见的有以下几种。

1. 易激惹　一点小事即可引起患者强烈而不愉快的情绪或激怒。多见于感染中毒性精神病、甲状腺功能亢进和神经衰弱等。

2. 情感脆弱　患者极易感伤，遇到不愉快的刺激或言语可使其感动得流泪或哭泣起来。常见于癔症、神经衰弱、脑血管疾病。

3. 情绪不稳　表现为情感反应（喜、怒、哀、愁等）极易变化，从一个极端波动至另一极端，显得喜怒无常，变幻莫测。患者自己常体验到有时抑郁，有时伤感，有时又生气，却不一定有环境诱因。可产生酗酒、自杀、漫游或侵犯他人行为。多见于有损伤或脑器质性疾病。

4. 病理性激情　指突如其来的、强烈而短暂的情感爆发，常伴有意识模糊。此时他们对自己的情感既不能了解，也不能控制，并可随着激情的发展而出现冲动行为和破坏行为。发作后，他们对病中经过不能完全回忆。多见于脑外伤伴发的精神障碍、中毒性精神障碍、精神分裂症和人格障碍。

5. 强制性哭笑　指毫无外界诱因而突然爆发的、不能控制的哭或笑，常提示脑内有明显结构损害，但有时也可见于精神分裂症和癔症。

6. 情感迟钝　患者对一般情感刺激反应缓慢，即对强烈情感因素也反应很弱，而

笔记栏

且内心体验也不深刻。见于精神分裂症和痴呆。

7. 情感麻木　这是由强烈精神刺激引起的暂时性情感抑制。患者处于极度悲哀或惊恐的环境时却全无内心体验和表情。见于反应性精神病和癔症。

（三）情感协调性的改变

这是指情感体验与环境刺激、表情不相适应，或内心体验自相矛盾。常见的有以下几种。

1. 情感倒错　患者的情感反应与其内心体验或环境刺激不相协调。例如，他们在悲哀时表现喜悦，遇到高兴的事反而痛哭流涕或显得无所谓的样子。可见于精神分裂症。

2. 矛盾情感　患者同时体验到两种相反的情感。例如，患者对一个人又爱又恨，而并不感到两种情感的对立。可见于精神分裂症。

3. 情感退化　指患者的情感变得幼稚或简单。

4. 情感幼稚　患者的情感易受直觉和本能活动的影响，反应迅速、强烈而鲜明，缺乏节制，并且很容易流露出来。别人的情绪反应很容易引起他们的共鸣。这类情感是童年较原始的情感，可见于癔症、人格障碍和痴呆。

三、意志行为障碍

（一）意志活动障碍

意志活动是人们为达到某种目的而克服困难、努力完成任务的行动。正常的意志活动有自觉性、坚强性、目的性、指向性、自制性特征。意志异常的表现主要有以下几种。

1. 意志增强　是指病理性的意志活动增多。患者长时间坚持做某种荒唐的但患者却认为是值得做的事情。例如：一位偏执型精神障碍患者，认为医院的诊断是错误的，不顾各级部门相同的鉴定结果和答复，仍然不断地坚持告状。见于躁狂发作、精神分裂症、偏执型精神障碍等。

2. 意志减退　患者意志活动显著减少。表现为对任何事物兴趣索然，不愿或自觉没有能力参加活动，而整日少动或卧床。多见于抑郁发作。

3. 意志缺乏　是指意志活动缺乏。患者对任何活动都缺乏明显的动机和兴趣，对自己的事业、学习和工作，甚至个人卫生都缺乏关心，极端懒散。严重时生活本能缺失，常与思维贫乏、情感淡漠同时出现，为精神分裂症的基本症状之一，也是精神衰退的主要表现。

4. 意向倒错　指意向活动与一般常情相违背或为常人所不允许，以致某些活动或行为使人感到难以理解。例如，患者无故伤害自己的身体，吃一些正常人不能吃或厌恶的东西，如肥皂、昆虫、草木、泥土、粪便等。多见于青春型和偏执型精神分裂症。

5. 矛盾意向　表现为对同一事物，同时出现两种完全相反的意向和情感。但患者并不感到不妥。例如，碰到朋友时，一面想去握手，一面却把手马上缩回来。见于精神分裂症。

（二）动作与行为障碍

动作指简单的随意和不随意行动的运动。有动机、有目的而进行的复杂随意运动

笔记栏

称为行为。动作行为障碍又称为精神运动性障碍。常见的动作行为障碍有以下几种。

1. 精神运动性兴奋　是指患者整个精神活动的增加。表现为行为动作和言语活动的增加,可分为协调性和不协调性精神运动性兴奋两类。

(1)协调性精神运动性兴奋　是指患者的动作和行为的增加与思维、情感活动协调一致时称作协调性精神运动性兴奋状态。在这类兴奋状态中,包括有情感高涨、思维奔逸和意志活动增多的三大主症,其中情感高涨更为突出,并影响和支配其他方面的精神活动。患者的意志活动、表情与自己本身的思想、内心体验和愿望是一致的,与环境是密切配合的,并且患者的行为是有目的的,可理解的,整个精神活动是协调的。多见于躁狂发作。

(2)不协调性精神运动兴奋　是指患者的言语动作增多与思维及情感不相协调。患者的动作、行为和其他精神活动之间的统一性和完整性被破坏。患者动作和行为无明显的动机和目的,单调杂乱,有时有冲动毁物行为,患者的表现使人难以理解,并且与周围环境是不协调的。如紧张型精神分裂症患者有时表现单调而刻板的紧张性行为,有时又突然发生兴奋、躁动、无故攻击他人和毁物的冲动行为,这种紧张与兴奋交替出现的症状称之为紧张性兴奋。青春型精神分裂症患者表现的愚蠢淘气、装相、鬼脸、载歌载舞和荒谬、离奇的动作及本能意向增强(食欲、性欲),甚至意向倒错等特殊行为,称之为青春性兴奋。谵妄状态时也可出现明显的不协调性行为。

2. 精神运动性抑制　是指患者的整个精神活动的抑制,表现为行为动作和言语活动的减少。多见于精神分裂症、抑郁发作。

(1)木僵　指动作行为和言语活动的完全抑制或减少,并经常保持一种固定姿势。患者不言、不动、不饮不食、呆坐或终日卧床,面部表情固定,问话不答,大小便潴留,对刺激无反应,口涎任意外流,如不予治疗,可维持很长时间。轻度木僵称为亚木僵状态,表现为问之不答、唤之不动、表情呆滞,但在无人时能自动进食,能自动大小便。严重的木僵见于精神分裂症,称为紧张性木僵。较轻的木僵可见于急性起病的抑郁发作,心因性精神障碍及脑器质性精神障碍。

(2)蜡样屈曲　是在木僵的基础上出现的,患者的肢体任人摆布,即使是看起来很不舒服的姿势,患者也可长时间保持不变,患者的四肢就像软的蜡一样可以任意变曲、造型,故称为“蜡样屈曲”。如将患者头部抬高,撤走或移动枕头,患者仍然枕着枕头的姿势保持不变,患者也不纠正,可维持很长时间,如同枕着一个“空气枕头”,此时患者意识清楚,病好后能回忆病时的情景,自感“当时不能抗拒”,常见于精神分裂症紧张型。

(3)违拗症　患者对于要求他做的动作,不但不执行,而且表现抗拒及相反的行为。若患者的行为反应与医生的要求完全相反时称作主动违拗。例如要求患者张开口时他反而紧闭口。若患者对医生的要求都加以拒绝而不作出行为反应,称作被动违拗。多见于精神分裂症紧张型。

(4)缄默症　是指患者的言语活动受到抑制,缄默不语,主动及被动的语言活动均消失。不回答问题,也不提问,但可以用手示意,见于癔症及精神分裂症紧张型。

(5)刻板动作　指患者机械刻板地反复重复单一单调的动作,常与刻板言语同时出现,多见于精神分裂症紧张型。

(6)模仿动作　指患者无目的地模仿别人的动作,常与模仿语言同时存在,见于精神分裂症紧张型。

(7)作态　指患者做出古怪、愚蠢、幼稚的动作、姿态、步态与表情等，给人的感觉像故意装的，多见于精神分裂症青春型。

(8)强迫动作　患者在某种难以抑制的意向影响下发生的动作。患者虽然清楚地知道这些动作缺乏现实意义并为此感到苦恼，但仍然控制不住要这样做。这类症状多见于强迫症。强迫动作与强制性动作不同。强制性动作不受患者的意向影响，比较单调，突然发生，随即消失，且不伴有强迫观念和不安的情绪体验，见于精神分裂症。

(9)强制性动作　患者出现不符合其本人意愿且又不受他自己支配而带有强制性的动作。患者往往无强烈摆脱的意愿，也无痛苦的内心体验。在精神分裂症具有精神自动症的患者中多见。

(10)被动服从　患者被动地服从他人的要求和命令，甚至是不愉快的、毫无意义的并使他难受的动作，也一律服从。

四、意识和意识障碍

意识是指人对客观环境和自身的认识和反应能力，是人脑反映客观现实的最高级形式。它包括周围环境意识和自我意识。对客观事物的辨认能力称周围环境或环境意识。对主观自身状态及其活动的辨认能力称自我意识。

意识和意识活动的基础是意识清晰状态。所谓意识清晰状态，是指大脑皮质处于适宜的兴奋状态或预激状态。在意识清晰状态时，才能清晰地认识外在各种客观事物及其内心活动，并能清晰地意识到自己的各种精神活动。意识活动是通过脑干网状结构的上行激活系统和大脑皮质的功能活动共同实现的。意识障碍可由各种病因所致的脑功能抑制引起，脑功能抑制的程度与致病因素的性质、程度、持续时间有关，也与意识障碍的程度密切相关。

(一)对周围环境的意识障碍

当意识障碍时精神活动普遍抑制，可表现为意识清晰度的降低，意识范围缩小及意识内容的变化，表现为注意力难以集中，记忆减退，出现遗忘或部分性遗忘；感知觉清晰度降低、迟钝、感觉阈值升高；思维变得迟钝、不连贯；情感反应迟钝、茫然；理解困难，判断能力降低；动作行为迟钝，缺乏目的性和指向性；出现定向障碍，对时间、地点、人物定向不能辨别，严重时自我定向力，如姓名、年龄、职业也不能辨认。

定向障碍为意识障碍的重要标志，但仍应根据以上几点综合判断有无意识障碍。临床上常见的意识障碍有以下几种。

1. 嗜睡　意识清晰度水平降低较轻微，在安静环境下患者经常处于嗜睡状态，轻声呼叫或动其肢体可立即清醒，且能与之进行交谈或做一些简单的动作，刺激一旦消失便又入睡，患者生理反射存在。多于功能性及器质性疾病。

2. 意识混浊　指对外界刺激的阈限明显提高。需用强烈刺激才能引起反应，多处于半睡状态。注意、记忆、理解均存在困难，对时间、地点、人物有定向障碍。瞳孔对光反射存在。多见于躯体疾病所致精神障碍。

3. 昏睡　意识清晰度水平明显降低，环境意识及自我意识均丧失，只有在强烈的疼痛刺激下(如用力压迫眶上缘内侧)方可引起反射。可见有深反射亢进、手足震颤

笔记栏

及不自主运动，角膜、睫毛反射均减弱。对光反射仍存在。

4. 昏迷　是意识障碍的最严重阶段。意识完全丧失，对任何刺激均无反应，无任何自发性运动，生理反射消失，可引出病理反射，见于各种疾病的垂危期。

5. 蒙眬状态　在意识清晰度降低情况下，出现意识范围的明显狭窄。意识活动在狭窄的范围内，尚能有相对正常的感知以及完成某些连续的行为，但对此范围以外的事物都不能正确感知和判断。表现为联想困难，表情呆板或迷茫，也可表现为焦虑或欣快，伴有定向力障碍，片段的错觉、幻觉、妄想以及相应的行为。多见于癫痫性精神障碍及癔症。

6. 漫游症　这是一种朦胧状态的一种特殊行为，包括梦游症和神游症。

(1)梦游症　指患者处于一种睡眠到觉醒的过渡状态，多在睡后1～2 h发生，表现为突然起床，进行简单而无目的的活动。持续数分钟后重新安静入睡，醒后完全遗忘。多见于儿童或癫痫患者。

(2)神游症　指患者从觉醒到睡眠的过渡状态，无目的的外出漫游，一般持续数小时或数天，有时更长时间。常突然清醒，对发作中的经历有不同程度的遗忘。

7. 谵妄状态　其特点是意识清晰度水平降低，同时产生大量的错觉和幻觉，内容丰富、生动逼真，以幻视多见。大多为恐怖性的，如猛兽、鬼神、血淋淋的激烈战争场面等，因而患者可伴有紧张、恐惧、兴奋不安、冲动行为。同时可有言语不连贯、自我意识及环境意识消失。意识恢复后仅有部分回忆甚至完全遗忘。多见于躯体疾病所致的精神障碍。

8. 精神错乱状态　意识障碍较谵妄状态为重，周围环境意识障碍与自我意识障碍均较严重。患者难以掌握外界事物，思维不连贯，并常有片段的幻觉和严重的不协调的精神运动性兴奋。病程持续较长，恢复后对病中体验全部遗忘。多见于严重感染、脑器质性疾病、躯体疾病伴发的精神障碍。

9. 梦样状态　意识清晰状态减退并伴有丰富的情感体验。患者对外界反应迟钝或不反应，而沉浸于幻想性体验中。他们体验到一些平常的经历或以往的特殊遭遇，并积极参与其中，好像梦境一样。可发出梦境般的自语，透露体验中的各种情景，同时还有兴奋症状。常见于感染、中毒性精神病，癫痫性精神障碍。

(二)自我意识障碍

人对自我意识的认识包括以下五个方面。①存在意识：人们对自己的存在能有一个现实的，确切无误的体会。②能动性意识：意识到自己的精神活动是受本人的支配和控制。③同一性认识：意识到在不同的时间内，自己是同一个人，同一个“我”。④统一性认识：意识到在同一时间内，自己是单一的人。⑤界限意识：意识到自己和其他的人和事物之间存在一定的界限。自我意识障碍的患者对当前主观状态不能正确认知，包括不能感知到自身的存在，不能意识到自身是一个独立单一的整体。自我意识障碍的表现多种多样，以下仅列出几种。

1. 人格解体　是指对自我和周围现实的一种不真实的感觉。对自己的精神活动和躯体的存在产生不正确认识或丧失真实感或现实感。例如认为自己的灵魂脱离躯体而存在，或身体两侧不属于同一机体等，见于精神分裂症。

2. 双重人格　是统一性意识障碍的表现。患者在同一时间内表现为完全不同的两种人格。例如患者一方面以甲的身份、语调、行为出现，而另一方面以乙的身份出现。多见于癔症，亦见于精神分裂症。

3. 交替人格　是同一性意识障碍的表现。同一患者可在不同时间内表现为两种完全不同的人格，在不同时间内交替出现。多见于癔症，也见于精神分裂症。

4. 人格转换　是指患者否认原来的自我，自称是另一个人或动物，但没有相应的语言和行为改变。如称自己是单位领导，或者自己变成金丝猴了等。常见于癔症，也可见于精神分裂症。

思考与练习

(一)案例分析

1. 张某，男，39 岁，大学文化，办公室秘书。过分爱整洁，过分重复动作，3 个月前入院。患者自幼性格内向，爱干净，做事认真，要求完美。从 13 年前开始头脑中总是不断出现名人、伟大人物，如周恩来、电视节目主持人赵忠祥等的形象，并不自主地想着自己的一言一行应该按照这些人的言行举止要求自己……十几年来，上述"形象"不断转换。怕"坏"的形象会影响他，看到乞丐、残疾人即不断地想自己不应像他们，而不停地想排除这种"坏"的形象。走路时走几步后觉着不符合伟人的形象而又回来重走，反复数遍后仍不满意，如果什么事情打断了他的动作，即重复进行。对上述动作觉着无意义、可笑，但不这样做就焦虑不安。为此走很短的一段路要费很长时间。入院前半年，病情加重，因脑中反复出现伟人、名人形象，排除进入脑中的"坏"形象和重复动作频繁，经常完不成任务，上班迟到，情绪低落，焦虑，体重减轻。体检和实验室检查无异常。

2. 男，34 岁，已婚，工程师，因怀疑被毒害半年入院。病前个性：孤僻、多疑、沉默、敏感。平素健康，无重病史。母患精神病已 20 年。

半年前患者在工作中与人发生过学术争论，此后出现失眠、少食，怀疑单位领导存心与他作对，每次在单位进餐后均感头昏、手胀、喉塞。疑是领导布置在食物中放毒加害于他。为寻找"解毒剂"，翻阅很多医学书籍，买了"海藻精"，食后自觉很有效，近 1 个月来，怀疑领导串通医务室医生用"中子射线"控制其思想和行为，有时听到"中子射线"与他对话，评论他"老实，知识丰富"，命令他"不许反抗"。走在街上发觉"处处有人跟踪"。怀疑解毒剂失效，买了 2 个馒头送防疫站化验。在家一提及单位事即很激动，指责家人"你们都不知道，当心上他们的当!"。吸烟加多，满面愁容，同事劝慰则更反感。到处求医，查肝功能、心电图、拍胸片，认为身体已被搞垮。近日连续写控告信，并去公安局要求保护。

身体检查和神经系统检查未发现异常。精神检查，仪态端正，意识清楚，智力正常，言答切题，表情紧张，所谈多为上述内容，但进一步追问却说不出道理，否认有病。

列出上述案例中存在的精神症状。

(二)简答题

1. 症状区分：①强制性思维和强迫思维；②内感性不适和内脏性幻觉。

2. 何谓妄想？常见的妄想有哪些？

（李　丽　赵　伟）

第十章
精神障碍护理学基本技能

精神障碍患者由于其症状的特殊性,需要护士掌握专门的技能与理论,包括精神科一般护理、人际冲突的处理、常见意外事件的防范与护理。

第一节　精神障碍患者的一般护理

部分精神障碍患者由于受精神症状的影响出现伤人或自伤甚至自杀的行为,同时患者由于自知力受损可能导致治疗依从性差;另一方面由于行为的改变导致自我照护能力缺陷、社交能力下降,明显影响其社会功能。精神科患者的病情轻重不一,需要护士根据患者的具体情况,制定个性化的护理方案,通常要从以下几个方面提供护理。

(一)基础护理

1. 个人卫生　由于精神症状的影响,部分患者表现为生活懒散、无规律、不料理个人卫生甚至不知冷暖。因此,护士要指导患者每天完成洗脸、洗手、梳理头发、做好口腔卫生,敦促其定时沐浴、更衣,及时修剪指甲、理发、剃须等,指导患者保持皮肤清洁,长期卧床者要预防压疮的发生。指导并督促患者整理床单位,保持病室环境整洁。自我照护是部分患者康复训练的重要内容之一,对有自理能力者,护士要指导、督促并鼓励其完成,对于不能自理者,护理人员要协助其完成。

2. 饮食护理　首先,要指导患者及家属每天摄入足够的营养物质,尤其是纤维素的摄入。对于集中进餐的患者,进餐前要评估每位患者的进食状况,在进餐过程中要密切观察有无藏匿、拒食、抢食、暴食等异常行为。对于暴食症患者要按一定的时序提供食物,不可一次全部给完,并及时的督导其减缓进食速度。对于不能进食者,必要时可通过鼻饲给予营养。对于个人单独进食的患者,向家属交代患者适宜食物的种类及量,若有禁忌食物,需交代禁忌食物的名称。还要注意食物容器的安全性,避免容器成为患者自伤或伤人的工具。木僵患者往往白天不吃不喝,夜间自己起来进食,需要将食物放在其容易接触的位置。

3. 睡眠护理　精神科患者多数都有睡眠问题,因此,精神科患者的睡眠护理是护理工作的重要内容之一。

(1)为患者创造良好的睡眠环境　包括环境安静、清洁、空气清新、光线适宜,床铺清洁、干燥、平整、舒适,兴奋躁动患者需单独安排住宿。护士操作要做到“四轻”,

护理措施尽量避免在夜间实施。

(2)保证基本正常的作息时间　精神科药物多数有一定的镇静作用，患者往往白天睡眠增多，夜间却不能入睡。因此，护士要协助患者制订合理的作息时间表，白天组织和敦促患者参加工娱活动，尽量减少白天卧床休息的时间。

(3)指导患者养成良好的睡眠习惯　睡前避免剧烈活动、观看惊险刺激的小说、影视剧等；不讨论影响患者情绪的话题；睡前避免饮浓茶、咖啡、酒类等兴奋性饮料。睡前用温水泡脚以促进入睡。

(4)去除失眠诱因　失眠可以由心理、躯体的不适或环境因素导致，需要根据不同的诱因采取措施。从心理方面，失眠的精神障碍患者往往存在对睡眠质量期望过高，对睡眠过度关注，可以运用心理学的知识改善患者对睡眠的认知，调整心理状态。

(二)用药护理

1.给药的基本要求　精神科患者由于其用药的特殊性，精神科给药要做到“送药到手，看服到口、咽下再走”，必要时还要检查患者两腮及舌下，这样既能保障有效服药，还能避免患者有意漏服、少服或一次性大量吞服而发生意外。精神科用药的原则是早期、足量、足疗程，用药护理不仅是住院期间的工作，还要能够保证患者出院后能够有较好的服药依从性，精神障碍患者用药周期较长，由于缺乏相关知识容易随意停药，因此，在住院期间护士向患者及家属进行用药知识教育，确保患者与家属能够真正地认识到坚持服药对于精神康复的重要性。

2.常见药物的不良反应及护理

(1)口干、视力模糊、便秘、排尿困难、体位性低血压的护理　鼓励患者多饮水、多活动、多吃水果和蔬菜。对大便干燥的患者让其养成定时排便的习惯。每天清晨起床后空腹饮一杯淡盐水，用手按摩下腹部可促进肠蠕动。按医嘱服用通便药物，也可用甘油栓、开塞露或肥皂条协助排便。对于有排尿困难的患者，指导患者深吸气然后慢呼气放松心情，或指导患者用手轻轻沿顺时针方向按摩腹部，还可以采取听流水声、用温水冲洗会阴部引导排尿。要注意观察患者有无头晕、目眩、心悸等，当变换体位，如起床或起立时，指导患者动作要轻缓，出现头昏时要立刻坐下或躺下，必要时护士给其取头低脚高位，并观察患者的面色、脉搏、呼吸等情况，严重时通知医生。

(2)流口水、震颤、静坐不能、吞咽困难、动作缓慢的护理　如果患者在喝水、吃饭、吃东西时会出现呛咳，就应指导患者吃软食、流食，要细嚼慢咽，不能催促患者，避免吃过硬、难咬的食物。吞咽困难时不能勉强进食，以防发生意外。护士仔细观察患者，当出现早期症状时就应引起注意，及时通知医生，为调整药物剂量提供依据。避免增加其心理压力，指导患者学会放松的方法。

(三)安全护理

精神障碍患者由于自知力受损，或受精神症状的支配，可出现暴力、冲动行为，威胁自身及周围环境安全，最严重的是自杀、自伤、伤人、走失等意外事件。“安全第一”是精神科护理的首要目标。

1.环境设置安全

(1)门窗安全　病房大门要有安全装置，窗户安装防盗窗，楼梯安置防护网，有条件的要设置专用的躁动房间。

笔记栏

(2)设施安全　房间内设施简洁、不存放任何危险品(封闭病房不放床旁桌、椅),地面干燥、防滑,卫生间、洗漱间用防滑地砖,禁止卫生间内乱拉晾衣绳。

(3)电源安全　严禁电源插座外露,病房内电源统一管理,配电箱加锁管理。

(4)其他　必要时,封闭病房可以安装监视器。

2. 物品管理

(1)禁带物品　患者住院后,不得随身携带任何危险品,包括硬底鞋、裤带、围巾、丝巾、刀具、绳索、锐器类、钝器类及其他质地坚硬的物品等。

(2)限带物品　患者必须使用但有可能带来危险的物品,如剃须刀、指甲剪、自备药、手机充电器等,必须由护士统一保管,需要时由护士监督使用,用后及时收回。

3. 患者的护理

(1)掌握病情,预防为主　患者入院即是护士对患者评估的开始,精神科护理工作更应该随时评估其风险,主要评估自知力、有无幻觉与妄想、自杀、精神运动方面的表现。若有命令性幻听或被害妄想,应是安全护理的重点。对于抑郁发作及其他以情绪低落为核心症状的患者,护士通过与患者建立良好的护患关系,了解患者内心真实想法。对于躁狂或精神运动性兴奋的患者,要评估其兴奋躁动的程度及可能的危险。总之,护士要掌握患者病情,能准确预见其可能出现的危险。

(2)加强巡视　对于一级护理对象(有严重自杀、自伤行为,冲动、伤人、出走、毁物行为,兴奋躁动、行为紊乱,有出走行为、拒绝治疗或伴有严重躯体疾病或木僵,生活不能自理的患者)需要限制其活动范围,24 h 密切监护。其他患者要根据病情,每天定期巡视。巡视时注重观察患者的情绪是否有兴奋躁动、是否有异常行为、是否有突然的情绪变化。护士巡视也是和患者交流的机会,用温和的语言、关心的态度与患者沟通,运用心理学知识与技巧转移患者注意力,避免引导其产生负性情绪或敌意,尽量将不安全因素遏止在萌芽中。患者使用温度计等医疗仪器时,护理人员要全程监视,避免出现意外。

(3)恰当使用约束　临床上为了保证患者和他人的安全,防止公共财产受到损坏,保证治疗、护理顺利进行,常对患者实施保护性约束。约束的适应证:①发作期精神病患者拒绝治疗、对静脉输液不合作者。②存在兴奋、躁动、自伤、伤人、毁物、自杀等行为,采用药物或其他治疗措施一时难以控制其症状者。约束之前应向家属解释约束的目的是为了保护患者的安全,说明保护性约束的必要性。

约束时工作人员态度要和蔼,有耐心,避免态度粗暴,尽量保护患者的尊严,尽量不引起患者的反感。用约束带时松紧适宜,以能放进 2 个手指为宜,不可系活结。对于被约束的患者,专人护理,严密观察肢体情况,耐心与患者进行交谈;重视患者的倾诉,避免不良的语言刺激,尽量满足患者的合理要求。经常检查被约束部位的皮肤有无擦伤及受压情况,每 1 ~2 h 放松调整体位和姿势并进行局部按摩及肢体活动;定时供水、供饭,定时协助患者排便,保持床铺干燥平整。评估患者危险因素消除后,及时去除约束。

(四)对症护理

精神科患者的每种症状均会给患者带来不同程度的痛苦或导致功能受损。因此,在护理过程中,要采取积极的措施缓解症状,以减轻患者的痛苦。对于精神分裂症患者出现的幻觉、妄想等症状,护士要用恰当的方式进行应对,避免与患者争执幻觉与妄想的内容。护士对患者症状的态度应该是理解与接纳,对症状的处理要积极、有效。

(五)心理护理

1. 支持性心理护理　是指医护人员运用语言、表情、行为向患者施加积极的心理影响的方法。它是一种简便易行、几乎人人都可以做且行之有效的方法。支持性心理护理的目的是提供适当的心理支持、调整认识、充分利用社会支持系统、改善外在环境、采用成熟的应对方式。主要通过以下方法实施。

(1)解释与指导　以心理学的理论为依据,向患者讲明道理,分析问题的原因、性质、讲清解决的方法等,帮助患者解除顾虑,消除或缓解不良情绪,树立信心。

(2)鼓励与安慰　不失时机地鼓励和安慰患者,帮助他们振作精神,增强应对各种危机的能力。

(3)保证与支持　以充分的事实为依据,充满信心,坚定地向患者做出保证,消除患者的紧张和焦虑,从而能客观地对待自己的问题。

(4)教育与疏导　及时进行心理卫生知识的宣传教育,消除患者因无知和偏见所引起的心理问题。培养良好的生活习惯,使问题得以解决。

2. 干预性心理护理　干预性心理护理是指根据患者的心理特征及存在的问题,制订有针对性的心理干预方案,采取心理学理论与技术,帮助患者解决心理问题。干预性心理护理专业性较强,需要护士系统学习心理咨询的相关理论与技术,具备心理咨询师的资质才可以实施。

第二节　护患人际冲突的处理

良好的护患关系是减少人际冲突的基础,但临床护理工作中,由于患者的精神症状或其他原因,患者与护士之间的人际关系也会面临尴尬甚至发生冲突,实际上这种冲突不仅会发生在精神科,在所有临床护理工作中都可能会发生。

1. 预防为主　采取保证安全的一切措施,是预防冲突的关键。护士要准确地把握每位患者的病情,及时评估其危险性,严密观察病情动态。对新入院患者，要充分了解病史,注意有无追逐异性、冲动行为、幻觉妄想，以及幻觉和妄想的内容。在日常工作中，要善于从患者的异常言语、情绪、动作、行为中预测可能发生的问题，对患者的病情，接受治疗的态度和心理状况等做到心中有数，以便有目的地进行防范。对患者的妄想内容不可贸然触及，在患者面前不要低声耳语,避免引起患者的猜疑。对于有明显冲动或敌意的患者,护士主动与患者接触交谈,了解病情,掌握患者思想动态和行为,提高警惕。尽量改善病房环境,帮助患者用适当方式控制情绪与行为,减少外界刺激,把患者或周围可伤人毁物的攻击性物品及时取走,适当满足患者的一些要求,对患者的过激言行采取不辩论、不注意的方式,但不能轻易迁就,这时可诱导患者谈论所关心的家事,转移其注意力,适当给患者安排体力活动,使其精力得到发泄。

为了避免重性精神障碍患者的突然袭击,刘中格等总结了以下的经验:①进病房开门时注意观察患者状态,确认无兴奋、躁动等情况才进入;②在走廊巡视患者时,靠墙的一边走，以免身体两面遭袭;③由于治疗需要与患者长时间接触时，尽量背靠墙，以免患者从后面攻击;④在治疗、护理或保护患者需要固定手臂时，从背侧握住

笔记栏

患者的手背或手腕，切忌从掌侧相握，以免抓伤。

2. 自我防护　一旦患者出现了冲动行为，在保障人身安全的前提下，精神科护士必须具有临危不乱的应变能力。对即将发生的伤害行为，要沉着、冷静，避免言语行为激惹，尽量劝说患者安静下来；对于不听劝说，正在发生的伤害行为，要镇定地采取有效措施，迅速制止，并予以保护性约束；对手持危险物品的患者，不要正面上前制止，尽量在正面吸引患者注意力，再由1～2名工作人员从侧面或背面悄悄靠近，突然将凶器夺下。当发现背后有患者袭击时，切忌回头观望，可俯身或侧身摆脱患者，避免面部受伤。在夜间工作人员极少时，可动员一些恢复期患者给予必要的协助。

3. 控制冲动　如果是与患者发生了争执，护士要控制自己的情绪，冷静、倾听、沉默是最好的反击武器。护士可以练习一些控制冲动的技巧，如深吸气、口数20个数闭口不言，还可以用心理调整的方法，控制自己的情绪沉着冷静。当然，在事件处理后，护士的情绪要用适当的方式、方法发泄出来，能够正确地处理自己的消极情绪，使自己不断地得到成长与磨炼。

4. 适当示弱　谨慎地礼节性让步、委屈中沉默、真诚的道歉等都是较好的应对方式，面对患者冲动，护士不能正面反击，相反以示弱的方式应对效果远远好于正面反击。

5. 事后处理　事后要围绕问题解决进行沟通，正确处理患者的情绪与其他后果，正确处理护士的情绪。护士要主动采取措施尽快恢复护患关系，避免关系恶化。

第三节　常见意外事件的防范与护理

精神科意外事故是指患者由于受精神症状的影响或严重的精神刺激，突然发生的人身危险、损伤、破坏行为。主要表现为暴力行为、自伤自杀、出走、噎食。因此对精神障碍患者的意外事故的防范与护理是精神科护理非常重要的一部分。从事精神科护理的人员必须时刻警惕，用高度的责任心预防意外事故的发生或发生后立即进行有效的处理。

(一)暴力行为的防范与护理

暴力行为是指患者在精神因素或精神症状影响下突然发生的冲动行为。如语言攻击、伤人、毁物等，以攻击行为较常见。由于其突发性，如不及时防范和制止可造成一定危害，甚至致残或危及生命，是精神科护理的重点、难点。

1. 暴力行为的预防

(1)心理护理　①理解患者、了解患者心理状态，掌握沟通技巧，主动接触，态度和蔼，使患者感到护士对他的关心和体贴，讲出内心真实感受，从而掌握第一手资料。②为患者解决实际问题，减轻心理压力。③分析病态心理，做耐心细致的说服工作。④允许适当的发泄和情绪转移，如哭泣、听音乐、看小说。对小说、音乐的内容应进行指导，防止产生反作用。

(2)加强责任心，严密观察病情动态，及时发现异常表现，根据病情采取不同级别的护理。

(3)严格执行安全管理制度　①坚守岗位，按时巡查病区情况，重点患者应在视线范围内监护。②严格执行安全检查制度，加强环境及危险物品的管理。③必要时采用约束工具，且征得家属的同意。④转移患者认定的攻击对象。

(4)创造良好的生活环境，减少不必要的刺激　①据病情予以单人房间，减少对其他患者的影响，避免同种患者住同一房间。②良好的物理环境，空气新鲜，减少声音、强光、温度的不良刺激。③满足正当要求，如少量吸烟、看书报、写字、打电话、请家人探望等。④适当参加工娱治疗活动，严格掌握适应证。

(5)药物治疗　遵照医嘱给予药物及各种治疗并注意观察反应及治疗效果。

(6)健康教育　在疾病恢复期，指导患者对精神障碍的正确认识及心理素质的锻炼，学会处理各种人际关系，鼓励主动寻求帮助。

2. 暴力行为发生时的处理措施

(1)寻求帮助　当有攻击他人或破坏物品等暴力行为出现时，寻求其他人员协助，尽快控制场面。

(2)控制场面　疏散围观患者，转移被攻击对象，用简单、清楚、直接的语言提醒患者暴力行为的结果。

(3)解除武装　以坚定冷静的语气告诉患者，将危险物品放在一旁，然后再移开。如语言制止无效，一组人员转移患者注意力，另一组人员乘其不备快速夺取危险物品。

(4)隔离患者　将患者转移隔离到安静的房间(隔离房或保护房)，减少外界干扰。

(5)身体保护　患者仍无法控制自己行为时，可采用身体约束方式协助患者控制自己。身体约束包括穿约束衣、以约束带约束四肢限制于床上或椅子上。在执行身体约束时，在保护过程中要持续与患者谈话，以和缓口气告知执行约束的目的、时间，必要时护士可陪伴在一旁以减轻其焦虑。

(6)药物治疗　当患者出现躁动不安时，按医嘱选用一些较强镇静作用的药物如氟哌啶醇、地西泮、氯硝西泮等肌内注射来稳定患者的情绪，并注意观察患者生命体征及用药反应。

(7)处理暴力行为的注意事项　①在接近患者时至少保持一个手臂的距离，并且预留可以很快离开的出口。不要从患者身后接近他，避免使其害怕而激发暴力行为。②接触患者身体要果断迅速，不能犹豫不决，多人行动要协调。③要保持友善和冷静的态度，既不要随意指责患者，也要避免太温和；既让患者感受到关心、合作的气氛，又要感受到医务人员的威严。

(二)自伤自杀行为的防范与护理

自杀是一个人有意识的企图伤害自己的身体，以达到结束自己生命的行为。自杀是导致精神患者死亡的主要原因之一，其中抑郁发作是自杀率最高的一类精神疾病。自杀的防范与护理是精神科护理中十分重要的工作。

1. 自杀行为产生的危险因素

(1)有企图的自杀史，特别是近期内有过自我伤害或自杀未遂的行动，其自杀死亡的可能性比没有类似情况的患者高十倍至几十倍。

(2)有精神病史，由于患者受抑郁、自责自罪、被害妄想、命令性幻听、强制性思维等影响而出现自杀行为。

(3)有自杀家族史，家庭成员的自杀会相互影响，对患者有启示作用。

笔记栏

(4)近期内生活中发生有重大的变故,如被抛弃、失落、绝望等都有可能是导致自杀的原因。

(5)有自杀的想法及具体计划。

(6)社会支持系统缺乏大大增加了患者自杀的危险性。

(7)患者认知及解决问题能力无效,当患者用尽所知的解决问题的方法都无效后,有可能选择以自杀行为做最后的解决困难的途径。

(8)情绪低落,患者可能表现出无助、无望的迹象,并有明显的体重减轻、失眠时,要警惕自杀的先兆。

(9)患严重疾病或处在严重疾病的尾期,患者得知自己得了绝症或未来将处于一种痛苦的病痛之中,都有可能选择自杀来求解脱或维持自己的尊严。

(10)频繁的意外事故或外伤史,这可能是自杀企图的先兆。

2. 自杀行为的防范与护理

(1)评估患者自杀危险因素和自杀意愿强烈程度,抓住预防工作的重点。

(2)评估患者本人抵抗自杀意愿的内外部资源,并充分利用有利资源。

(3)创造安全的治疗环境,病房环境中杜绝危险物品如刀、剪、绳、玻璃等,以保证患者安全。

(4)严密观察病情,与患者保持严密接触。一般每 10 ~ 15 min 一次观察患者活动,对高度自杀危险者采取一对一守护方式。

(5)真诚、尊重、接纳、同情和支持患者,并与之建立良好的治疗关系。

(6)积极地向患者传递正性的信息,表示对患者的关心,并向患者提供希望,帮助患者建立战胜疾病的信息和树立对生活的希望。

(7)督促和监护患者遵医嘱服药,确保治疗的顺利进行。

(8)协助患者满足生理需要,包括个人卫生、饮食、睡眠、排泄等。

(9)充分动员和利用社会支持系统,帮助患者战胜痛苦,增强对抗自杀的内外部资源。

(三)出走行为的防范与护理

出走行为是指住院患者未经医生批准,私自离开医院的行为。患者出走会中断其治疗过程,加重病情,同时精神障碍患者自我防护能力较差,出走可能给患者本人及他人造成严重伤害。所以,护理人员应高度警惕,严防出走行为的发生。

意识清晰的患者多采用隐蔽的方法,常在门口活动,窥视情况,乘工作人员不备时出走;处于蒙昽状态或意识不清楚的患者,出走不讲方式,会无目的、无计划,旁若无人地出走。部分患者出走前行为异常,如坐立不安、东张西望,频繁如厕、失眠等。

1. 预防出走行为

(1)预防为主,及时发现患者外走倾向,采取预防性措施,安定情绪,防止外走。

(2)加强入院指导,使患者尽快熟悉环境,减少或消除不适应感。

(3)做好病房的安全管理工作,特别是门窗、钥匙。

(4)加强工作责任心,坚守工作岗位。严密观察并掌握病情,重点交接班,准确清点患者人数。

(5)将患者置于工作人员视力范围内,外出活动或检查时要专人陪护。

(6)丰富患者住院生活,鼓励参加集体活动,并与家属联系来院探视,减少患者的孤独感。

2. 发生出走行为时的护理

(1)患者出走时,及时向护士长汇报,组织人员寻找,并通知家属协助。

(2)对于出走返院的患者,应询问其出走原因,加强防范;同时应安慰患者,不得以任何理由责备或变相惩罚患者,避免激化情绪,再次发生出走。

(四)噎食的防范与护理

噎食是指进食过程中食物误入气管,可以引起严重的呛咳、呼吸困难,甚至窒息死亡的现象。精神障碍患者更易发生噎食窒息,尤其是患者服用抗精神病药物后,发生锥体外系不良反应所致。

1. 预防措施

(1)严密观察患者病情及有关药物的不良反应,注意观察咽喉肌功能。对有严重锥体外系不良反应的患者,除按医嘱给予拮抗药物外,还应给予流质或半流质饮食。避免给患者带骨、刺的食物。

(2)加强饮食护理,对药物不良反应较重,吞咽困难的患者,专人守护进食或喂食,必要时给予鼻饲流质饮食。

(3)加强饮食的管理,对抢食及不知饥饿的患者,应单独进食,分量分次进食,或专人喂饭。对暴饮暴食者,适当控制其食量,逐步改进不良的进食习惯。

2. 噎食的急救处理

(1)就地抢救,立即清除口咽部食物,并解开领口。

(2)若仍无缓解,将患者腹部俯卧于凳子上,让上半身悬空,猛压其腰腹部迫使膈肌猛然上移而逼迫肺内气体将食团冲出。如果重复 5 ~6 次不见效,应立即用大号针头在环甲软骨上沿正中部位插入气管。

(3)如心跳停搏,立即进行胸外心脏按压,同时给予对症抢救处理。

(4)必要时行气管切开术,并做好气管切开的护理,预防并发症的发生。

(五)木僵的防范与护理

木僵指一种高度的精神运动性抑制状态。木僵一般无意识障碍,各种反射保存。木僵解除后,患者可回忆起木僵期间发生的事情。

1. 安全和生活护理

(1)木僵患者的生活不能自理,需重点予以照顾。

(2)加强观察,以防突然兴奋伤害他人。

(3)保证患者的营养和液体的摄入。如患者能接受喂食,应耐心喂饲;对完全拒食者,应采用鼻饲,鼻饲食物应保证足够的蛋白质、热量和维生素。维持水、电解质、能量代谢平衡。

(4)木僵患者的意识大多清晰,医护人员在患者面前的言语和行为必须注意,应避免刺激患者。

2. 特殊护理

(1)加强生活护理,注意口腔卫生,避免发生溃疡。注意预防并发症,定时翻身,防止褥疮形成。做好二便护理,注意排便情况,必要时导尿和灌肠。

(2)保持呼吸道通畅,做好口腔护理,采取卧位,头偏向一侧。

笔记栏

(3)必要时遵医嘱配合医生做发射计算机断层显像(ETC),注意观察治疗效果与不良反应。

(4)紧张性木僵患者有可能突然发生剧烈的兴奋状态或冲动行为,必须加强防范,防止患者自伤和伤人。

(5)要防止其他患者攻击或伤害木僵患者。

思考与练习

1. 患者,男,56岁,因精神分裂症住院治疗,患者不承认自己有病,认为家人和医生是故意与自己作对,坚持要出院。对于此类病例用药护理时要注意哪些事项?

2. 如果在临床护理工作中,患者家属对你百般挑剔、用语言攻击你,作为护士你如何处理?事后如何进行自我调整?

(张瑞星　张　华)

第十一章 器质性精神障碍患者的护理

器质性精神障碍是指由于脑部疾病或躯体疾病引起的精神障碍。由脑病导致的精神障碍，常称为脑器质性精神障碍，包括脑变性疾病、脑血管病、颅内感染等所致的精神障碍。躯体疾病所致精神障碍是由脑以外的躯体疾病引起的，如躯体感染、内脏器官疾病等。但是，脑器质性精神障碍与躯体疾病所致精神障碍往往不能截然分开。

器质性精神障碍在临床上主要表现为谵妄、痴呆和遗忘综合征。

第一节　谵妄、疾呆与遗忘

(一)谵妄

谵妄是指以意识障碍、显著的兴奋躁动、感知觉障碍为三联征的一组器质性精神障碍综合征，病变可逆，预后较好。由于一般急性起病，病情发展速度较快、病程短暂，又称为急性脑病综合征。

1. 病因　引起谵妄的主要病因是颅内病变(如感染、外伤、出血、肿瘤、脑血管疾病)、内分泌失调、水电解质紊乱、药物或其他物质中毒等。

2. 临床表现　谵妄多发生在住院患者中，尤其是老年病房、重症监护室和急诊室中。通常急性起病，持续数小时或数天。①意识障碍：表现为神志恍惚、注意力涣散、心不在焉、话不切题。具有昼轻夜重的特点，患者白天交谈时可对答如流，晚上却出现意识混浊。②感知觉障碍：常有错觉和幻觉，错觉以错视最为常见，内容多呈恐怖性。幻觉以幻视多见，如把止血带看成蛇，把药片看成小虫等。③定向力障碍：包括时间和地点的定向力障碍，严重者会出现人物定向障碍。④其他：有的患者表现为极度恐惧、焦虑、抑郁等；有的患者思维不连贯，言语零乱，推理与解决问题的能力受损，出现暂时性、片段性的妄想；有的患者表现出记忆障碍，以近记忆力受损为主，对病中经历多不能回忆，部分患者在恢复期还可出现错构和虚构。

(二)痴呆

痴呆指的是全面性智能衰退，包括记忆、思维、理解、计算等能力减退和人格改变，而不伴意识障碍，多数为不可逆，但部分经治疗后可改善。因起病缓慢，病程较长，又称为慢性脑病综合征。

笔记栏

1. 病因　最常见的病因是脑组织变性引起的疾病，在老年期尤以阿尔茨海默病最为常见，其他发病原因有脑血管性疾病、颅内占位性病变、脑外伤、脑炎等。

2. 临床表现　痴呆的发生多数缓慢隐匿，记忆减退是必备且早发的症状。早期出现近记忆障碍，如隔 5 min 复述 3 件物品有困难，学习新知识的能力明显减退。随着病情的进一步发展，健忘加重，做事随做随忘，严重者甚至找不到回家的路。远记忆也逐渐受损，记不清过去发生的重大事件，如个人生日或纪念日等。患者常以虚构的形式来弥补记忆方面的缺陷。智能有关的计算、判断、分析、理解能力等减退，可出现时间、地点和人物定向障碍。

患者可出现人格改变。表现为兴趣减少、情感淡漠、退缩或冲动、幼稚等。情绪症状包括焦虑、易激惹、抑郁和情绪不稳等，有些会出现坐立不安、尖叫、甚至攻击性行为。也可出现妄想和幻觉。

患者的社会功能受损，不能完成自己熟悉的工作，不能从事脑力劳动，严重时连简单的劳动如做饭也完不成，并经常出错，如忘记关煤气、锁门等。晚期生活不能自理，运动功能逐渐丧失，甚至穿衣、进食、洗澡以及大小便均需他人协助。

（三）遗忘综合征

遗忘综合征又称科尔萨科夫综合征，是由脑器质性病理改变所导致的一种选择性或局灶性认知功能障碍，以近事记忆障碍为主要特征，无意识障碍，智能相对完好。临床表现主要为严重的记忆障碍，特别是近记忆障碍。注意力和即刻记忆正常，但 10 min 后难以回忆。患者常有虚构，因近记忆缺损，会编造生动和详细的情节来弥补。多见于慢性乙醇中毒性精神障碍和脑器质性精神障碍。

第二节　脑器质性疾病所致精神障碍的护理

一、阿尔茨海默病

阿尔茨海默病（Alzheimer's disease，AD）是一组原因未明的原发性、退行性脑变性疾病。多起病于老年或老年前期，潜隐起病，病程缓慢且不可逆，临床上以智能损害为主。病理改变主要为皮质弥漫性萎缩，沟回增宽，脑室扩大，神经元大量减少，并可见老年斑，神经元纤维缠结等病变。起病在 65 岁以前者（老年前期）旧称早老性痴呆，多有同病家族史，病变发展较快，颞叶及顶叶病变较显著，常有失语和失用。

AD 占全部痴呆患者的 55% 左右，目前已成为发达国家的主要保健和社会问题之一。我国也将 AD 列为“九五”重点攻关研究的疾病之一。AD 的发病率与年龄呈正相关，女性多于男性，约 2∶1。

AD 的发病危险因素包括：①年老；②痴呆家族史（已发现有痴呆家族史者，其发病率为普通人群的 3 倍）；③低教育水平；④脑外伤史等。

（一）临床表现

AD 一般起病隐匿，呈持续性、进行性病程，很少自我缓解或自愈，从发病到死亡病程 8～10 年，最后发展为严重痴呆，常因压疮、骨折、肺炎、营养不良等躯体疾病或衰

笔记栏

竭而死亡。但也有些患者的病程可持续15年或更长。临床表现可分为认知功能缺损症状和非认知性精神症状，两者都将导致社会功能减退。

1. 认知功能缺损症状　近记忆障碍常为首发和最明显的症状，最明显的是近事记忆障碍，新近学习的知识很难回忆，近事记忆比远事记忆更容易受损。理解、分析、判断能力等智能的障碍也是痴呆的主要症状，这些症状的严重程度常与记忆障碍密切相关。在发病期间还可出现错构、虚构等。

2. 精神症状

(1)妄想　痴呆患者由于容易忘记物品的放置位置，因此认为物品被窃，可有被窃妄想；有些患者由于失认而认为自己的家不属于自己，常要求回家，或认为自己的配偶或亲人是别人装扮；少数患者认为配偶不忠。痴呆患者的妄想往往不系统，结构不严密，时有时无。

(2)幻觉　各种幻觉都可出现，但以幻视多见。常见的幻视是看见偷窃者或入侵者，看见死去的亲人等。偶尔在没有幻视的情况下可听到偷窃者或死去的亲人说话，也可有其他言语性幻听。

(3)情感障碍　有的患者早期以情感性障碍为主，表现为躁狂或抑郁，大约1/3的痴呆患者伴有抑郁，因此容易被误诊，随着病情加重，痴呆症状日益明显才明确诊断。轻度痴呆时，焦虑比较常见，患者可能担心自己的工作能力和生活能力，还可能担心自己的钱财、生命等。痴呆较重时，情感淡漠日趋明显。

(4)行为异常　包括语言攻击和身体攻击两类。痴呆患者最常见的攻击行为是抗拒为其料理生活，例如洗澡、穿衣等。因认知功能下降，可出现多种无目的的或重复的活动，如反复搬移物品，反复收拾衣物，将贵重物品收藏在不恰当的地方。不少患者出现“徘徊症”，表现为整天不停漫步，或跟随照料人员，或晚间不恰当地要求外出等。有些患者表现活动减少、呆坐。

(5)饮食障碍　主要表现为饮食减少、体重减轻。约一半的住院痴呆患者有营养不良。也有一些患者饮食不知饥饱，饮食过多，导致体重增加。还有极少数患者出现异食症，吃一些常人不吃的东西。

(6)生物节律改变　正常老年人睡眠时间有减少，慢波睡眠减少和白天疲劳。在痴呆患者身上，这些变化特别明显，表现是晚上觉醒次数增加。随着痴呆的进展，快动眼睡眠减少，白天睡眠增加，最后睡眠节律完全打乱。患者的行为异常在傍晚时更明显，称为日落综合征。

3. 语言障碍　痴呆程度较轻时一般性的社会交往性语言能力相对保持，但当深入交谈后就会发现患者的语言功能损害，主要表现为语言内容空洞、重复和赘述。除了表达性语言损害外，痴呆患者通常还有语言理解的困难，包括词汇、语句的理解。

4. 神经系统症状和体征　轻、中度患者常没有明显的神经系统体征。少数患者有锥体外系受损的体征。重度晚期患者出现神经系统原始性反射如强握、吸吮反射等。晚期患者最明显的神经系统体征是肌张力增高，四肢屈曲性僵硬，呈去皮质性强直。

5. 病情分级　临床上为便于观察，根据疾病的发展，大致可将阿尔茨海默病分为轻度、中度和重度三种严重程度，临床表现分述如下。

轻度患者：对新近发生的事容易遗忘，如经常丢东西，记不住新来同事的名字，忘记已答应要给别人办的事情；学习新知识困难，看完报纸后想不起看的内容。常有时

笔记栏

间定向障碍，如记不清今天是几月几号。计算和理解能力减退。早期患者对自己的记忆障碍有一定的自知力，并且尽量弥补和掩饰，例如经常把容易忘的东西记在随身带的本子上，避免因记忆缺陷给自己的工作和生活带来不良影响。随着记忆力和判断力的进一步减退，患者对较复杂的工作不能胜任，不过仍能完成已熟悉的日常事务或家务。患者的个人生活基本能自理。疾病的早期往往出现人格改变，患者变得主动性差，活动减少，对周围环境及人漠不关心，甚至对自己的亲人也很冷淡。情绪不稳，易激惹。

中度：到此阶段，患者不能独自生活。表现为记忆障碍日益严重。用过的物品随手即忘，甚至遗失贵重物品。刚发生的事情也转眼就忘，忘记自己的家庭地址及亲人姓名，但尚能记住自己的名字。远记忆也受损，不能回忆以前发生的重大事件，甚至忘记自己的出生年月。有时因记忆减退出现错构和虚构。时间和地点定向均出现障碍，出门常常找不到回家的路。语言功能障碍明显，讲话乱七八糟没有具体内容；继之，出现命名不能，对常见物品的命名有困难；出现视觉失认，例如不能识别亲人与镜子中的自己；患者已不能工作、完不成家务劳动，甚至穿衣、刷牙等基本的生活料理也需要家人的帮助。

患者的精神和行为障碍表现比较突出，情绪不稳。有的由于记忆减退找不到自己放置的东西而怀疑他们偷窃，有的因为强烈的嫉妒心而怀疑配偶不忠。部分患者有睡眠障碍，白天昏昏欲睡，夜晚思维活跃。可有片段的幻觉以及人格改变，如固执、不修边幅、拾捡破烂、乱拿他人之物；亦可表现本能活动亢进，如当众裸体，随地大小便等。

重度：记忆力、思维及其他认知功能皆严重受损。忘记自己的姓名和年龄，不认识子女。患者的语言表达能力也日益退化，只能自发言语，内容单调，最终丧失语言能力。活动也逐渐减少，逐渐丧失行走能力，最终只能终日缠绵床褥，大小便失禁。晚期可出现一些原始反射如强握、吸吮反射。肌张力增高，肢体屈曲。

✲临床案例

女性，65岁，汉族，初中文化程度，退休工人，因记忆力下降、生活能力丧失由子女陪同前来就诊。患者3年前开始出现记忆力问题，初始表现为记不住别人的名字和所说的话等，但仍能想起往事。之后记忆力明显下降，忘记自己和朋友的约会计划，记不住回家的路，说话词不达意，不容易被人理解。性格由原来的善解人意、干净整洁变成脾气暴躁和衣着不整，甚至懒于洗澡、换衣服。吃饭需要家人督促。当问其问题时，回答简单或错误。近期记忆缺失，不能回忆早餐内容。患者无典型的幻觉、妄想、抑郁和焦虑情绪等，情感反应较为简单、冷漠。患者7年前丧偶后一直独居，子女因工作忙无法在家庭中长期照顾患者。近半年来，患者不能进食、洗漱、穿衣等，不认识家人和朋友。患者母亲高龄时也有类似症状，但未经诊断和治疗。患者无头部外伤、心脑血管疾病和药物过敏史，临床MRI检查发现：双侧大脑皮质萎缩，脑沟增宽。

诊断：阿尔茨海默病。

（二）诊断与鉴别诊断

根据CCMD-3阿尔茨海默病诊断标准如下。

（1）症状标准 ①符合器质性精神障碍的诊断标准。②全面性智能损害。③无突然的卒中样发作，疾病早期无局灶性神经系统损害的体征。④无临床或特殊检查提示智能损害是由其他躯体或脑的疾病所致。⑤下列特征可支持诊断，但不是必备条件;高级皮质功能受损,可有失语、失认或失用;淡漠、缺乏主动性活动,或易激惹和社交行为失控;晚期重症病例可能出现帕金森症状和癫痫发作;实验室检查证明有脑萎缩。⑥神经病理学检查有助于确诊。

(2)严重标准　日常生活和社会功能明显受损。

(3)病程标准　起病缓慢,病情发展虽可暂停,但难以逆转。

(4)排除标准　排除脑血管病等其他脑器质性病变所致智能损害、抑郁发作等精神障碍所致的假性痴呆、精神发育迟滞或老年人良性健忘症。

(三)治疗

1. 治疗原则　目前本病尚无特效的治疗方法,首先应做好一般生活照顾,并应根据不同病情给予相应的护理。

2. 治疗措施　主要包括:①一般营养支持治疗。②若患者出现妄想观念或兴奋冲动等症状,可对症使用小剂量抗精神病药,如甲硫哒嗪、奋乃静、维思通等;若出现抑郁、焦虑、失眠等症状,可相应给予小剂量抗抑郁、抗焦虑和镇静催眠药;用药期间应注意观察有无药物的不良反应发生。③选用改善认知功能和促进代谢的药物,如石杉碱甲(哈伯因)、多奈哌齐(安理申)、茴拉西坦、美金刚等。

二、血管性痴呆

血管性痴呆(vascular dementia,VD)是指由脑血管病变引起的痴呆。一般是在脑血管壁病变的基础上,加上血液成分或血流动力学改变,造成脑出血或缺血,导致精神障碍。通常起病急,进展缓慢,多因卒中引起病情急性加剧,代偿良好时症状可缓解,病程波动呈阶梯样,临床表现多种多样,但最终常发展为痴呆。

VD 发病率与年龄相关,男性多于女性,且城市高于农村。导致 VD 的危险因素尚不清楚,通常认为与卒中的危险因素相似,包括高血压、冠状动脉疾病、房颤、高血脂、糖尿病、吸烟、高龄、既往卒中史等。

引起本病的根本原因是脑动脉硬化引起脑组织发生器质性改变。脑动脉硬化的程度可因部位不同而有差别,以大脑中动脉及基底动脉较易硬化,小动脉和毛细血管前小动脉管壁的增厚,弹力层断裂多见。大脑基底节区尚可见有毛细血管玻璃样变与纤维化等改变。

(一)临床表现

多在中老年起病,患者常有高血压及高脂血症病史,病前可有多次短暂的脑缺血发作,早期可见头痛、头晕、失眠或嗜睡、易疲乏、精力不集中等神经症样症状,但人格保持相对完好;以后随病情发展逐渐出现记忆障碍,并呈波动性阶梯性恶化,可伴有情绪不稳、一过性轻瘫、失语或视力障碍等;晚期则出现明显痴呆症状,且人格改变,生活不能自理。少数急性起病者亦可出现意识模糊状态。

(二)诊断与鉴别诊断

根据 CCMD-3 脑血管病所致精神障碍诊断标准如下:

(1)症状标准　①符合器质性精神障碍的诊断标准。②认知缺陷分布不均,某些认知功能受损明显,另一些相对保存,如记忆明显受损,而判断、推理及信息处理可只受轻微损害,自知力可保持较好。③人格相对完整,但有些患者的人格改变明显,如自我中心、偏执、缺乏控制力、淡漠，或易激惹。④至少有下列1项局灶性脑损伤的证据：脑卒中史、单侧肢体痉挛性瘫痪、伸跖反射阳性或假性球麻痹。⑤病史、检查或化验有脑血管病证据。⑥大脑神经病理学检查有助于确诊。

（2）严重标准　日常生活和社会功能明显受损。

（3）病程标准　精神障碍的发生、发展及病程与脑血管疾病相关。

（4）排除标准　排除其他原因所致意识障碍、其他原因所致智能损害（如阿尔茨海默病）、情感性精神障碍、精神发育迟滞、硬脑膜下出血。

（三）治疗

1. 治疗原则　目前还没有特效药物治疗VD。对VD危险因素的预防和治疗可减少VD的发病率。治疗能防止患者病情继续恶化，有时可改善部分患者的病情。

2. 治疗措施　首先要控制血压和其他危险因素，如高血脂、糖尿病、吸烟、酗酒和肥胖等，并注意房颤和颈动脉狭窄等危险因素。药物如血管舒张剂（如氢化麦角碱）、长春花生物碱、脑代谢药、银杏叶制剂、神经保护剂、钙通道拮抗剂和N-甲基-D-天冬氨酸受体拮抗剂在临床上的疗效都不甚肯定。此外，对伴发精神症状和行为障碍者应给予相应的治疗。

三、其他脑器质性精神障碍

其他脑器质性精神障碍包括颅脑外伤所致精神障碍、颅内感染所致精神障碍、颅内肿瘤所致精神障碍、梅毒所致精神障碍、癫痫性精神障碍、HIV感染所致精神障碍等。

四、护理

【护理评估】

1. 生理功能方面　了解患者既往史，如有无脑外伤史、药物中毒史、抑郁发作史等；患者的饮食、起居、日常生活习惯有无异常，有无烟酒嗜好；患者的日常生活是否能够自理，如能否单独进餐、自己穿衣服等。

2. 精神症状方面　①患者智能方面有无减退。②患者有无错觉、幻觉，其内容、出现的时间、频率等。③患者的思维活动有无受限，如思维迟缓、反应迟钝、注意力涣散、理解困难、逻辑障碍，是否敏感多疑以致出现妄想。④了解患者有无人格改变；患者有无兴奋躁动，吵闹不休，甚至冲动伤人或自杀等异常行为。

3. 心理社会方面　①心理状况：阿尔茨海默病的患者，对家庭来说是一个很大的压力与负担。无论在医院还是社区，家庭支持对患者疾病的康复是非常重要的。因此，护理人员必须细心了解家属照顾患者的能力和意愿，做好心理安抚工作。②人际关系状况：患者有无人际交往障碍，是否在家独处，有无时常与人交往或经常参与社区活动等。

【常见护理问题】

1. 有受伤的危险　与患者走路不稳、判断错误等有关。

2. 言语沟通障碍　与患者理解能力减弱、失读、失认、失语有关。

笔记栏

3. 生活自理能力缺陷　与患者认知能力的丧失有关。

4. 家庭应对无效　与患者认知能力的改变、智能减退等有关。

【护理目标】

患者无受伤或伤人毁物行为；出现失语症时，能够用别的方式表达自己的需求，能指出图片和标签；能参与力所能及的自我料理，在家人及护理人员的指导下患者能穿好自己的衣服；患者家属对疾病有正确的认识，能正确处理患者的各种状况。

【护理措施】

1. 基础护理

(1) 心理护理　与患者交谈时态度要亲切，用句简单，吐字清晰，语速缓慢，尊重患者，以耐心、热情、接纳的态度建立良好的护患关系。

(2) 生活护理　评估患者自理能力缺陷的程度，给予必要的帮助；对痴呆患者进行生活护理时，要耐心解释和详细指导，以取得患者合作及对学习自理技能产生兴趣。在进行护理时，凡是患者能独立完成的或在别人的协助下能完成的自理技能，不要包办代替，要鼓励患者自己完成，同时给予及时的肯定和表扬。对依赖性强而不进行自理的患者，要做好心理护理，进行充分的解释和鼓励，帮其制定具体计划，并提出要求，以达到自理的目的。定期督促或协助患者洗澡、更衣、理发、剃须、修剪指(趾)甲等；根据天气变化及时给患者增减衣物；对长期卧床患者，预防褥疮发生，加强并发症的护理。

(3) 饮食护理　为患者提供无骨、无刺、易吞咽、易消化、营养丰富的低盐低脂饮食，必要时给予鼻饲流质饮食，不要让患者吃黏性食品，允许患者选择个人喜好的食物。

2. 安全护理　减少或防止危险因素发生，加强安全管理工作，清除所有危险物品，煤气、电源等开关要有安全装置。减少不良刺激，严禁患者单独活动或独处。严密观察患者的病情变化，全面掌握患者的思想动态和行为，正确识别暴力行为的前驱表现，恰当分析造成冲动行为的相关因素，及时采取有效的防范措施，尽早进行干预。

3. 定向力训练　定向力障碍是阿尔茨海默病患者很常见的问题，因此，护士要尽可能随时纠正或提醒其准确的人、时间、地点的概念，使患者减少因定向力错误而引起的恐慌、不安。医院内患者的房间应有大而明显的标记，以日期分页的日历也有助于患者的时间定向力。鼓励患者读报或收听广播电视，可保持或促进患者对新发事件的兴趣。

【健康教育】

1. 患者健康教育　教会患者自我护理方法，鼓励其增加自我护理的独立性，避免过分依赖他人。告之患者用药的注意事项、有关药物不良反应的处理方法，及坚持全面康复治疗能使身体功能得到最大程度康复的重要性，使残疾程度降到最低范围。嘱患者多与社会接触，保持乐观情绪。

2. 家属健康教育　本病是以预防为主，一旦患病，家属承担着巨大的压力，需要向家属讲解疾病发展与转归过程，使家属认识到此病的不可治愈性，但通过耐心地照护可以延缓病情发展。教育家属掌握一些常用的交流与训练技巧。

笔记栏

第三节　躯体疾病所致精神障碍的护理

躯体疾病所致精神障碍是指在内脏器官、内分泌、营养、代谢、血液、结缔组织等疾病过程中，由于影响了脑功能而出现的各种精神障碍。由于本障碍是在原发的躯体疾病的基础上产生的，因此可把精神障碍视为躯体疾病全部症状的一个组成部分。

一、病因与发病机制

继发于脑以外的躯体疾病或障碍：如能量代谢障碍，供给不足；毒素物质作用中枢神经系统导致缺氧；神经递质的改变；躯体水和电解质紊乱、酸碱平衡失调、内分泌激素与维生素不足等。

二、分类与临床表现

1. 躯体感染所致精神障碍　是指由病毒、细菌、原虫、立克次体、螺旋体等引起急性感染疾病。不包括脑部直接感染所致的精神障碍。多数躯体感染患者出现的精神症状较轻且短暂，如注意力不集中、轻度意识障碍、焦虑、抑郁、易激惹、失眠或嗜睡、精神疲乏等。少数患者可出现严重的精神障碍。

躯体感染所致精神障碍常具有共同的特点：起病较急，病程发展常起伏不定，例如患者早上感到疲乏和轻度的眩晕，下午则出现焦虑和易激惹，而晚上却出现意识模糊。此外，精神症状通常与感染密切相关，感染控制后，精神症状也随之好转。

2. 内脏器官疾病所致精神障碍　内脏器官疾病所致精神障碍是指各重要内脏器官，如心、肺、肝、肾等严重疾病时继发脑功能紊乱所引起的精神障碍。精神障碍的严重程度随原发病的严重程度而波动。在各种有害因素的作用下，重要内脏器官发生损害，可直接影响其生理功能，或是有害物质蓄积，造成机体的循环、代谢障碍及水电解质紊乱和酸碱平衡失调，导致脑功能障碍而发生精神障碍。要注意在治疗原发病的同时对症处理。必要时行透析治疗，维持水电解质平衡，使用小剂量精神药物控制精神症状。

3. 其他躯体疾病所致精神障碍

（1）内分泌疾病所致精神障碍　内分泌疾病所致精神障碍是指由于内分泌功能亢进或低下所致的精神障碍。内分泌疾病时，出现内分泌功能紊乱，影响中枢神经系统，致使大脑功能紊乱。在针对病因治疗的同时，使用小剂量精神药物控制精神症状。

（2）结缔组织疾病所致精神障碍　结缔组织疾病常有多系统、多内脏受累，症状复杂多变，常伴发神经精神障碍，一些患者可以精神神经症状为首发表现。主要应针对病因治疗，可使用肾上腺皮质激素和免疫抑制剂联合治疗原发病，一般不使用抗精神病药物。

三、诊断与鉴别诊断

根据 CCMD-3 躯体疾病所致精神障碍诊断标准如下：

1. 症状标准

(1)通过病史、躯体以及神经系统检查、实验室检查发现躯体疾病的证据。

(2)精神障碍的发生、发展以及病程与原发躯体疾病相关,并至少有下列 1 项:①智能损害;②遗忘综合征;③人格改变;④意识障碍(如谵妄);⑤精神病性症状(如幻觉、妄想或紧张综合征等);⑥情感障碍(如抑郁或躁狂综合征等);⑦神经症样症状;⑧以上症状的混合状态或不典型表现。

(3)无精神障碍由其他原因导致的足够证据(如乙醇或药物滥用、应激因素)。

2. 严重标准　社会功能受损。

3. 病程标准　精神障碍的发生、发展及病程与原发性躯体疾病相关。

4. 排除标准　排除精神分裂症、情感性精神障碍的严重躁狂发作或抑郁发作。

四、治疗

1. 治疗原则　治疗引起精神障碍的原发躯体疾病,停用可能引起精神障碍的药物。

2. 治疗措施　包括控制精神症状和支持疗法。①控制精神症状:使用精神药物要慎重,起始剂量应更低,缓慢加量,当症状稳定时即应考虑逐渐减量。对存在攻击行为的患者,可考虑短期使用抗精神病药物;有抑郁者可用抑郁药,但须注意,因三环类药物的不良反应,故禁用于心脏传导阻滞、青光眼及前列腺肥大的患者。②支持疗法:包括维持水、电解质平衡,充足的营养供应等。

五、护理

【护理评估】

1. 生理功能　患者生命体征有无异常,有无缺氧、腹水、黄疸、水肿等现象;有无与本病相关的神经系统症状与体征,如复视,脑膜刺激征,共济失调等。

2. 精神症状

(1)认知状况　①患者有无错觉、幻觉、妄想内容,出现的时间、频率等;②患者思维方面有无思维迟钝、注意力不集中、言语不连贯、回答不彻底、理解困难或错误等;③患者是否存在记忆障碍和智能障碍,有无性格改变。

(2)情感状况　患者有无情绪低落、焦虑不安、抑郁、悲观绝望及自杀行为。

(3)意志和行为状况　患者有无活动过度、烦躁不安或躯体疲乏、少语少动、懒散等衰弱表现。

3. 心理社会

(1)心理状况　患者及家属对诊断是否难以接受;是否出现沉默寡言等悲观情绪;是否学会有效舒缓心情的方式如听音乐、唱歌等。

(2)社会环境状况　患者居住的条件是否拥挤、环境嘈杂、潮湿、空气污染严重等;患者家属对患者的治疗和照顾重视与否;家庭经济状况等。

【常见护理问题】

1. 有受伤的危险　与认知及情感障碍有关。

2. 思维过程改变　与躯体疾病所致的幻觉、妄想等精神症状有关。

笔记栏

3. 睡眠型态紊乱　与原发躯体疾病、精神症状（焦虑、兴奋等）有关。

【护理目标】

患者安全（医院/家里）得到保障；能识别幻觉、妄想，并能有效地应对，与医护人员、社会成员建立良好的人际关系；能够有充足睡眠，养成良好的睡眠习惯，且休息后精神面貌较好。

【护理措施】

1. 基础护理

（1）心理护理　躯体疾病所致精神障碍的患者往往焦虑、恐惧、易激惹、孤独，护理人员应主动介绍自己，帮助患者尽快熟悉环境和适应病后所需的生活方式。关心患者，耐心做好安慰、劝导等护理工作，给予心理支持，使其能够配合治疗和护理。建立相互信任的护患关系，主动发现患者的身心需要，并及时采取措施，尽可能地给予满足。

（2）生活护理　护理人员应协助和提高患者穿衣、吃饭、洗澡、整理床铺、排泄等日常生活能力。结合原发病的情况，为患者提供易消化、营养丰富的饮食，进餐环境清洁、舒适、时间充足，在不影响治疗与病情许可的前提下，提供患者喜爱的食物，以促进食欲。

（3）睡眠护理　评估影响患者睡眠的相关因素、程度及目前的睡眠状态，并尽量减少或去除影响患者睡眠的诱发因素。为患者创造良好的睡眠环境，如病房内空气新鲜、温度适宜，周围环境安静，除必要的观察和操作外，不宜干扰患者睡眠。为患者提供足够的照明，避免因光线不足而令患者产生错觉或感到恐惧不安及辨认困难。为患者建立有规律的生活，日间为其安排适当的活动，如定时做早操、看电视、散步、读报等，以减少白天卧床、睡眠的时间。如患者在半夜醒来，应给予轻声安慰，有助于患者再次入睡。如患者以为是白天，切勿与之争执，可陪伴患者一段时间，再劝说其入睡。教会患者一些利于入睡的方法，如温水泡脚，全身放松，依次计数等，必要时可遵医嘱给予药物辅助入睡。

2. 安全护理

（1）冲动行为的护理　躯体疾病伴发精神障碍的患者，时常情绪不稳定，无原因心烦、与人争吵，易出现冲动行为。护士要首先评估患者可能受伤的因素，尽量减少或消除危险因素。应将患者安置在易观察、安全且无危险物品的房间，并在护理人员的视线下活动，每 10 min 巡视 1 次，必要时专人陪护。与兴奋躁动的患者分开管理，为患者提供舒适、安静的环境，减少不良刺激和环境中对患者的潜在危险因素。若患者出现烦躁不安、类躁狂状态，应及时安置于重症病房，重点监护，可暂时约束。严密观察患者病情变化，严防患者消极自杀。在病情许可的情况下鼓励患者参加工娱活动。

（2）对有受伤危险患者的护理　评估患者可能受伤的因素，尽量减少或去除危险因素的发生；对意识障碍、智能障碍和癫痫发作的患者要特别照顾，安排专人护理，防止摔伤、坠床，必要时予以约束，癫痫大发作时要防止下颌脱位、舌咬伤，保护好四肢，防止骨折及摔伤；对烦躁不安、幻觉、妄想、类躁狂患者，应安置于重症病室，重点监护，可行约束，在约束期间保护带不宜过紧，也不能过松，应经常检查肢体血液循环、躯体舒适情况，保证患者的安全。

笔记栏

【健康教育】

1. 患者健康教育　指导患者掌握完成特定康复目标所需的技术方法,让患者知道身、心健康之间的关系,增强战胜疾病的意志和信心。

2. 家属健康教育　告之家属患者出院后仍需要继续治疗,应坚持服药,不要随意增减药量或骤然停药,要定期到医院复诊。为患者安排规律的生活,合理饮食,保证睡眠。如残留智力减退、行为障碍、人格改变或痴呆等后遗症,则应加强教育,并给予适当的体育锻炼及功能训练等康复措施,协助患者克服各种困难,使其最大限度地恢复社会功能,重建社交能力。

思考与练习

王某,男性,70 岁,因"健忘 3 年且持续加重,伴行为紊乱、疑心 1 年"来就诊。患者近 3 年来逐渐出现记忆力减退,出门忘带钥匙,购物后忘拿物品,经常记不起刚用过的东西放在哪里,说话啰唆,不能回忆刚看过的电视或报纸的内容。症状持续加重。近半年来表现为外出后找不到自己的家门,经常叫错家人或亲戚的名字,常把邻居的女儿当做自己的女儿。怀疑邻居说自己坏话,经常谩骂邻居。怀疑儿子偷自己的东西,个人生活基本不能料理,情绪不稳,有吵闹和攻击行为。言语功能障碍明显,讲话无序。颅脑 CT 检测提示有轻度萎缩。

请问该患者最可能的诊断是什么?请列出护理问题和护理措施。

（王　娟）

第十二章 精神活性物质所致精神障碍患者的护理

根据联合国2002年的估计，全球大约有2亿人使用非法药物，其中1.63亿人使用大麻，0.34亿人使用苯丙胺，0.15亿人使用阿片类(0.1亿人使用海洛因)，0.14亿人使用可卡因，800万人使用摇头丸。20世纪70年代以来，国际毒潮不断侵袭我国，过境贩毒引起的毒品案件不断增多，吸毒人数持续上升，我国已由毒品过境受害国转变为毒品过境与消费并存的受害国。目前，全国各省、自治区、直辖市都有不同程度与毒品有关的违法犯罪活动。吸烟、饮酒虽然对社会的危害没有毒品严重，但是从公共卫生角度看，由于吸烟、饮酒人群基数大，所以造成的健康影响亦不容忽视。

第一节 精神活性物质的致病特点

(一)基本概念

1.精神活性物质　精神活性物质又称成瘾物质或药物，是指如大麻、乙醇、可卡因、阿片类等摄入人体后影响人类的思维、情感、改变其意志行为等心理过程的一类化学物质。

2.物质或药物依赖　物质或药物依赖是指对某种药物或物质带有一种强制性的渴求、追求，并反复的不间断的使用，以取得快感或特定的心理效应，并借以避免断药时所出现的戒断综合征的一种行为障碍。药物依赖包括精神依赖和躯体依赖两种情况。

精神依赖也称心理依赖，是指用药后产生一种愉快满足或欣快的感觉，并在心理上驱使用药者具有一种周期性或连续性的用药欲望，从而产生强迫性的用药行为，以获得满足或避免不适感。精神依赖是构成药物或物质滥用和依赖的主要特征。

躯体依赖又称生理依赖，是指由于反复使用某种药物或物质所造成的一种躯体的适应状态，中断用药后产生一种强烈的躯体方面的损害，即戒断综合征，表现为出现一系列特有的躯体和精神症状，使个体非常痛苦，甚至危及其生命。

3.滥用与耐受性　滥用是指持续或间歇性过度使用精神活性物质(酒或药物)，与可接受的医疗措施不相称或无关。特征是：①尽管认识到对身体有害仍使用；②已造成社交、职业、心理，或躯体方面的问题或使问题恶化，仍继续使用。

耐受性又称耐药性，是指反复使用某种药物或物质时，其效应逐步降低，如果要得到与用药初期相同的效应，则须不断加大剂量的情况。交叉耐受性是指对某种药物产生了耐受性，往往对药理作用类似的药物也产生耐受性。吗啡及其他镇静剂、乙醇和许多镇痛安眠药之间，常产生交叉耐受性。

4. 戒断状态　戒断状态指停止使用药物、减少使用剂量或使用拮抗剂占据受体后所出现的特殊的心理、生理症候群。其机制是由于长期用药后突然停药引起的适应性的“反跳”。不同药物所致的戒断症状因药物药理特性不同而不同，一般表现为与所滥用的药物的药理作用相反的症状。其典型特征是：患者停药后 8 ~ 12 h 出现打哈欠、流涕、出汗等症状；12 ~ 15 h 出现焦虑、烦躁、喷嚏、寒战、畏寒、鸡皮疙瘩、血压上升、心率加快、顽固性失眠、全身性疼痛等症状。

（二）精神活性物质的分类

根据精神活性物质的药理特性，目前分为以下几类。

1. 中枢神经抑制剂　能抑制中枢神经系统，如巴比妥类、苯二氮䓬类、乙醇等。

2. 中枢神经兴奋剂　能兴奋中枢神经系统，如苯丙胺类（如冰毒、摇头丸）、可卡因、烟草、含咖啡因饮料等。

3. 致幻剂　能改变意识状态或感知觉，如大麻、仙人掌毒素、麦角二乙酰胺（LSD）等。

4. 阿片类　如吗啡、海洛因、美沙酮、哌替啶。

5. 其他　如烟草。

第二节　常见精神活性物质所致精神障碍的护理

一、病因与发病机制

精神活性物质的使用与社会环境、心理特点和生物学因素密切相关，它们互相交叉、互相影响、互为因果。

1. 社会因素　①容易获得：吸毒者常有毒品供应网，为了获得资金购买毒品，常常把身边的人拉进吸毒圈。②家庭因素：如家庭破裂，家属吸毒等。③同伴影响、同伴间压力。④文化背景、社会环境：如阿片产地的农民，易用阿片治病，往往造成滥用阿片。

2. 心理因素　多数精神活性物质有增加正性情绪的作用，如吸毒后的快感，“酒逢知己千杯少”；同样也具有对抗负性情绪的作用，所以人在情绪不稳时期容易沾染上毒品。重要的是，在形成依赖后，由于戒断症状的出现，使使用者难以忍受，必须反复使用精神活性物质才能缓解戒断症状，使使用者深陷其中不能自拔。

3. 生物学因素　研究发现，人类、动物形成依赖后，在中枢神经系统中存在着一系列神经递质、受体等方面的变化，脑内的“犒赏系统”与药物依赖有关。此外，机体对精神活性物质的代谢速度不同，对它产生的耐受性就不同，依赖的易感性也不同。如先天缺乏乙醛脱氢酶的个体，饮酒后乙醇代谢成乙醛，但乙醛不能继续被转变为乙酸，

笔记栏

于是乙醛堆积，导致出现严重的不良反应，从而阻止个体继续饮酒，也就不会成为乙醇依赖者。

二、分类与临床表现

（一）酒精所致精神障碍

经口摄入的酒精，多数在小肠的上部吸收，经血液循环进入全身的脏器，90%在肝经乙醇脱氢酶氧化为乙醛，再经乙醛脱氢酶氧化为乙酸，最后氧化为二氧化碳和水。约10%经呼气、尿、汗排泄。60 kg重的人平均每小时氧化乙醇约10 g。

人对乙醇的反应个体差异很大，敏感性不一样。由于饮酒量或血液中乙醇浓度的不同，其对中枢的抑制程度及范围也不同，一般分为三阶段。①皮质下释放：健谈、控制情感能力下降、情感高涨到欣快、轻度行为障碍。②皮质下释放到中枢抑制：出现所谓醉酒状态，讲话随便、自我控制能力明显降低，动作精确性差、步态不稳。③中枢抑制：深睡到昏迷，当血液浓度超过0.40%时，可能出现昏迷、呼吸心跳抑制、死亡。

乙醇对身体的作用可分为急性和慢性作用。急性作用主要表现为急性胃、食管出血等；慢性作用指长年大量饮酒引起的各脏器的损害，表现在中枢及周围神经系统、心、肝、胰、消化道、肌肉等方面。

1. 酒瘾　指反复饮酒引起的特殊心理状态，表现为对酒的渴求和经常需要饮酒的强迫性体验，停止饮酒常出现戒断症状，恢复饮酒则这类症状迅速消失。因此酒瘾是饮酒导致对酒的精神或躯体成瘾。酒瘾者难以克制饮酒，包括难以控制开始与终止饮酒和控制酒量。他们对酒的耐受性增高，饮酒量大，为了饮酒常影响工作、学习、社交等。尽管清楚饮酒带来不良的躯体和心理社会后果，但仍在饮用。

2. 戒断反应

（1）单纯性戒断反应　长期大量饮酒后停止或减少饮酒量，在数小时后出现手或眼睑震颤，并伴有恶心、呕吐、头痛、失眠、焦虑、情绪不稳和自主神经功能亢进，如血压增高、心跳加快、出汗等，少数患者有短暂性幻觉或错觉。

（2）震颤谵妄　大约在长期大量饮酒者突然断酒后48 h后出现，是一种短暂发作的中毒性意识障碍状态。表现为意识模糊，分不清方向，不识亲人，不知时间；产生错觉或幻觉或感知综合障碍，如常见形象扭曲而恐怖的妖魔鬼怪、毒蛇猛兽，患者情绪激越、大叫大喊；全身肌肉粗大震颤，共济失调，可伴有发热、瞳孔扩大、心跳加快等自主神经功能亢进症状，如不及时处理，患者可因高热、衰竭、感染而死亡。恢复后对病中情况完全或部分遗忘。

3. 急性乙醇中毒所致精神障碍

（1）单纯醉酒（普通醉酒状态）　有大量饮酒史，绝大多数醉酒状态属此种情况，是乙醇直接作用于中枢神经系统所致。醉酒的严重程度与血液乙醇浓度和代谢速度密切相关。主要表现为意识清晰度下降、冲动性行为、易激惹、无事生非、不顾后果，并有口齿不清、共济失调、步态不稳、面色潮红等。

（2）病理性醉酒　是乙醇引起的特异质反应，即乙醇过敏。多见于对酒精耐受性很差的人。一般在一次少量饮酒后突然发生，主要表现为意识障碍、谵妄或蒙眬状态、紧张恐惧或极度兴奋或有攻击行为；可出现病理性错觉，幻视或其他幻觉，被害妄想也比较常见。一般发作持续数小时或一整天,常以深睡结束,醒后对发作经过不能回忆。

(3)复杂性醉酒　是在脑器质性损坏或严重脑功能障碍(如颅脑损伤、癫痫等),或有影响乙醇代谢的躯体疾病(如肝病)的基础上,由于机体对乙醇的耐受性降低而出现的急性乙醇中毒反应。其饮酒量一般不大,但意识障碍明显,产生与病理性醉酒相似的症状,发作持续较短,一般为数小时,发作缓解后对发作经过完全或部分遗忘。

4. 慢性乙醇中毒所致精神障碍

(1)乙醇性幻觉症　是长期饮酒引起的幻觉状态,多在酒依赖者突然停饮或显著减少饮酒量后48 h后发生,表现为生动、持续性的视听幻觉。

(2)乙醇性妄想症　是长期饮酒引起的妄想状态,患者意识清晰,以嫉妒妄想或被害妄想较常见。

(3)记忆及智力障碍　长期大量饮酒者,由于饮食结构发生变化,食欲不振,不能摄入足够的营养物质满足机体所需。且大多伴有肝功能不良、慢性胃炎等疾病,所以酒依赖者身体状况较差,营养不良者较多见,这势必影响其神经系统的功能及结构。表现为记忆障碍、虚构、定向障碍三大特征。

(4)人格改变　患者只对饮酒有兴趣,变得以自我为中心,不关心他人,责任心下降,说谎等,即使是对亲人也是如此。

✲临床案例

男性,41岁,已婚,大专文化,公司职员,因戒酒后出现幻听、幻视、震颤谵妄前来就诊。

患者饮酒17年,每天早上一起床就要喝半斤酒,酒不喝足就浑身没劲,手发抖,啥也不想干。喝了酒,人立刻就精神起来。1年前体检时发现肝功能异常,在医生的劝导下开始戒酒。患者多次想戒酒但不久后就重新开始喝,记忆力逐渐下降,常记不住中午吃了什么饭,买菜时算错账,在大街上拉开小轿车的车门就往里钻,说是他的车子。4 d前患者看见地上出现了一群小矮人,有时会揪着衣领"打电话",说到不高兴处时用力做出挂电话的动作,其实他两手空空,但患者认为自己拿着手机。

诊断:慢性乙醇中毒所致精神障碍。

(二)阿片类物质所致精神障碍

阿片类物质指任何天然的或合成的、对机体产生类似吗啡效应的一类药物,包括吗啡、阿片、可待因、海洛因(二醋吗啡)、人工合成的化合物(如哌替啶、美沙酮、芬太尼、阿法罗定)等。阿片是从罂粟果实中提取的粗制脂状渗出物,粗制的阿片含有吗啡和可待因等多种成分。吗啡是阿片中镇痛的主要成分,约占粗制品的10%。

阿片类药物具有镇痛、镇静作用,能抑制呼吸、咳嗽中枢和胃肠蠕动,能兴奋呕吐中枢和缩瞳作用。阿片类药物通过不同的给药途径如口服、注射或吸入等作用于中脑边缘系统,产生强烈的快感。阿片类药物在由肾脏排泄之前,大部分由肝代谢。大多数阿片类药物代谢较为迅速,平均代谢时间是4~5 h,所以依赖者必须定期给药,否则会发生戒断症状。

阿片类药物可分布到机体的所有组织,包括胎儿。对阿片类依赖的母亲生下的婴儿如在出生后不给予阿片类物质,也会出现戒断症状。

1. 阿片成瘾　应用阿片类物质很容易成瘾,吗啡30 mg肌内注射连用2周,便可成瘾。停用阿片类物质必然出现戒断症状,恢复应用则症状迅速消失。阿片成瘾者常

笔记栏

因经济窘迫会不择手段去搞钱觅药。他们的日常生活明显改变，昼夜节律常颠倒，饮食减少，不见太阳，不工作，不运动，身体日渐虚弱，性欲减退。虽经常后悔，也有戒毒的愿望，但常因药瘾不能自拔。对阿片类物质的耐受性往往增高，如吗啡常用量为10 mg肌内注射，成瘾者每次用量可达500 mg以上。

2. 戒断综合征　因使用阿片类物质的剂量、使用时间的长短、使用途径、对中枢神经系统作用的程度、停药的速度等不同，戒断症状强烈程度也不一致。短效药物，如吗啡、海洛因的戒断症状一般在停药后8～12 h出现，极期在2～3 d，持续7～10 d。长效药物，如美沙酮的戒断症状在1～3 d出现，极期在3～8 d，症状持续数周。

典型的戒断症状分为两大类。①客观体征：如血压、体温升高、脉搏增加、鸡皮疙瘩、瞳孔扩大、流涕、腹泻、呕吐、失眠等。②主观症状：如恶心、疲乏无力、发冷、发热、肌肉疼痛、骨骼疼痛、食欲差、渴求药物等。

3. 并发症　常见营养不良、便秘和感染性疾病。静脉注射引起的并发症较多且严重，如可并发肝炎、梅毒、皮肤脓肿、蜂窝织炎、血栓性静脉炎、败血症、细菌性心内膜炎、艾滋病等。

（三）镇静、催眠、抗焦虑药物所致精神障碍

镇静催眠药物包括巴比妥类及其他镇静安眠药。根据半衰期的长短可分为超短效、短效、中效、及长效巴比妥类药物。短效及中效巴比妥类药物主要包括司可巴比妥和戊巴比妥，临床上主要用于失眠，滥用可能性最大。焦虑药物主要是苯二氮䓬类药物，其主要药理作用就是催眠、抗癫痫、抗焦虑、松弛肌肉等。由于此类药物安全性好，即使过量也不致有生命危险，在使用范围上已远远超过巴比妥类药物。滥用后临床表现如下。

1. 人格改变和智能障碍　人格改变常表现为意志消沉，对家庭、社会失去责任感，不择手段偷药骗药。智能障碍表现为：记忆力明显下降，计算力、理解力均有损伤，注意力不集中，工作学习能力均可有所下降。

2. 躯体症状　可见消瘦、乏力、食欲低下，胃肠功能差。面色青灰，多汗，皮肤划痕反应阳性，性功能明显减退及药物中毒性肝炎等。

3. 戒断综合征　一般在停药1～3 d后出现，轻者自感不适、浑身难受、心慌、眩晕等，重者出现幻觉、意识障碍、癫痫大发作、全身肌肉抽搐等。

三、治疗

（一）乙醇依赖的治疗

戒酒是治疗能否成功的关键步骤。首先要保证断绝酒的来源。一般在临床上需根据患者乙醇依赖和中毒的严重程度控制戒酒的进度，轻者可尝试一次性戒酒，重者可采取递减法逐渐戒酒，以避免出现严重的戒断症状危及生命。

1. 对症及支持疗法　针对患者出现的精神症状，可选用氟哌啶醇或地西泮。因多数患者有神经系统损害以及躯体营养状况较差，应及时给予促进神经营养的药物进行治疗，同时补充大量的维生素，尤其是维生素 B_1。如有合并胃炎和肝功能异常，一般常规使用治疗胃炎的药物和保护肝的药物。

2. 心理治疗　主要采用的是厌恶疗法，常用的是阿扑吗啡。给患者皮下注射阿扑

笔记栏

吗啡后，再让患者闻酒味，当患者产生恶心欲吐时立即让患者饮适量酒，如此隔日 1 次或每日 1 次，连续 10～30 次之后，就会形成对酒的呕吐反射。应用阿扑吗啡的厌恶疗法疗效较好，对 2/3 的患者均能取得较明显的效果。戒酒硫能抑制乙醛脱氢酶，使乙醇代谢停留在乙醛阶段，服用此药后再饮酒，数分钟内就出现显著的体征或症状"乙醇红晕"，从而使患者厌恶饮酒。

（二）阿片类药物依赖的治疗

现代医学认为，吸毒成瘾的形成与生物、心理以及社会诸方面因素密切相关，因此，戒毒治疗也就与一般疾病的治疗大不相同。现代全球公认的治疗方案，并非只着眼于躯体症状，而是从成瘾的机制出发，根据生物-心理-社会医学模式全面考虑。这种现代戒毒模式包括脱毒、康复、后续照管三个阶段。

1. 脱毒治疗阶段　脱毒是指解除体内的毒性物质，这里特指通过躯体治疗来减轻戒断症状，预防由于突然停药可能引发的躯体健康问题的过程。阿片类的脱毒治疗一般在封闭环境中进行，无论是自愿性的还是强制性的，一定要切断一切成瘾物质的来源，杜绝成瘾物质的渗入。脱毒治疗包括替代治疗和非替代治疗，实施前应：①明确其诊断。②了解既往史以确定一般健康状况。③进行详细的体格检查。④确定个体治疗方案。⑤密切观察治疗中患者的各种变化，加强护理。

（1）替代疗法　替代疗法的理论基础是利用与毒品药理特性相似的药物来替代毒品，以减轻戒断症状的严重程度，使患者能较好的耐受戒断反应。之后在一段时间内将替代药物逐渐减少，直至停用。目前常用的替代药物有美沙酮和丁丙诺啡。采取"药物替代，逐渐递减"的疗法，一般在 6 d 治疗之后，吸毒者在生理上能够脱离毒品的控制。但"毒瘾好戒，心瘾难脱"，作为医护工作者，核心任务是如何让吸毒者从身体和心理上完全脱毒，最终顺利回归社会，保持不复吸。

（2）非替代疗法　包括用于脱毒治疗的辅助治疗如应用可乐宁；此外，中草药、针灸治疗也能有效促进机体的康复，提高食欲，更重要的是它不存在撤药困难的问题。

2. 康复阶段　主要采取疏导心理、正面教育、改善营养、体育锻炼、社会帮助等措施，矫正患者的不良心理、行为，以达到心理上的康复，使戒毒者重返社会，成为被社会所接纳的人。

3. 后续照管阶段　指的是建立起一个监督、扶持、帮教系统，给予重返社会的成功戒毒者后续的照管，以便对这些戒毒者提供心理辅导、专业或职业指导以及其他方面的支持和帮助，使他们能更好更快地融入正常的社会生活之中。

4. 心理治疗　防止复吸及社会心理康复治疗是吸毒后彻底戒除毒瘾的必要条件，任何一种药物治疗，不结合心理治疗、社会支持来重建人格与行为模式，都很难维持较长久的疗效。作为综合治疗措施的一部分，对于每个成瘾者来说心理治疗的应用是十分必要的。①认知疗法：帮助患者对自身存在的问题有一个正确的认识。②行为治疗：行为矫正、系统脱敏、生物反馈等疗法作为辅助治疗手段也起到一定作用。

（三）镇静、催眠、抗焦虑药物戒断症状的治疗

由于苯二氮䓬类与酒精的药理作用相似，在临床上常用此类药物来缓解酒精的戒断症状。首次要足量，不要缓慢加药。以地西泮为例，剂量一般为 10 mg/次，一日 3 次，首次剂量可更大些，口服即可，2～3 d 后逐渐减量，特别注意用药时间不宜太长，

笔记栏

以免发生对苯二氮䓬类的依赖。

应当指出,物质成瘾的治疗手段很多,但无论单独使用哪一种方法,效果都不理想,复发率较高。

四、护理

【护理评估】

护士通过观察、会谈、精神和躯体检查等方法收集与患者有关的健康资料并给予评估。

1. 健康史　评估患者的患病史、吸烟史、饮酒史、毒品接触史以及药物过敏史、个人生活史、家族史等。

2. 生理功能方面　评估乙醇、药物是否影响患者中枢神经系统,如中毒患者有无动作不协调、迟缓及步态不稳的现象,有无睡眠障碍和木僵状态;评估是否存在营养状态的改变;评估患者的常规化验、特殊检查的结果;评估是否存在胃溃疡、肝功能损害等疾病;评估是否存在戒断症状。

3. 心理社会功能方面　评估是否有判断力、记忆及思维过程方面的改变;评估患者是否有注意力的改变;评估患者是否有知觉的改变;评估娱乐活动类型是否有改变;评估自我照顾能力是否受到影响;评估物质依赖患者在其角色扮演方面的重大变化;评估行为或冲动过程的改变;评估社交能力方面的情况。

4. 精神状况　评估患者最初用药的意识目标;评估戒断后是否会产生焦虑,患者在停止服用药物期间,是否会对自己在用药期间的行为表现感到羞愧、自责、悲伤。

5. 社会状况　患者与家人、同事、领导之间的关系如何,是否出现社交隔离或退缩现象,家庭成员、朋友中是否有药物滥用者和药物依赖者;学习、工作效率是否降低,创造能力、生活自理能力和人际主动交往能力有无减弱。

【常见护理问题】

1. 焦虑　与需要未获满足、发现使用物质的后果有关。

2. 营养失调:低于机体需要量　与摄取食物少、吸收不良有关。

3. 个人应对无效　与病态认知、缺乏支持系统有关。

4. 有暴力行为的危险(对自己或对他人)　与戒断反应继发中枢神经系统兴奋有关。

5. 社交障碍　与行为和社会价值不被接受有关。

6. 急性意识障碍　与乙醇、药物严重中毒有关。

【护理目标】

改善患者自身的营养状况;协助患者戒断精神活性物质;协助患者认清并接受自己的成瘾已是问题;协助患者找出新的调适方法,以处理生活中的压力事件和不舒服的感觉;协助患者制定并且实施学业及工作方面的计划;协助患者与他人建立信赖感,继而维持彼此的认同感。

笔记栏

【护理措施】

1. 基础护理

(1)饮食护理　为患者提供整洁舒适的就餐环境，尽量提供患者爱吃、易消化且营养丰富的饮食，同时注意水、钠的摄入。对吞咽困难、不能进食者，应及时给予鼻饲饮食或静脉补充营养物质，以维持水、电解质的平衡，保持营养代谢的需要。向患者宣传摄取足够的营养以满足身体需要和保持或恢复身体健康的重要性。适宜的营养是理想体重所需之热量。患者体重是重要的评估资料，应定时测量。

(2)生活护理　提供良好的病房环境，床铺应平整、柔软，室内光线充足，空气清新，温度、湿度适宜；做好晨、晚间护理；帮助患者做好日常个人卫生；保持床单干净、整洁，防止压疮；根据天气变化适时为患者增减衣物、被服等；预防并发症。

(3)睡眠护理　精神活性物质戒断后往往会出现顽固性失眠。应采取综合性措施帮助患者改善睡眠状况，比如制定规律的作息时间，鼓励患者多参加日间的各项娱疗活动，放松精神，必要时睡前可给予镇定安眠类药物。尽量避免剧烈活动，勿饮易兴奋的饮料，还可温水泡足、沐浴等，以更好地促进患者睡眠。

2. 安全护理　对于有精神症状的患者，护理人员须以平静、同情的态度对待，以此来消除患者的恐惧心理。提供舒适、安全、安静的住院环境，减少不良刺激，避免患者对自己和对他人的伤害行为。病房物品简化，防止患者将危险物品带入病房。患者入院一周内，大多数戒断症状较严重，难以克服生理上的痛苦和心理上的依赖，会提出出院要求，或想逃跑，因此护理人员要密切观察他们的言谈举止，分析其心理活动，保证患者的安全，必要时可给予保护性约束。

3. 对症护理

(1)戒断症状的护理　如果患者已对药物产生躯体性依赖，那么其药物的戒断必须在医疗照顾下完成。护理人员应注意戒断症状的出现和痉挛的发生，同时还应及时通知医生做进一步的确认。对出现食欲不振、恶心、呕吐的患者，要供给足够的营养，防止水和电解质的紊乱。对恐惧、失眠和震颤或以抽搐为先导的症状，应采取及时发现、及时处理的护理措施。急救器械和药品呈备用状态。

(2)中毒症状的护理　首先要确认是哪种药物中毒，再给予恰当的处理方法如洗胃、给予拮抗剂等。在患者急性期之后则必须对毒品过量使用的环境进行评估，特别注意辨明是故意使用还是意外所致。注意其生命体征的变化和水、电解质的平衡，保持呼吸道畅通，做好口腔和皮肤的护理，预防并发症。

(3)冲动行为的护理　当患者发生冲动时，护理人员要密切关注患者的行为表现，关心体贴患者，使患者心情恢复平静。接触这类患者时，态度应和蔼，避免激惹患者，必要时可给予保护性约束措施。

4. 建立人际互动和社会支持系统

(1)团体支持　指导患者如何应对所遇到的压力，利用团体支持的治疗方式效果较好。在支持性的团体治疗中，家庭成员和同事应帮助患者认识到乙醇、毒品的危害性以及社会压力的现实情况；护理人员也可以在团体中利用角色扮演的技巧来帮助酒瘾者学会如何拒绝饮酒，帮助阿片类依赖者学习如何拒绝阿片类物质。

护理人员应全面了解患者的心理问题，针对其存在的问题在工作中有选择地采取相应的心理疏导，帮助其认清自己，学会自我管理、自我约束、自我控制、自我调节，彻

笔记栏

底摆脱以前的环境，重新塑造新的自己。

(2)家庭治疗　为了帮助患者戒酒、戒吸成功和避免复发，必须取得患者单位及家庭的支持，以巩固疗效，促进其职业和社会功能的恢复。并鼓励患者多参加文体和学习活动，引导其逐步适应工作和社会生活。

(3)个别咨询　个别咨询是物质滥用者的一种治疗处理方法。尼文(Nivcen)强调“诚实”的重要性，治疗小组必须能以非批判性的态度，诚实地告诉患者及其家属有关患者的诊断，并提出其危害性，以引起患者及其家属足够的重视。

【健康教育】

1. 患者健康教育　向患者说明成瘾物质滥用后对身体和心理的危害，给家庭和社会带来的严重后果；使患者认识复吸的高危因素，知道解决问题的方法。指导患者回避与以往滥用精神活性物质有关的人、地点和事情，最大限度降低那些可能导致复吸的刺激。帮助患者建立正常健康的生活方式和行为习惯，培养良好的兴趣爱好替代精神活性物质。

2. 家属健康教育　使家属认识到自己教育方式上的问题和缺陷，以免依赖者对父母行为反感，强化家庭功能以减少患者产生偏差行为的可能。帮助家属树立信心，与患者共同渡过躯体和精神依赖的难关。

思考与练习

李某，男性，54 岁。患者有将近 40 年的“酒龄”，近 5 年来每天都要喝高度数的白酒 500 g 左右，经常喝醉。很少吃饭，身体状况差，精神恍惚，反应迟钝，走路不稳。每天一起床就要喝酒，什么活也不干，人变得冷漠、自私，没有家庭责任心，愤恨自己的亲人，甚至觉得全世界的人都对不起他。若一天不饮酒则全身发抖、出虚汗、坐立不安。有时听到耳边有声音说他的坏话。B 超检查显示有严重“酒精肝”，轻度脑萎缩。

该患者最可能的诊断是什么？请列出护理问题和护理措施。

(赵　伟)

第十三章 精神分裂症及其他精神病性障碍患者的护理

精神分裂症是一组病因未明的精神障碍,常有认知、情感、意志行为等多方面的障碍和精神活动的不协调。可见于各种社会文化和各个地理区域中,成年人口的终生患病率近1%,多起病于青壮年,患者一般无意识障碍和明显的智能障碍,病程多迁延,有反复发作的特点,多次发病后病情加重、恶化,部分患者最终导致精神衰退。临床常见有偏执型、单纯型、青春型、紧张型等,每型有其特殊的表现形式。精神分裂症是临床上常见的重性精神障碍,其他精神病障碍包括偏执性精神障碍、急性短暂性精神病等。精神分裂症患者的护理最重要的是安全护理,其次是用药护理、睡眠和基本生活护理,并做好健康宣教和心理护理,以预防疾病复发,使患者尽快回归社会。

第一节 精神分裂症患者的护理

一、病因与发病机制

精神分裂症的确切病因尚不清楚,但许多因素与发病有关。目前多数学者认为它是由个体的易感素质与环境因素相互作用的结果。

1.生物学因素

(1)遗传 精神分裂症是精神障碍中遗传度较高的一种障碍。国内家系调查表明:精神分裂症患者亲属中的患病率比一般居民高6.2倍,血缘关系愈近,患病率也愈高。单卵双生子同病率(56.7%),是双卵双生子同病率(12.7%)的4.5倍,是一般人口患病与共病率的35~60倍。寄养子研究也证明遗传因素是本症发病的主要因素,而环境因素的重要性较小。目前认为多基因遗传方式的可能性最大,Shields发现病情愈轻,病因愈复杂,愈属多源性遗传。

(2)神经生化 一些学者认为脑内DA功能亢进或5-HT代谢障碍与精神分裂症的精神症状有关。不过,这些神经递质的变化是因、是果,是相关因素还是伴随状态,仍无定论。

(3)性格特征 约40%患者的病前性格具有孤僻、冷淡、敏感、多疑、富于幻想等

笔记栏

特征，即内向性性格。

（4）其他　精神分裂症发病与年龄有一定关系，多发生于青壮年，约1/2患者于20～30岁发病。发病年龄与临床类型有关，偏执型发病较晚。

2. 心理社会因素

（1）环境因素　①父母的性格、言行、举止和教育方式（如放纵、溺爱、过严）等都会影响子女的心身健康或导致个性偏离常态。②家庭成员间的关系及其精神交流的紊乱。③生活不安定、居住拥挤、职业不固定、人际关系不良、噪声干扰、环境污染等均对发病有一定作用。

（2）心理因素　一般认为生活事件可诱发精神分裂症。诸如失学、失恋、学习紧张、家庭纠纷、夫妻不和、意外事故等均对发病有一定影响，但这些事件的性质均无特异性。因此，心理因素也仅属诱发因素。

二、分类与临床表现

（一）精神症状

精神分裂症患者多数具有前驱症状，前驱期症状是指在明显的精神症状出现前，患者所表现的一些非特异性症状。可有类似神经症症状，如焦虑、抑郁、易激惹、不典型的强迫症状、注意力下降、失眠及白天萎靡不振、疲劳、头痛等症状；也可能有性格的改变或语言和行为的改变。这些症状不典型、不具有特异性，在追溯病史时多数患者均能找到，由于症状出现的频率较低，患者对其有合理化的解释，且其他方面基本正常，此时不易发现。如果能早期识别和早期诊断，其预后会大大改善。

精神分裂症典型的症状出现在发展期，临床表现十分复杂且多种多样，特征性的表现是思维和知觉障碍、情感行为不协调和脱离现实环境。

1. 认知障碍

（1）幻觉　言语性幻听是精神分裂症最常见的幻觉，内容往往是令患者不愉快的，威胁或命令患者（命令性幻听）；评论患者的言行（评论性幻听）；说出患者的思想（思维鸣响）或思维被广播。患者的行为受幻听的影响，可与幻听对话，做侧耳倾听状，或沉醉于幻听中，有的自笑、自语。幻听有时持续相当长的时间。还可有幻味、幻触和幻嗅，幻视觉较少见。

（2）思维障碍

1）思维内容障碍：主要是指妄想，精神分裂症的妄想往往荒谬离奇、易于泛化，且多不愿意暴露其病态体验而加以隐蔽。在疾病的初期，患者对自己的某些明显不合常理的想法可能持将信将疑的态度，但随着疾病的进展，患者逐渐与病态的信念融为一体。妄想的发生可以突然出现，与患者的既往经历、现实处境以及当时的心理活动无关（原发性妄想）。也可以逐渐形成，或是继发于幻觉、内感性不适和被动体验。最多见的妄想是被害妄想与关系妄想。妄想有时表现为被动体验，这往往是精神分裂症的典型症状。患者丧失了支配感，感到自己的躯体运动、思维活动、情感活动、冲动都是受人或受外界控制的（被控制感）。被动体验常常会与被害妄想联系起来，或描述为影响妄想、被洞悉感。其他多见的妄想还有释义妄想、嫉妒或钟情妄想、非血统妄想等。被控制感、影响妄想和被洞悉感是精神分裂症的特征性症状。

2)思维形式障碍:思维形式障碍包括思维联想障碍和思维逻辑障碍,是精神分裂症的重要症状之一。与精神分裂症患者的交谈多有难以理解和无法深入的感觉,或阅读患者书写的文字材料,也常不知所云,交谈时主题不突出,经常游移于主题之外,有"东拉西扯"的感觉,令听者抓不住要点(思维散漫)。病情严重者,言语支离破碎,根本无法交谈(思维破裂)。有的患者使用普通的词句、符号甚至动作来表达某些特殊的、只有患者本人才能理解的意义(病理性象征性思维)。有时患者创造新词或符号,赋予特殊的意义(词语新作)。有时患者逻辑推理荒谬离奇(逻辑倒错性思维)。有的患者可在无外界因素影响下思维突然出现停顿、空白(思维中断),或同时感到思维被抽走(思维被夺)。有的患者可涌现大量思维并伴有明显的不自主感、强制感(思维云集或强制性思维),有时患者会感到某种不属于自己的,别人或外界强行塞入的思想(思维插入)。慢性患者可表现为语量贫乏,缺乏主动言语,对问题只能在表面上产生反应,缺乏进一步的联想(思维贫乏)。

3)自知力缺乏:绝大多数患者不认为自己有病,而是由于有人恶意加害于他。由于缺乏自知力,患者往往不愿接受治疗。

2. 情感障碍　情感淡漠、情感不协调也是精神分裂症的特征。情感淡漠最早涉及的是较细腻的情感,如对亲人朋友欠关心体贴等。病情加重后,患者可对周围的情感反应变得迟钝,对生活和学习的兴趣减少。随着病情的发展,患者的情感越加淡漠,甚至对巨大痛苦的事情,也表现出惊人的平淡,最后患者可丧失与周围环境的情感联系。在情感淡漠的同时,可出现情感反应与周围环境不协调,与思维内容不配合。患者可为琐事勃然大怒,或含笑叙述自己的不幸遭遇,后者称情感倒错。

3. 意志、行为障碍　表现为意志活动减退或缺乏。患者的活动减少,缺乏主动性,行为变得孤僻、被动、退缩。患者对学习、生活及劳动的要求减低,不主动与人来往,无故旷课或旷工等。严重时基本的生活自理不能完成,如不注意清洁卫生,长期不洗澡、不理发,终日无所事事,呆坐或卧床。

4. 其他表现

(1)紧张症候群　患者言语运动受抑制,程度不同,从运动缓慢、少言少动(亚木僵状态)到固定于某个姿势、不语不动、不饮不食,对环境变化毫无反应(木僵状态)。患者肌肉紧张,可处于某个固定姿势不动,呈蜡样屈曲。紧张性木僵可与短暂的紧张性兴奋交替出现,此时患者出现冲动行为,如突然起床,无故摔东西、毁物,之后又躺下。

部分患者的行为与环境不配合,例如食用一些不能吃的东西(如肥皂、污水),伤害自己的身体等等,称意向倒错。

(2)人格解体　是患者对自我和周围现实的一种不真实感。患者感到脑袋离开了身体,走路时感觉不到下肢存在,或诉述丧失了完整"我"的感觉,"我"分裂成为了两个或三个,自己是其中的一个,只有部分精神活动或肉体受自己支配等。

(3)无意识障碍与智能障碍　精神分裂症患者大多没有意识障碍,妄想、幻觉、联想障碍都是在意识清醒情况下出现。精神分裂症本身不会导致智能障碍(单纯型除外),如果患者合作,一般查不出智能障碍。

精神分裂症的症状,可因类型、临床阶段有很大不同。在急性阶段,临床症状以幻觉、妄想、思维障碍、行为怪异等为主,这类症状称阳性症状,阳性症状的特点是在正常

笔记栏

心理活动中不可能出现的精神症状。慢性阶段,临床主要症状是思维贫乏、情感淡漠、意志缺乏、孤僻内向为主,又称阴性症状,即在正常精神活动中应该具备的成分的缺如,早期不容易被发现。

(二)常见临床类型

当病情发展到一定阶段,根据患者的主要临床表现可分成若干类型,不同的类型除临床表现有较大差异外,在起病形式、病程经过均有所不同。临床分型对药物选择、预后估计有一定的指导意义。

1. 偏执型　又称妄想型,约占罹患精神分裂症患者的一半以上。发病多在青壮年或中年,起病缓慢。以妄想为主要临床特征,病初表现为敏感多疑,逐渐发展成妄想,并有泛化趋势,关系妄想、被害妄想最多见,妄想的内容脱离现实,结构可系统或零乱。常伴有与妄想内容相一致的幻觉(特别是幻听),其情感、意志、言语、行为受妄想支配。患者易发怒、有敌意、恐惧和猜疑,情感淡漠较轻。部分患者由于起病缓慢隐匿,又可保持部分工作能力,人格变化轻微而不易被发现。患者较少出现显著精神衰退,幻觉、妄想症状可长期存在。此型如能早期发现、早期治疗、系统治疗,预后较好。

2. 青春型　较常见,青年期起病。起病常为急性或亚急性,以思维、情感和行为的不协调为主要临床表现。思维破裂,言语零乱,话多,内容荒谬、离奇;情绪变化无常,表情做作,傻笑;行为幼稚愚蠢,动作杂乱多变,好扮鬼脸。常有本能活动亢进(性欲、食欲),意向倒错(吃脏东西、大小便,喝脏水)等。可出现生动的幻觉,而妄想却片段且内容荒谬多变。病情进展较快,可有波动,甚至有短暂的自发缓解,但易反复发作。药物维持治疗对预防复发是非常重要的。系统治疗、维持服药,可获得较好预后。

3. 紧张型　本型患者目前少见。多在青壮年起病,起病较急,以紧张综合征为主要临床表现,紧张性木僵和紧张性兴奋常交替出现,也可单独发生,木僵多见。紧张性木僵表现为运动抑制,轻者表现为动作缓慢,少语少动;重者终日卧床,不语不动,面部表情固定,对周围任何刺激无反应,大小便潴留,唾液留在口中不咽不吐,任其自流。患者可出现蜡样屈曲和空气枕头,也可出现被动服从,主动性违拗,模仿动作和模仿语言。患者意识清晰,对周围事物能感知,病后能回忆。可持续数周至数月。紧张性兴奋表现为突然发生,行为冲动不可理解,无目的性,可出现伤人、毁物行为;语言内容单调刻板。可持续数小时、数日或数周。紧张性兴奋可自发缓解,或转入木僵状态。本类型可自动缓解,积极治疗效果好。

4. 单纯型　此型较少见,约占精神分裂症患者的2%。多起病于青少年,病情进展缓慢。以阴性症状为主,极少有幻觉、妄想,或仅出现一过性的幻觉、妄想。表现为逐渐加重的孤僻离群,被动退缩,生活懒散,思维贫乏,对工作学习的兴趣减少,缺乏进取心,生活毫无目的。情感日益淡漠,对亲朋好友冷淡,不关心周围的人和事,对情绪刺激缺乏相应的反应。此型患者早期常不易被觉察而延误求医,在病程多年后才被家人重视送来就诊。治疗效果较差,后期常表现出精神衰退。

5. 未分化型　是指患者符合精神分裂症的诊断标准,有明显的阳性症状,但又不符合偏执型、青春型和紧张型的诊断标准。此型患者在临床并不少见。

✲临床案例

患者赵某,男,56岁,工作稳定,收入尚可。家人陈述,6个月前因工作压力大,在工作中犯了点小错误而遭到领导的批评。自此之后，赵某开始闭门不出，常常感觉有人跟踪监视自己，有人在饭里和水里给自己下毒；走在大街上感觉周围的人在议论自己，周围的人都能够明白自己心中所想的事儿；一个人的时候能听到有人跟自己说话，有人通过各种语言辱骂自己并命令自己去做这做那；认为自己是国家安全部门派来的，以特殊的身份来"微服私访"；认为自己掌握了关系整个人类和国家命运的重要机密；认为家人和同事都是特殊部门派来监视自己的；为了维护自身的安全并及时把"重要信息"传送给国家重要机关和国际重要组织，他发明了自己的暗语，如"1"代表地球只有一个，"2"代表要一分为二地看问题等；他经常给相关部门写信提供"重要信息"；有时候他还认为自己的老伴儿总是"勾搭"别的男人，看到老伴儿与别的男性说几句话他就会大发雷霆。

入院诊断：精神分裂症。

三、诊断与鉴别诊断

《中国精神障碍分类与诊断标准》第3版（CCMD-3）对精神分裂症的诊断标准：

1. 症状标准：至少有下列2项，并非继发于意识障碍、智能障碍、情感高涨或低落，单纯型精神分裂症另规定。①反复出现的言语性幻听；②明显的思维松弛、思维破裂、言语不连贯，或思维贫乏；③思想被插入、被撤走、被播散、思维中断，或强制性思维；④被动、被控制或被洞悉体验；⑤原发性妄想（包括妄想知觉，妄想心境）或其他荒谬的妄想；⑥思维逻辑倒错、病理性象征性思维，或语词新作；⑦情感倒错或明显的情感淡漠；⑧紧张综合征、怪异行为，或愚蠢行为；⑨明显的意志减退或缺乏。

2. 严重标准　自知力障碍，并有社会功能严重受损或无法进行有效交谈。

3. 病程标准

（1）符合症状标准和严重标准至少已持续1个月，单纯型另有规定。

（2）若同时符合分裂症和情感性精神障碍的症状标准，当情感症状减轻到不能满足情感性精神障碍症状标准时，分裂症状需继续满足分裂症的症状标准至少2周以上，方可诊断为分裂症。

4. 排除标准　排除器质性精神障碍，及精神活性物质和非成瘾物质所致精神障碍。尚未缓解的分裂症患者，若又罹患本项中前述两类障碍，应并列诊断。

四、治疗

（一）治疗原则

不论是首次发作或复发的精神分裂症患者，抗精神病药物治疗应作为首选的治疗措施，同时进行工娱治疗、健康教育、心理社会干预等，以达到降低复发率、最大限度地改善患者的社会功能和提高生活质量。

（二）治疗措施

1. 药物治疗

（1）一般原则　药物治疗应系统而规范，强调早期、足量、足疗程、一般单一用药、个体化用药的原则。治疗从小剂量开始逐渐加到有效推荐剂量，维持剂量通常为巩固治疗期间剂量的1/2～2/3，一般情况下不能突然停药。

（2）选药原则　药物的选择应根据患者对药物的依从性、个体对药物的反应、不良反应大小、年龄、性别、经济状况及长期治疗计划等而定。国外一般推荐非典型抗精神病药物如利培酮、奥氮平、喹硫平为一线药物，第一代及第二代抗精神病药物的氯氮平作为二线药物。而就我国目前的实际用药情况来看，典型药物氯丙嗪、奋乃静、舒必利仍广为使用，可作为首选药物使用。因氯氮平诱发不良反应较其他抗精神病药物多见，建议谨慎使用。既往治疗有效的药物，本次治疗仍然有效。

（3）药物疗程　包括急性治疗期（至少 6 周）、巩固治疗期（3～6 个月）和维持治疗期（1 年以上）。如患者为首次发作，药物治疗在此时效果最好，所需药量也较小，如及时、系统、有效的控制此病，痊愈的机会很大，预后也较好。在恢复期，尚须药物的维持治疗防止复发，尽量在低剂量的药物治疗中有较好的社会适应能力及较低的药物不良反应。首次发作且在一年的维持治疗期间无阳性症状及复发迹象，可试行停药观察方案。屡次发作患者维持治疗应持续 5 年，甚至终身服药。

2. 心理与社会干预　为了能够让患者恢复原有的工作或学习能力，重建恰当稳定的人际关系，达到并保持良好的健康状态，需要对患者在药物治疗的同时进行心理社会干预。可通过社会技能训练、家庭干预、社区服务等方面帮助患者达到全面的社会康复。注意不能过早、过高地让患者完成高技能的工作、学习和竞争性活动，否则易增加复发的危险，应当鼓励其参加社会活动和从事力所能及的工作。教育患者及其家属减少心理应激，维持和改善功能水平和生活质量，一旦有发病先兆，及时采取措施。对慢性精神分裂症有退缩表现的患者，可进行日常生活能力、人际交往技能的训练，使患者尽可能保留一部分社会生活功能，减轻残疾程度。

3. 电抽搐治疗　对精神分裂症的兴奋躁动、冲动伤人、木僵或亚木僵状态，或其他明显症状者，可考虑使用电抽搐疗法；或在药物治疗的基础上合并使用电抽搐治疗，可缩短病程，有利于患者尽快康复。

五、护理

【评估】

1. 精神症状评估

（1）认知活动　评估患者目前精神状况，是否有认知障碍，有无错觉、幻觉，有无思维方面的异常，自知力是否完整等。

（2）情感活动　评估患者情感活动的情况，了解情感活动与思维内容、环境是否协调，情感是否受幻觉妄想的影响。

（3）意志行为活动　评估患者意志和行为活动的情况，是否有精神运动性兴奋或抑制，意志行为活动是否受幻觉、妄想的影响。

2. 心理社会评估

（1）心理状况评估　评估患者的家庭教育、经济状况、性格、工作学习环境、社会支持系统，与同事、家人能否正常相处。

（2）社会功能评估　评估患者的人际交往功能、日常生活能力、职业功能、社会角色等状况；评估患者的社会支持以及患者家属对本病的认识情况，对患者所持的态度。

3. 生理功能评估　评估患者的意识状态、生命体征、全身营养状况、睡眠和饮食状况、排泄状况以及生活自理能力情况等。评估患者的家族史、以往疾病史。了解患者的用药情况，有无药物不良反应等。

【常见护理问题及医护合作性问题】

1. 思维过程改变　与思维内容障碍(妄想)、思维逻辑障碍、思维联想障碍等有关。

2. 有冲动、暴力行为的危险(对自己或对他人)　与命令性幻听、评论性幻听、被害妄想、嫉妒妄想、被控制感、精神运动性兴奋、缺乏自知力等有关。

3. 不合作　与妄想、幻听、自知力缺乏、对药物的不良反应产生恐惧、违拗等有关。

4. 睡眠形态紊乱:失眠或嗜睡　与妄想、幻听、环境陌生,不适应、睡眠规律紊乱、药物不良反应等有关。

5. 排尿异常:尿潴留　与药物不良反应、幻觉、妄想、木僵状态有关。

6. 生活自理缺陷　与运动及行为障碍、精神衰退导致生活懒散有关。

7. 营养失调:低于机体需要量　与妄想、幻觉、极度兴奋躁动,消耗量过大及摄入量不足有关。

【护理目标】

患者学会控制自己行为与情绪的方法;能够基本恢复社会功能;对自己有正确的评价;生活能够自理;能够正常进食;睡眠得到改善。

【护理措施】

1. 生活护理　首先保证正常的营养摄入。其次要帮助患者建立自理模式,兴奋、不合作的患者护理人员要帮助完成晨晚间护理,生活懒散、行为退缩的患者要与患者一起制订生活计划,检查患者完成情况,必要时进行协助。木僵患者要定时为其更衣、沐浴,做好口腔护理和皮肤护理。创造良好的睡眠环境,保证睡眠时间。做好排泄护理,对于便秘者,鼓励患者多活动、多饮水、多吃水果和含粗纤维的蔬菜。对应用抗精神病药治疗患者蹲位如厕时,注意预防体位性低血压的发生。

2. 用药护理　用药时,护士应严格执行操作规程,发药到手,看服到口。观察用药后不良反应,如患者出现锥体外系反应、心血管反应、皮肤过敏、精神方面的症状等应与医生及时取得联系,给予对症处理。对于藏药的患者还应服后检查口腔、水杯,但要注意采取适当的方式,要尊重患者的人格。拒绝服药的患者,应耐心劝导,必要时采取注射长效制剂。鼓励患者表达对治疗的感受和想法。注射给药时,对不合作的患者耐心解释劝说,尽量取得患者配合,对不配合者采取保护性约束;对输液患者确保始终不离开护理人员视线。

3. 对症护理

(1)合理安置患者　妄想、症状活跃、情绪不稳的患者,应该和木僵、痴呆等行为迟缓的患者分开安置,并将其与易激惹、兴奋的患者分开。有自杀、自伤、外出等行为者,应安置在重症病房,24 h 专人看护,一旦有意外发生能及时处理。

(2)安全护理　重点患者心中有数,尤其要注意那些受幻觉、妄想支配,但思维内容不暴露的患者,要严密观察患者的情感反应,通过外显行为,发现患者的异常表现,及时阻止,防止意外发生。重点患者要每 15 ~ 30 min 巡视一次,确保患者安全。加强病房设施的检查,发现问题及时处理。办公室、治疗室、饭厅、浴室、杂物间要随时锁门。患者入院、探视、返院后,要认真做好安全检查(包括患者带入的打开包装的液体物品),防止患者将危险物品带入病房。患者需要使用危险物品如刀剪、针时,要在护

笔记栏

理人员的协助下完成。要在每日扫床时做好床单位的检查,要及时清除危险物品。

(3)不合作患者的护理　护士主动关心、体贴、照顾患者,使患者感到自己是被重视、接纳的。护士可选择适当的时机向患者宣教有关知识,帮助患者了解自己的疾病,向患者说明不配合治疗会带来的严重后果。对极度兴奋、有可能造成意外的患者必要时进行保护性约束。对不合作的患者要适当限制其活动范围,防止患者私自外出。

4. 心理护理

(1)与患者建立良好的护患关系　由于患者存在不同程度的自知力缺乏,往往不服从治疗计划,对医护人员有抵触情绪。建立良好的护患关系并取得患者信任,是护士深入了解病情和顺利完成护理工作的基础。护士应主动接触、尊重、关心、接纳患者,温和、冷静、坦诚对待患者。

(2)正确运用沟通技巧　护理人员应耐心地倾听患者的述说,鼓励患者用语言表达内心感受而非冲动行为,并做出行为约定,承诺用其他方式表达愤怒和激动情绪。护士与患者交谈时,态度亲切温和,语言具体、简单、明确,给患者足够的时间回答问题,不训斥、责备、讽刺患者,不与患者争论有关妄想的内容,不去追问妄想内容的细节,以免患者对护士产生防备心理,这样患者才有可能表达自己的不同感受。对思维贫乏的患者,护士尽量不提出过多问题和要求。

(3)社会功能方面的护理　鼓励患者参加集体活动,淡化不良刺激因素对患者的影响;安排合理的工娱活动,转移其注意力。患者新入院时,为患者制订住院期间的康复计划,督促、训练患者每日完成生活料理,参加一般性的活动如散步、做操、听音乐等。根据病情变化,适宜地指导患者参加一些简单的工娱治疗,如折纸、粘贴、养花、编织、唱歌、跳舞、做操等,体现他们的生命价值,增强治疗信心,达到辅助治疗的目的。康复阶段,应加强患者的社会功能锻炼,根据患者的兴趣、爱好,在护士带领下安排适当的康复活动,如书法、绘画、表演、瑜伽、体育比赛、手工艺制作、炊事作业和外出活动购物等,为患者回归社会打下基础。

【健康教育】

精神分裂症是一种慢性重性精神障碍,有反复发作的特点,复发次数越多,患者的社会功能损害和人格改变越严重,部分患者最终导致精神衰退和人格瓦解,对患者、家庭和社会造成很大损失。精神分裂症患者在接受治疗中,待精神症状基本消失后,仍需较长时间的药物维持治疗和心理方面的治疗。有效地控制症状复发,使其社会功能和行为最大限度地调整和恢复,是精神分裂症患者系统治疗的重要内容。但患者往往对维持治疗的依从性较差,原因可能是不了解疾病的特点,不能耐受药物的不良反应,也可能是对疾病的治疗失去信心等原因,最终导致患者的病情加重。因此,对恢复期患者做好疾病知识的教育,是精神科护理工作的重点。

1. 患者健康教育　让患者了解有关精神分裂症的基本知识,使其认识到疾病复发的危害,认识到药物维持治疗、心理治疗对预防疾病复发、防止疾病恶化的重要性。同时指导患者掌握药物的不良反应和预防措施,要求患者定期复诊,在医生指导下服药,不擅自增药、减药或停药。

鼓励患者保持良好的饮食习惯,强化患者纠正不良生活习惯,提高综合性自我护理能力。引导患者扩大人际接触,保持与亲朋好友的交往,克服自卑心理,进一步锻炼生活和工作技能,尽早回归社会。

2. 家属健康教育　指导家属学习有关疾病知识及如何识别疾病复发的早期征兆，如睡眠障碍、情绪不稳、生活不能自理、懒散、不能正常完成社会功能等现象，一旦发生应及时到医院就诊。积极为患者创造良好的家庭氛围和人际互动关系。

指导家属了解有关精神药物的知识，对药物的作用、不良反应有所了解，帮助患者管理药物并监护患者按时服药，告诉家属服用药物应维持的年限及服用中的注意事项。告诫家属，已婚患者在精神症状未缓解前，不宜生育子女，如双方均为精神分裂症患者，建议避免生育。

第二节　其他精神病性障碍患者的护理

其他精神病性障碍包括偏执性精神障碍、急性短暂性精神病、感应性精神障碍、分裂情感性精神病、其他或待分类的精神病性障碍；本节简要介绍偏执性精神障碍、急性短暂性精神病、分裂情感性精神病。

一、偏执性精神障碍

偏执性精神障碍是一组以妄想为突出临床特征的精神病性障碍。妄想常具有系统化的倾向，个别可伴有幻觉但历时短暂而不突出。病期虽久但不引起精神衰退，智力保持良好，并有一定的工作和社会适应能力。

本病原因不明，起病年龄一般在 30 岁以后，女性偏多。病前性格多固执、主观、敏感、多疑、好强等。一般认为本病是在个性缺陷的基础上遭受精神刺激而诱发，由于自负和敏感，对遭遇的挫折作歪曲的理解而逐步形成妄想；而在妄想的影响下则容易和环境发生冲突，反过来又强化其妄想。生活环境的改变如移民、服役、被监禁及社会隔绝状态，也可能会诱发。老年人中出现的感官功能缺陷如失聪、失明，也易伴发妄想症状。

本病起病隐匿，多不为周围人所察觉。逐渐发展为一种或一整套相互关联的妄想，内容可为被害、嫉妒、诉讼、钟情、夸大、疑病等。妄想多持久，有时持续终生。很少出现幻觉，也不出现精神分裂症的典型症状如被控制感、思维被广播等。患者本人不能认识到自己的病态，通常不能主动就医，有时可由于患者对生活中的冲突自感痛苦而就医。

✲临床案例

患者，男，57 岁，经常怀疑有人专门针对自己、到处控诉，能维持基本正常的生活 30 余年。

患者小学成绩优良，13 岁入中学，因抗日战争随学校迁入内地，辗转多次移居，生活比较艰苦，同时与家人失去联系。中学毕业后考入某大学经济系学习。个性倔强，但平静，喜好读书，业余时间多在图书馆钻研。在大学二年级时，因信仰共产主义学说，曾被国民党政府逮捕，不久即释放。新中国成立后转入北京某大学法律系学习。此时开始感到精神紧张，怀疑周围有特务监视，向学校党委反映。经领导调查并非事实，进行解释说服无效。患者坚信有特务陷害，首先认为学校某教授是幕后人（该教授为国民党留用人员），因之向法院提出控告，未予受理。从此开始，他印发传单，并寄往各地。因多次到处控诉，扰乱社会秩序，而入院诊治。否认有病，坚决拒绝治疗。对其无根据

笔记栏

的被害妄想坚信不疑。他被迫住院，则认为公安局、法院等单位侵犯他的人身自由。但其他生活方面能维持基本正常。

临床诊断：偏执型精神障碍。

二、急性短暂性精神病

急性短暂性精神病指一组起病急骤，以精神病性症状为主的短暂精神障碍，多数患者能缓解或基本缓解。包括了一组具有下列共同特点的精神障碍：①起病急骤；②以精神病性症状为主，包括片段妄想、片段幻觉或多种妄想、多种幻觉，言语紊乱，行为紊乱或紧张综合征；③多数患者可缓解或基本缓解。

临床表现常有以下几种情况：

1. 分裂样精神病　具备分裂症的各项诊断标准，如原发性幻觉、妄想，被控制体验，思维被广播等精神病状但符合症状标准的持续时间不到 1 个月。

2. 旅途性精神病　在旅行途中（铁路、公路、水路，或空中旅行等），急性起病的精神障碍主要表现为意识障碍，片段的妄想、幻觉，或行为紊乱。病症短暂，停止旅行与充分休息后，数小时至 1 周内可自行缓解。诊断应排除癔症和旅途中发生的其他精神障碍，如分裂症、情感性精神障碍等。

3. 妄想阵发（急性妄想发作）　一般无明显发病诱因，常突然急性起病，多在 1 周内症状达到高峰，以短暂妄想为主，可有情感和行为障碍。以突然产生多种结构松散，变幻不定的妄想为主。如被害、夸大、嫉妒，或宗教妄想。可伴有恍惚、错觉、短暂幻觉、人格解体，或运动增多或减少，多见于青壮年，不发生于儿童，50 岁以后罕见。

✲临床案例

患者，女，27 岁，中学教师。家人陈述：暑假期间与“驴友”一行 12 人外出旅游，在外出旅行的第 3 天突然感觉周围的世界变得不真实，并且认为自己是王母娘娘的使者，知道天庭对每一个人的裁决，并且认为与自己同行的其他“驴友”开始合伙要陷害自己，其中几个男性要合伙强奸自己，而其他几个女性则是帮凶。时不时自言自语，并大喊大叫。经“驴友”联系家人于出行后的第 8 天来医院就诊。

入院诊断：急性短暂性精神病。

三、分裂情感性精神病

分裂情感性精神病是指一组精神分裂症和双感障碍同时存在又同样突出的精神障碍，常有反复发作。分裂性症状为妄想、幻觉和思维障碍等阳性精神病性症状，情感性症状为躁狂或抑郁。本病可有诱发应激因素，急性起病。①有典型的抑郁或躁狂发作状，同时具有精神分裂症症状。这两种症状同时存在，或先后在发病中出现。可伴有意识模糊。一次发作最短半个月，最长 4.5 ~5 年。间隔 1 个月至 4 ~6 年不等。②病程呈间歇发作，症状缓解后不留明显缺陷。③起病较急，发病可存在应激诱因。病前个性无明显缺陷，部分患者可有精神分裂症、双相情感障碍家族史。④发病年龄以青壮年多见，女性多于男性。

笔记栏

思考与练习

男,22岁,高中生。家人陈述,7个月前突然出现不出门,不上学,在家上网打游戏。并且会时不时地自言自语和大喊大叫。认为有人要追杀自己。把家里的门窗紧闭,每天睡前都要检查,说坏人会通过小的缝隙来监视自己,有时说有人在体内安装芯片来跟踪监视自己的言行。对父母大打出手,父亲被患者推倒而双腿骨折。有时笑有时哭,经说自己脑子里的小人又是给自己讲笑话又是给自己讲悲惨和血腥的故事,有时会辱骂自己、威胁自己,甚至命令自己做一些事情。

(1)做出该患者的医疗诊断,判断其类型。

(2)讨论患者的症状属于阴性症状还是阳性症状。

(3)提出该患者的护理问题。

(4)讨论护理该患者的重要措施。

(徐　晖　潘　玲)

第十四章 情感性精神障碍患者的护理

情感性精神障碍是以情感或心境改变为主要特征的一组精神障碍。临床表现形式主要为双相障碍和单相躁狂或抑郁,病程中只有躁狂相或只有抑郁相,称为躁狂发作(单相躁狂)或抑郁发作(单相抑郁)。心境障碍虽然有反复发作的倾向,但在缓解期,患者的社会适应基本正常,预后相对良好。心境障碍患者的护理措施重点放在确保患者安全,保证充足睡眠,满足基本生活需要上,并做好患者的心理护理和健康教育。

第一节 情感性精神障碍概述

情感性精神障碍又称心境障碍,它是一组以情感显著而持续性高涨或低落为主要临床特征的精神障碍,常伴有相应的思维和行为改变,常反复发作。这类精神障碍首次发病年龄多在16~30岁之间,15岁以前和60岁以后发病者均少见。躁狂发作的发病年龄一般比抑郁发作早;女性比男性早;女性抑郁发作患病率高,但男性抑郁发作自杀率较高。情感障碍患者大多数有周期发作特点,有较为明显的间歇期,期间精神状态基本正常。有的心境障碍发病与应激性事件或处境有关,可急性或亚急性起病,这类病症以春末夏初发病较多,而抑郁发作发病多见于秋冬季。有些女患者发作与月经周期有关,或在月经期病情加重。病程长短不一,抑郁发作一般较长,平均6个月,躁狂发作病程较短,平均约3个月。情感障碍预后一般较好,部分可有残留症状或转为慢性。

一、病因与发病机制

本病的病因尚不清楚,大量的研究资料提示遗传因素、神经生化因素和心理社会因素对本病的发生有明显影响。

1. 遗传因素

(1)家系研究　心境障碍患者中,有家族史者为30.0%~41.8%。心境障碍患者亲属患本病的概率为一般人群的10~30倍,血缘关系越近,患病概率也越高,并且有早期遗传现象,即发病年龄逐代提早,疾病严重性逐代增加。

(2)双生子研究与寄养子研究　国外研究发现单卵双生子(MZ)的同病率为

笔记栏

56.7%，而双卵双生子(DZ)为12.9%。有研究发现，患有心境障碍的寄养子，其亲生父母患病率为31%，而其养父母只有12%。以上研究说明遗传因素在心境障碍发病中起着重要作用。

(3)分子遗传学研究 Egeland等(1987年)对Old Order Amish家系进行限制性内切酶片段长度多态性(RFLPs)分析，把双相障碍基因定位于11p15.5。也有研究者报道双相障碍与X染色体上的遗传标记连锁，但此结果未能被其他学者重复而证实。

2. 神经生化改变

(1)5-羟色胺(5-HT)假说 5-HT功能活动降低与抑郁发作患者的抑郁心境、食欲减退、失眠、昼夜节律紊乱、内分泌功能紊乱、性功能障碍、焦虑不安、不能对付应激、活动减少等密切相关。部分三环抗抑郁剂(TCAs)、选择性5-羟色胺再摄取抑制剂(SSRIs)可阻滞5-HT的回收，有抗抑郁作用。临床发现能够增加神经传递中5-HT量的药物可以有效缓解抑郁，凡耗竭5-HT的药物会导致抑郁，这也验证了5-HT假说。

(2)去甲肾上腺素(NE)假说 临床研究发现双相障碍患者抑郁发作期尿中NE代谢产物3-甲氧基-4-羟基-苯乙二醇(MHPG)较对照组明显降低，转为躁狂相时MHPG含量升高。临床证实，增加突触间隙的NE量可以缓解抑郁，耗竭突触间隙的NE会导致抑郁，此结果验证了NE假说。

(3)多巴胺(DA)假说 神经化学和药理学研究发现抑郁发作时脑内DA功能降低，躁狂发作DA功能增高。

(4)γ-氨基丁酸(GABA)假说 GABA是中枢神经系统主要的抑制性神经递质，临床研究发现很多抗癫痫药如卡马西平、丙戊酸钠具有抗躁狂和抗抑郁作用，它们的药理作用与脑内GABA含量的调控有关。有研究发现双相障碍患者血浆和脑脊液中GABA水平下降。

3. 神经内分泌功能异常 研究发现，心境障碍患者有下丘脑-垂体-肾上腺轴(HPA)、下丘脑-垂体-甲状腺轴(HPT)的功能异常。抑郁发作患者血浆皮质醇分泌过多，提示患者可能有下丘脑-垂体-肾上腺轴功能障碍；还有研究发现重症抑郁发作患者脑脊液中促肾上腺皮质激素释放激素(CRH)含量增加，认为抑郁发作时下丘脑-垂体-肾上腺轴异常的基础是CRH分泌过多。

4. 脑电生理变化 睡眠脑电图研究发现，抑郁发作患者睡眠有以下改变：总睡眠时间减少，觉醒次数增多；快眼动睡眠(REM)潜伏期缩短，抑郁程度越重，REM潜伏期越短，且可预测治疗反应。30%左右的心境障碍患者有脑电图(EEG)异常，抑郁发作时多倾向于低α频率，而躁狂发作时多为高α频率或出现高幅慢波。有人还发现抑郁发作患者左右脑半球平均整合振幅与抑郁严重程度呈负相关，且EEG异常有侧化现象(70%在右侧)。

5. 神经影像变化

(1)结构性影像学研究 多数CT研究发现心境障碍患者脑室较正常对照组为大。脑室扩大的发生率为12.5%~42.0%。单相抑郁与双相障碍CT异常率无显著差异。

(2)功能性影像学研究 有人发现抑郁发作患者左额叶局部脑血流量(rCBF)降低，降低程度与抑郁的严重程度呈正相关。也有研究发现左前扣带回rCBF下降。在

笔记栏

伴有认知功能缺损的抑郁发作患者中，rCBF 的下降比不伴认知缺损的患者更为严重。

6. 心理社会因素　应激性生活事件与心境障碍，尤其与抑郁发作的关系较为密切。Brow 等发现抑郁发作妇女在发病前 1 年所经历的生活事件频度是正常人的 3 倍。抑郁发作病前 92% 有促发的生活事件，而精神分裂症仅为 53%。Paykel 发现人们在经历一些可能危及生命的生活事件后 6 个月内，抑郁发作发病危险系数增加 6 倍，提出负性生活事件在抑郁发作发生中起促发作用。另外，经济状况差、社会阶层低下者也易患本病。女性应付应激能力低于男性，更易患本病。

二、分类与临床表现

1. 躁狂发作　以心境高涨为主，与其处境不相称，可以从高兴愉快到欣喜若狂，某些病例仅以易激惹为主。病情轻者社会功能无损害或仅有轻度损害，严重者可出现幻觉、妄想等精神病性症状。

2. 抑郁发作　以心境低落为主，与其处境不相称，可以从闷闷不乐到悲痛欲绝，甚至发生木僵。严重者可出现幻觉、妄想等精神病性症状。某些患者的焦虑与运动性激越很显著。

3. 双相障碍　指反复（至少 2 次）出现心境和活动水平紊乱的发作，有时表现为情感高涨、活动增加等躁狂发作状；有时表现为情感低落、活动减少等抑郁发作状，发作间期基本缓解。如果在目前疾病发作中，躁狂和抑郁发作症状同时存在，临床表现都很突出，如情感高涨而运动减少，情感低落而思维奔逸，持续病期不短于 2 周，则为混合发作；若每年超过 4 个循环则为快速循环型。如果没有恰当的治疗，轻度躁狂可能会变成重度躁狂或者抑郁发作。环性心境障碍的确诊中，必须有轻度躁狂发作状和抑郁发作状交替出现，且至少持续两年。

4. 持续心境障碍

（1）恶劣心境障碍　恶劣心境障碍过去也称为抑郁性神经症，或称为神经症性抑郁发作。指以持久的心境低落状态为主的轻度抑郁，从不出现躁狂。恶劣心境障碍至少持续 2 年，2 年中心境低落的时间多于不低落的时间。患者常常将自己的心境描述为“不开心”“闷闷不乐”或“郁闷”等。儿童可能表现为易激惹而不是心境低落。恶劣心境障碍的终身患病率约为 6%，时点患病率约为 3%。儿童恶劣心境障碍的患病率无性别差异；成年人中女性为男性的 2 ~ 3 倍。部分患者存在明显的人格异常，如依赖型、表演型或边缘型人格特征等。这类患者的抑郁情绪与性格缺陷交织在一起难以分开，因而被称为性格型抑郁发作。

（2）环性心境障碍　环性心境障碍是双相障碍的一种缓和形式，是指情感高涨与低落反复交替出现，但程度较轻，且均不符合躁狂或抑郁发作时的诊断标准。其特点是情绪从轻、中度抑郁到轻度躁狂反复波动。轻度躁狂是指情绪高涨、欣快和兴奋，但患者仍处在现实中。处于轻度躁狂时，有些人会感到精力充沛、工作效率高涨，但也有人会做出一些冲动、无情并会破坏关系的行为。轻度躁狂让人感觉很好，所以环性心境障碍患者不会寻求治疗。虽然他的家人和朋友意识到他心情摇摆不定，但其本人可能会否认。

✲临床案例

患者,男,25岁。因"情绪低落与情绪高涨交替出现1年余"入院。

1年前,患者大学毕业后因为工作找得不顺利出现心情差,自卑,认为自己处处不如别人,没有其他同学找的工作好,觉得精力差、乏力,不想继续找工作,不愿出门,每日唉声叹气,在家看电视,称自己没有希望了,整日愁眉不展,对家人说干什么都没有兴趣,有入睡困难,早醒症状。家人当时未予重视,在家休息半年左右患者病情好转,渐认为自己能力还可以,可以出去找工作,心情如常。3个月后,患者渐出现说话多,精力旺盛,睡眠需要减少,夜里起来不睡觉找家人聊天,称自己这么多年白活了,要自己做大生意,称可以实现家里人的愿望,对家人说自己能力很强,将来可以赚大钱,要给家人买别墅,买汽车。白天活动多,不回家,找人吃饭,喝酒,主动帮助人。在大街上见到乞丐给人家100元,称看着别人吃苦自己受不了。随后又出现心情烦闷,认为活着没有意思,想死。一段时间以后又开始精力旺盛……心情时好时坏,家人无法护理送去医院。

临床诊断:双相障碍。

第二节　抑郁发作患者的护理

一、临床表现

典型抑郁发作的临床表现是"三低"症状,表现为情绪低落、思维迟缓和意志活动减退,还表现为思维内容的消极,多数患者还存在各种躯体症状。

1.情绪低落　情绪低落、苦恼忧伤、兴趣索然。患者感到悲观绝望和痛苦难熬,度日如年、生不如死。许多患者常用"活着没有意思""高兴不起来"或"心里难受"描述自己的抑郁体验。典型的病例具有抑郁情绪晨重夜轻变化特点。更年期和老年患者的抑郁和焦虑情绪常混合存在,往往无故紧张恐惧,为自己的健康担心或害怕自己和家庭成员发生不幸等。

2.思维迟缓　患者的思维联想过程受到抑制,反应迟钝、思路闭塞,自觉"脑子不转了""好像是生了锈的机器"。临床表现为主动性言语减少,语速明显减慢,思考问题吃力,患者在回答问题时反应十分缓慢。

3.意志活动减退　抑郁患者的意志活动也受到显著抑制,临床表现为主动性活动明显减少,生活被动,不愿参加外界和平常感兴趣的活动,亦回避社交场合,喜爱独处。患者走路和其他动作也十分缓慢。病情严重者生活也懒于料理,再发展则不语不动,可达木僵程度。抑郁发作时患者也可能有意志增强的表现,最危险的病理性意志增强活动是反复出现自杀企图和行为。

4.思维内容障碍　在情绪低落的影响下,患者的自我评价过低,无故贬低自己,常产生无用感和无价值感,觉得活着毫无意义,有时有厌世想法和自杀打算。自杀企图和行为是抑郁发作患者最危险的而且是常见的症状。可以出现在症状严重期,也可出现在早期或好转时。患者往往事先有周密计划,行动隐蔽,以逃避医护人员和家属的注意。因为患者感到极大的失落、内疚并认为是他自己的责任,是罪有应得。患者认为自杀可以结束痛苦及家人的负担,而别人可能因为他的死亡而获得解脱。有些患者虽有强烈的自杀意愿,但不暴露自己的痛苦体验,甚至强作笑颜以逃避医护人员和家

笔记栏

属的注意,其自杀计划与行为极为隐藏,临床上素有“微笑性抑郁”之称。

5. 躯体症状　大部分抑郁患者都有躯体及其生物症状,例如心悸、胸闷、胃肠不适、便秘、食欲下降和体重减轻。此外,抑郁发作时睡眠障碍突出,多为入睡困难和早醒。

6. 其他　抑郁发作时也能出现幻觉、人格解体、强迫和恐怖症状。因思维联想显著迟缓以及记忆力减退,易影响老年患者的认知功能,出现“抑郁性假性痴呆”。

✲临床案例

患者,女,35岁。主诉:情绪低落伴失眠半年,加重1个月。

半年前因为工作上的事情受领导批评,感觉很没有面子,逐渐出现不愿意上班,不想和同事说话,工作没有激情,回家后也很少和家人说话,经常独自流泪。近1个月来,心情更加低落,精力减退,不想吃饭,睡眠差,还经常做噩梦,每天早晨不到5点就醒了。她觉得对不起家人,不能够挣更多的钱给家里带来宽裕的生活。她甚至觉得活着没有意思,对今后的生活看不到希望,她还经常对家里人说让自己死了算啦,免得拖累他们。

临床诊断:抑郁发作。

二、诊断与鉴别诊断

1. 症状标准　以心境低落为主,并至少有下列4项:①兴趣丧失、无愉快感;②精力减退或疲乏感;③精神运动性迟滞或激越;④自我评价过低、自责,或有内疚感;⑤联想困难或自觉思考能力下降;⑥反复出现想死的念头或有自杀、自伤行为;⑦睡眠障碍,如失眠、早醒,或睡眠过多;⑧食欲降低或体重明显减轻;⑨性欲减退。

2. 严重标准　社会功能受损,给本人造成痛苦或不良后果。

3. 病程标准

(1)符合症状标准和严重标准至少已持续2周。

(2)可存在某些分裂性症状,但不符合分裂症的诊断。若同时符合分裂症的症状标准,在分裂症状缓解后,满足抑郁发作标准至少2周。

4. 排除标准　排除器质性精神障碍,或精神活性物质和非成瘾物质所致抑郁。

三、治疗

1. 药物治疗　三环类(TCA)及四环类传统抗抑郁药物、新一代的抗抑郁药如选择性5-HT再摄取抑制剂(SSRIs)、选择性5-HT及NE再摄取抑制剂(SNRIs)、选择性去甲肾上腺素再摄取抑制剂(NRIs)等均可用于抑郁发作的治疗。上述抗抑郁药的疗效大同小异。但新一代的抗抑郁药不良反应显著小于传统的抗抑郁药如三环类。一般用药后2~4周起效。患者对药物的反应有个体差异。

2. 心理治疗　心理治疗可以首选认知治疗,通过认知治疗,帮助患者建立正性的、积极的思考方式,学习新的应对方法。要重视对患者人际关系指导,帮助患者学会与其他人正确的交往,增强与人交往的能力。行为治疗是通过个体反复训练,学习适应新的环境,达到矫正适应不良行为的目的。

3. 电抽搐治疗　适用于有强烈自杀观念和企图的患者,以及病情严重而对药物治疗不能耐受的患者。一个疗程6~12次,每周3~4次。

四、护理

【评估】

1. 精神症状评估

(1)认知活动　评估患者有无自责自罪观念及妄想,有无自卑、无价值感,无助、无望及无力感,对自己疾病的认识情况。

(2)情感活动　评估患者是否兴趣减退或丧失,有无愁眉不展、唉声叹气、悲观绝望、哭泣流泪、焦虑恐惧等。

(3)意志行为活动　评估有无意志活动减少、不愿参加平素感兴趣的活动,有无懒于生活料理及不顾个人卫生,有无自杀的消极企图、自伤自杀的消极行为。

2. 心理社会评估

(1)心理状况评估　评估患者的家庭教育、经济状况、性格、工作学习环境、社会支持系统,与同事、家人能否正常相处。

(2)社会功能评估　评估患者的人际交往功能、日常生活能力、职业功能、社会角色等状况;评估患者的社会支持以及患者家属对本病的认识情况,对患者所持的态度。

3. 生理功能评估　评估患者有无疲乏无力、心悸、胸闷、胃肠不适、便秘、性功能下降等,有无体重明显减轻或增加。评估既往健康状况、治疗用药情况等。

【常见护理问题及医护合作性问题】

1. 有自杀、自伤的危险　与悲观情绪、自责自罪观念 、自杀行为、无价值感有关。

2. 睡眠型态紊乱　与充满悲观情绪而导致的入睡困难、早醒、醒后难以入睡有关。

3. 营养失调低于机体需要量　与自责自罪、食欲不振、卧床不动、木僵状态等所致摄入量不足有关。

4. 便秘　与日常活动量减少、胃肠蠕动减慢有关。

5. 生活自理能力下降(缺失)　与运动迟滞、兴趣减低、无力照顾自己有关。

6. 思维过程改变　与认知障碍、思维联想受抑制有关。

7. 焦虑　与自卑、自责、无价值感、罪恶感有关。

8. 个人应对无效　与极度抑郁、焦虑而无力应对压力有关。

9. 社会交往障碍　与抑郁悲观情绪、精力丧失、情趣丧失有关。

10. 自我防护能力改变　与运动抑制、行为反应迟缓有关。

【护理目标】

患者住院期间不伤害自己,恢复生活自理;患者能用言语表达对于自我、过去和未来的正向观点,出院前自我评价提高;能够表达自我需求和寻求精神支持;能愿意并适当地与他人交往;患者摄入营养均衡的食物,体重保持正常范围;生活能自理;在不服用辅助睡眠药物时,夜晚有充足的睡眠时间,对睡眠有自我满足感;能够认识和分析自己的病态行为,对自己的行为负责。

【护理措施】

1. 安全护理　严防患者采取伤害自己的行为,抑郁发作患者常有自杀意念和行为,需随时了解患者自杀意念的强度及可能采取的方法,谨慎地设置患者周围的环境,

笔记栏

保管好危险物品。患者采取自杀行为往往趁人不注意或在人容易失去警惕时行动，如在周末、假期和病情开始好转的时候，此时需要特别注意并密切观察病情变化，以防意外。另外，睡眠障碍以早醒和入睡困难多见，患者较正常早醒 2 ~ 3 h，不能再入睡。早醒之后，心情最为低落，在这种心境之下，即早晨 3 ~ 5 点钟时，患者的自杀率最高。因此，护理人员及陪护家属需特别注意。

2. 生活护理　抑郁患者常无力料理自己的日常生活，不注重自己的衣着、外表及个人卫生。护理人员应提供必要的帮助，可以帮患者拟订作息时间表；给予积极地鼓励和支持；辅以信任、关切的表情和目光，使患者逐步建立起生活的信心。加强饮食调理，保证营养供给，选择患者平时喜爱的食物、陪伴患者用餐、少量多餐、让患者从事一些基本的日常活动，以促进患者接受食物。若患者坚持不肯进食，则必须采取另外的措施如喂食、鼻饲、静脉输液等。

3. 用药护理　护理人员应密切观察患者的合作性、药物的耐受性和不良反应。对于有自杀企图的患者，防止患者藏药，服药后检查患者口腔，看服到胃。对恢复期的患者，应明确告知维持用药对巩固疗效、减少复发的意义，并了解患者不能坚持服药的原因，与患者一起寻找解决的办法。

4. 对症护理

(1)睡眠护理　抑郁患者的睡眠障碍主要表现为早醒，而早醒又会加剧患者的情感低落。患者发生的许多意外事件，如自杀、自伤等，就发生在这种时候。因此，护理人员要鼓励或陪伴患者在白天多活动，入睡前喝热牛奶、洗热水澡等协助患者入睡。清晨应加强护理巡视，对早醒者予以安抚，使其延长睡眠时间。

(2)异常行为护理　抑郁发作患者异常行为最常见的是杀人和自杀，尤其自杀是护理的重点。护理人员必须随时了解患者自杀意志的强度及可能采取的方法。谨慎地安排患者生活和居住的环境，使其不具有自伤的工具。但最有效的方法是建立一个可以帮助患者减少痛苦情绪的环境。

5. 心理护理

(1)支持性心理护理　护理人员在照顾抑郁患者时，要保持温和、接受的态度，有耐心和信心。要建立有效的护患沟通，鼓励患者抒发自身的感受。在沟通过程中，应允许患者有足够反应和思考的时间，并耐心倾听，及时给予患者安慰与鼓励。

对缄默不语者，护理人员要静静地陪伴，以非语言的方式(如眼神、手势、轻轻地抚摸等)或简单、中性、缓慢的语言传递、表达对患者的关怀和支持，通过这些活动慢慢引导患者注意外界，逐渐表达其自身的感受。

(2)认知治疗　抑郁发作患者常会歪曲自己对事件的解释，他们会持有对自身、环境和将来的负性观点，这些歪曲的认知偏离于人们正常的思维逻辑。认知治疗的目的是改善抑郁性想法，这些改变通过行为实验、逻辑辩论、证据的检验、问题解决、角色扮演、认知重建等途径得以实现。可以运用 Beck 认知疗法，消除患者逻辑上的消极思维和错误。常用的认知治疗技术包括：觉察自动思维，测试自动思维的现实性，再归因训练以及改变导致抑郁的生活态度，并帮助患者确认这些自动思维，矫正这些负性思维。还可以运用 Albert Ellis 的合理情绪疗法，改变其不合理的认知。部分患者形成了习得性无助，导致习得性无助和抑郁发作的原因是个体认为自己的行为对事件的发展不会产生影响。在护理过程中通过改变这种信念使患者意识到自己的行为是有效的，

笔记栏

是可以避免将来不幸事件的发生。研究表明，由悲观向乐观的归因方式在阻止抑郁的发生上起到了非常重要的作用。

(3)行为治疗　行为治疗是通过操纵强化的时机、提高患者获得强化的比率来消除抑郁状态。护理人员要训练患者的社会技能，积极地营造、利用一切个人或团体的人际交往机会，改善患者以往消极被动的交往方式，逐步建立积极健康的人际交往方式，增加社交技巧。另外，还要改善患者处处需要别人关照和帮助的心理，并通过学习和行为矫正训练，改变患者的病态应对方式，建立新的应对技巧，为患者今后重新融入社会，独立处理各种事物打下良好基础。

针对抑郁患者，还可以运用精神分析疗法、人际关系疗法、团体心理治疗等，但要注意每一种疗法都有其适宜的对象，注意避免心理治疗对抑郁患者带来的不良影响，如精神分析疗法在使用时有可能加重抑郁患者的负担，并可加重罪恶感，特别是在无把握或患者有较大的自杀可能性时，这种治疗可能带来危险。

【健康教育】

1. 患者健康教育　帮助患者认识疾病的相关知识，使患者正确对待疾病，抑郁发作复发率较高，指导患者掌握预防复发的技巧，告诉患者复发的先兆症状及如何预防复发；帮助患者掌握药物的作用和不良反应，在医师指导下进行药量调整，不可随便减量或增量；坚持用药，定期复诊，强化首次发病足疗程用药以及恢复期加强心理治疗对今后的正性影响。

指导患者出院后能正确评价自己的现在、过去和未来，保持乐观心情；保证足够的睡眠，保持稳定的情绪，积极参加有益活动，建立有规律的生活习惯，指导患者正确面对和恰当处理现实环境中发生的各种应激原。

2. 家属健康教育　指导家属学习有关疾病的知识和如何预防疾病复发的常识，密切观察患者的病情变化及情绪变化，如发现患者出现失眠或早醒，或对日常生活丧失兴趣，出现想死的念头，或胡思乱想等，应及时到医院就诊，严防自杀等意外的发生；关心患者生活、工作、学习，帮助其面对现实；创造和谐的家庭环境，锻炼其自理能力和社会适应能力；督促患者按时服药，观察药物不良反应，妥善保管药物，防止患者把药物累积后顿服。

第三节　躁狂发作患者的护理

一、分类与临床表现

典型躁狂发作的临床表现是“三高”症状，即情感高涨、思维奔逸和活动增多。同时有部分患者表现出精神病性症状(幻觉、妄想等)。

1. 心境高涨　患者表现为轻松愉快，自我感觉良好，觉得周围的一切都非常美好，感到生活绚丽多彩，自己也无比幸福和快乐。整日兴高采烈，得意洋洋。患者的愉快心境常生动鲜明，与内心体验协调，也具有一定的感染力，往往能引起周围人共鸣。患者的情绪不稳定，有易激惹性，常以敌意或大怒对待别人的干涉和反对。但易激惹情

笔记栏

绪通常持续短暂，患者又转怒为喜。临床上也见部分患者在躁狂发作时并不表现为心境高涨，而是以易激惹为主。

2. 思维奔逸　患者的思维联想过程明显加快，自觉非常聪明、大脑反应格外敏捷，思维内容非常丰富，概念一个接一个的产生，有时会感到语言跟不上思维的速度。表现为引经据典，高谈阔论，滔滔不绝。由于联想过程加快以致来不及思考，患者谈话的内容往往肤浅和表面化，也给人以信口开河之感。患者的主动和被动注意均有增强，但不能持久，表现为思维活动常受周围环境变化的影响致使话题突然改变（随境转移）。因新概念不断涌现和想象力极为丰富，有的患者出现音联（音韵联想）、意联（词意联想）。

3. 活动增多　躁狂发作时患者的精力异常旺盛，活动明显增多且忍耐不住，故而整日忙碌不停，但做事往往虎头蛇尾、有始无终。患者还好管闲事和打抱不平。不少患者招引旁人注意，当众表演、说俏皮话和开玩笑。有时表现为挥霍无度，注意打扮，行为轻浮和好接近异性。病情较重时自我控制能力下降而举止粗鲁，甚至有攻击和破坏行为。虽然患者活动增多，但精力格外充沛，毫无疲惫之感。

4. 思维内容障碍　在心境高涨的背景下，患者常出现夸大观念，自我评价过高，自命不凡、盛气凌人。夸大观念常涉及健康、容貌、能力、地位和财富等。严重时夸大观念可发展为夸大妄想，内容多与现实接近。有时在夸大观念或妄想基础上出现关系妄想和被害妄想，但一般持续时间不长。

5. 躯体症状　躁狂患者因自我感觉良好故极少有躯体不适的诉述，但仔细观察仍可发现患者交感神经功能兴奋症状，如面色红润、双目有神，且有心率加快、瞳孔轻度扩大和便秘等。另外，因体力过度消耗，患者多有体重减轻。一般食欲和性欲增强，睡眠需要减少。自发病初期自知力就有不同程度的损害，极少数患者能认识到自己精神状态的异常。

6. 其他症状　躁狂发作极为严重时，患者呈明显兴奋状态，表现为活动紊乱而毫无目的或指向性，常伴有攻击行为。也可出现意识障碍、错觉和幻觉以及思维不连贯等症状。临床上称为谵妄性躁狂。

二、诊断与鉴别诊断

1. 症状标准　以情绪高涨或易激惹为主，并至少有下列 3 项（若仅为易激惹，至少需 4 项）：①注意力不集中或随境转移；②语量增多；③思维奔逸（语速增快、言语急促等）、联想加快或意念飘忽的体验；④自我评价过高或夸大；⑤精力充沛、不感疲乏、活动增多、难以安静，或不断改变计划和活动；⑥鲁莽行为（如挥霍、不负责任，或不计后果的行为等）；⑦睡眠需要减少；⑧性欲亢进。

2. 严重标准　严重损害社会功能，或给别人造成危险或不良后果。

3. 病程标准　①符合症状标准和严重标准至少已持续 1 周；②可存在某些分裂性症状，但不符合分裂症的诊断标准。若同时符合分裂症的症状标准，在分裂症状缓解后，满足躁狂发作标准至少 1 周。

4. 排除标准　排除器质性精神障碍，或精神活性物质和非成瘾物质所致躁狂。

5. 鉴别诊断

（1）精神分裂症青春型　因为精神分裂症也有循环病程，临床表现也可有运动性兴奋，青春型精神分裂症易被误诊为躁狂发作，相反的情况也时有发生。但精神分裂症经过几次发病后，循环病程渐不明显，而呈慢性进行性病程。临床相虽有兴奋躁动，但情感不是轻松、愉快，而是喜怒无常，行为也多具冲动性，兴奋时动作行为不协调。

（2）中毒性精神病　某些药物如皮质激素、异烟肼等中毒可引起躁狂状态。根据用药史，用药时间、剂量与发病关系，停药或减药后渐趋好转可资鉴别。中毒性精神病往往伴有不同程度的意识障碍。

（3）脑器质性精神病　如麻痹性痴呆、老年性精神病可出现躁狂状态，但往往有智能障碍，情感并非高涨，而是以欣快为主。详细的病史，躯体和神经系统检查有助鉴别。

（4）躯体疾病所致的精神障碍　甲状腺功能亢进可出现轻躁狂状态，但情感并非真正高涨，而以焦虑、情绪不稳为主，伴有原发躯体疾病症状和体征。

三、治疗

1. 药物治疗

（1）锂盐　是躁狂患者的首选治疗药物，临床常用碳酸锂。急性躁狂发作时碳酸锂的治疗日剂量一般为600～2 000 mg，3～5 d后即可加至治疗剂量，每日分2～3次口服，病情控制后酌情减量。碳酸锂的血药浓度治疗量与中毒量接近，故需密切观察病情变化和治疗效果，同时定期对血锂浓度进行监测。急性期血锂浓度以0.8～1.0 mmol/L为宜，维持治疗的血锂浓度为0.4～0.8 mmol/L。

（2）其他情绪稳定剂　有资料表明卡马西平和丙戊酸盐也可以作为一线治疗躁狂的药物，对碳酸锂无效或不能耐受其不良反应的患者也有效。卡马西平日剂量为400～1 000 mg，丙戊酸盐日剂量600～1 200 mg，从小剂量开始，分2～3次口服。

（3）抗精神病药物　对躁狂时的兴奋、冲动症状。尤其是对伴有精神病性症状如幻觉、妄想、怪异行为等有很好的治疗作用，且起效时间比锂盐快。目前临床常用新一代的非典型抗精神病药，如喹硫平、奥氮平等。

2. 电抽搐治疗　电抽搐治疗对重度躁狂有一定治疗效果，其作用机制可能与药物相同，即纠正中枢神经递质代谢的异常。在有严密监护措施的情况下可单独应用或合并药物治疗，一般隔日一次，4～12次为一疗程。若合并药物治疗，应减少给药剂量。

3. 胰岛素低血糖治疗　对控制躁狂兴奋有一定的效果，通常与锂盐或抗精神病药物合并使用，该疗法技术方法十分复杂，故必须在住院条件下进行。

四、护理

【评估】

1. 精神症状评估

（1）认知活动　评估患者有无联想障碍、注意力障碍、有无夸大观念以及妄想，对自己精神状态的认识能力和程度。

（2）情感活动　评估患者的情绪有无不稳定，自我感觉良好，易激惹、急躁，评估患者的心境是否高涨。

（3）意志行为活动　评估患者有无活动明显增多、行为异常，是否为兴奋状态，自

笔记栏

我控制能力如何，有无冲动、攻击行为等。

2. 心理社会评估

(1)心理状况评估　评估患者的家庭环境、各成员之间关系是否融洽、经济状况、受教育状况、工作环境及社会支持系统。

(2)社会功能评估　评估患者的人际交往功能、日常生活能力、职业功能、社会角色等状况；评估患者的社会支持以及患者家属对本病的认识情况，对患者所持的态度。

3. 生理功能评估　评估患者有无睡眠需要减少、精力异常旺盛以及食欲情况，有无交感神经兴奋表现。还要了解患者的家族史、患病史、药物过敏史。评估以往治疗用药情况、药物不良反应、有无碳酸锂中毒等情况。应用锂盐治疗者，要定期评估血锂浓度。

【常见护理问题及医护合作性问题】

1. 营养失调：低于机体需要量　与极度兴奋、活动过多、消耗量增加、摄入量不足有关。

2. 睡眠型态紊乱　与持久兴奋对睡眠无要求有关。

3. 便秘　与生活起居无规律、饮水量不足有关。

4. 生活自理能力下降　与极度兴奋有关。

5. 思维过程障碍　与躁狂所致的思维联想和思维内容障碍有关。

6. 有出走的危险　与情绪控制力下降、缺乏自知力有关。

7. 有暴力行为的危险　与失去正常的社会控制能力、意识障碍所致谵妄和错乱、激惹状态等有关。

8. 不合作　与自知力缺乏有关。

【护理目标】

患者能够建立良好的护患关系，主动接受治疗和护理；掌握控制自己的情绪的技巧，避免发生伤害他人或自伤的行为；情绪高涨、思维奔逸等症状得到基本控制；生活起居有规律，饮水充足，便秘缓解或消失，睡眠恢复正常；活动量能控制在基本正常的范围内，机体消耗与营养供给达到基本平衡；生活自理能力显著改善。

【护理措施】

1. 生活护理　为患者提供安全的生活环境是首要的护理措施。躁狂发作患者往往躁动不安，很容易受周围环境刺激，因此，提供一个陈设简单、空间宽大、安静的环境，常具有镇静作用，可以稳定患者的情绪。患者由于极度兴奋、精力充沛，整日忙碌于他认为有意义的活动，而忽略了最基本的生理需求。因此护理人员必须为患者提供充足的食物和饮水，提供高营养、易消化的食物及充足的水，满足患者的生理需求。同时，安排好患者的活动，使患者能得到适当休息和睡眠。鼓励患者自行完成一些有关个人卫生、衣着的活动。

2. 用药护理　护理人员应密切观察患者药物的耐受性和不良反应，特别是对应用锂盐治疗的患者要更加关注，注意血锂浓度的监测，及时观察用药后不良反应，有效预防中毒情况的发生。对恢复期患者，应明确告知维持用药对巩固疗效、减少复发的意义，必要时了解患者不能坚持服药的原因，与患者一起寻找解决的办法。

3. 对症护理

(1)指导患者参与有益活动,消耗过剩的精力　躁狂发作患者往往精力充沛、不知疲倦,且急躁不安、判断力差,易使精力的发泄变成破坏性,不仅伤害自己,也伤害别人及损坏周围的物品。护理人员可根据患者病情及医院场地设施等,安排既需要体能又不需要竞争的活动项目,如健身器运动、跑步等。也可鼓励患者把自己的心理活动"写"或"画"出来,这类静态活动既减少了运动量,又可发泄内心感受。护理人员对患者完成的每一项活动,应及时予以鼓励和肯定,增加患者的自尊,同时可有效避免破坏性事件的发生。

(2)预防患者的暴力行为　部分躁狂发作患者以愤怒、易激惹、敌意为特征,动辄暴跳如雷、怒不可遏,甚至可出现破坏和攻击行为。护理人员需及时了解每个患者既往发生暴力行为的原因,评估这些原因是否仍然存在;或是否有新的诱发因素出现,设法消除或减少这些因素。此外,护理人员还需善于早期发现暴力行为的先兆,如情绪激动、挑剔、质问、无理要求增多、有意违背正常秩序、出现辱骂性语言、动作多而快等,以便及时采取预防措施,设法稳定患者情绪,避免暴力行为的发生。对处在疾病急性阶段的患者,应尽可能地满足要求,对于不合理、无法满足的要求也应尽量避免采用简单、直接的方法拒绝,避免激惹患者。当确定患者有明显的暴力行为先兆时,应立刻按照暴力行为的防范措施处理。

4. 心理护理　①建立良好的护患关系,语言交流注意恰当的表达方式,对患者的过激言论不辩论,但不轻易迁就,对不合理的要求婉言谢绝。②帮助患者正确认识自我,正确评价自己,协助患者了解冲动行为带来的不良后果,使患者建立新型的人际关系,学会关心其他患者,助人为乐。③提供安全、舒适、安静的环境,室内物品尽量简单,室内颜色避免过于鲜艳,以免刺激患者,引起不安情绪发作。④正确引导患者参加喜爱的活动,如打球、唱歌、跳舞、手工制作、义务劳动等活动,并给予支持和鼓励,既增强患者的自信心,又使过剩的精力得以发泄。

【健康教育】

1. 患者健康教育　帮助患者认识疾病的相关知识,指导患者正确对待疾病,学习应对技巧;帮助患者掌握复发的先兆症状及如何预防复发;坚持服药,并在医师指导下进行,不可随便减量或增量;注意休息,保证充足的睡眠,忌饮咖啡、浓茶,少饮酒;培养良好的生活习惯,保持稳定的情绪,引导患者恰当处理现实环境中发生的各种应激原;服锂盐时,定期到医院验血,并注意有无恶心、呕吐、腹痛、腹泻,如有上述不适,告诉不必惊慌,可多饮些盐开水;如出现头昏、步态不稳、震颤,应停药,并及时就医。建立有规律的生活习惯,避免参加剧烈及刺激性活动。

2. 家属健康教育　指导家属学习有关疾病知识和如何预防疾病复发的常识,学会识别和判断疾病的症状,情绪兴奋时尽量不要带其到人多的地方,帮助其正确的宣泄情绪;创造良好的家庭氛围,协助患者合理安排生活、学习和工作;督促患者按时服药,定期复诊,如有不能自控的情况及时与医生联系。

笔记栏

思考与练习

患者，男，35 岁，已婚。家人陈述：近 1 个月来患者出现自觉精力旺盛，夜眠减少，几天几夜不睡觉依旧没有疲劳和疲倦感，食欲增加，与人交往积极主动，主动问别人有没有什么需要帮助的，并承诺只要别人给自己提出需要帮助的地方，没有自己满足不了的。认为自己是无所不能的“上帝”。自觉脑子聪明，反应敏捷，文思泉涌，语量大、语速快，口若悬河，总感觉语言表达跟不上思维的速度。联想丰富，概念一个接一个产生，引经据典，高谈阔论，信口开河。讲话时眉飞色舞，手舞足蹈，常因说话多而口干舌燥。所谈内容随周围环境变化而频繁转移。精力充沛，兴高采烈，学歌星唱歌，表演街舞。还觉得自己是有身份能成大事的人，整天忙碌不停，爱管闲事，打抱不平，爱与别人开玩笑。花钱大手大脚，认为自己周围的人都不如自己优秀，没有自己处理问题能力强，声称“自己有使不完的劲”。喜好打扮，主动接近异性，见美女就主动赞美别人，认为自己魅力无限。

（1）本案例中的患者有哪些临床表现？提出护理问题，制订护理计划。

（2）需要从哪些方面进行护理评估？讨论护理措施中的重点与难点。

（潘　玲）

第十五章 神经症与癔症患者的护理

神经症又称神经官能症，是一组精神障碍的总称。患者病前有一定的人格基础；起病多与精神应激或心理社会因素有关；主要表现为脑功能失调症状、焦虑、抑郁、强迫、疑病、躯体化症状或神经衰弱症状；一般无精神病性症状；无器质性病变；对疾病有相当的自知力，疾病痛苦感明显，主动求医；社会功能相对完好；病程多迁延。

伴随于躯体疾病或其他精神疾病所出现的各种神经症症状或其组合不能诊断为神经症。癔症以往属于神经症的一种类型，但新近的《中国精神障碍分类与诊断标准》第3版（CCMD-3）已将癔症从神经症中分离出来，单列一病。

第一节　神经症患者的护理

神经症作为一组人为合并起来的疾病单元，各亚型有着各自不同的特点，同时也因有着很多共同之处而有别于其他类别的精神障碍，症状复杂多样，护士要从生理、心理、社会文化等多层面去了解和评估患者，对护士能协助其解决与改善的部分加以分类，找出护理问题，为患者提供有效的帮助。

神经症的患病率国外报道为5%左右，1982年我国12个地区神经症流行病学调查发现其患病率为2.2%，以40～44岁年龄段患病率最高，但初发年龄多为20～29岁；女性患病率高于男性；文化程度低、经济状况差、家庭不和睦者患病率较高。

一、病因与发病机制

1.精神应激因素　神经症被认为是一类主要与社会心理应激因素有关的精神障碍。许多研究表明，多数神经症患者在发病之前都有生活事件的发生。一方面可能是遭受精神事件多的个体易患神经症；另一方面则可能是神经症患者的个性特征易于损害人际交往过程，而导致生活中产生更多的冲突与应激。一般而言，引起神经症的精神应激事件有以下特点：①应激事件的强度往往不是十分强烈，而是多个事件反复发生，且持续时间长。②应激事件往往对神经症患者具有某种独特意义。③患者对应激事件引起的心理困境或冲突有一定的认识，但不能将理念化解为行动，将自己从困境和矛盾中解脱出来，以致应激持续存在，最终超过个体的应付能力或社会支持能提供的保护水平而导致发病。④神经症患者的精神应激事件不但来源于外界，更多的源于

笔记栏

患者的内在需求。

2. 素质因素　大多数研究者倾向认为，与精神应激事件相比，神经症患者个性特征或个体易感素质对与神经症的病因学意义更为重要。一般认为，患者的个性特征首先决定着患神经症的难易程度。如巴甫洛夫认为，神经类型为弱型或强而不均衡型者易患神经症。其次，不同个性特征决定着患某种特定的神经症亚型的倾向，第二信号系统较第一信号系统占优势者易患强迫症。

3. 生物学因素　遗传学研究认为，亲代的遗传影响主要表现为易感个性，即在环境因素的影响下容易发病。同卵双生子的患病率（59.24%）高于异卵双生子（28.22%）。

神经症的发病机制至今尚无公认一致的解释。生物学研究表明，中枢神经系统一些结构或功能的变化可能与神经症的发生有关。心理学研究历史较长，不同心理学派对其有不同解释。精神分析学派把神经症看成是一种防御机制，通过这种机制，使被压抑在潜意识之中的本能欲望改头换面得到了满足，从而使内心冲突趋于缓和，避免了内心冲突持续下去可能导致的精神崩溃。行为主义认为，许多神经症如恐惧症和焦虑症都是后天或早年生活经历了某些习惯的社会性行为的强化所致。认知心理学认为，由于神经症患者有特殊的个体易感素质，因此常常做出不现实的估计与认知，以致出现不合理、不恰当的反应，这种反应超过一定限度与频度，便出现疾病。

二、分类与临床表现

CCMD-3 将神经症分为以下几类：①焦虑症；②强迫症；③恐惧症；④躯体形式障碍；⑤神经衰弱；⑥其他或待分类的神经症。

（一）焦虑症

焦虑症是一种以焦虑情绪为主的神经症，以广泛和持续性焦虑或反复发作惊恐不安为主要特征，常伴有自主神经紊乱、肌肉紧张与运动性不安，临床分为广泛性焦虑与惊恐障碍两种形式。

1. 广泛性焦虑障碍　又称慢性焦虑障碍，是焦虑症最常见的表现形式，缓慢起病，以经常或持续存在的焦虑为主要临床表现。①精神焦虑：精神上的过度担心是核心症状。表现为对未来难以预料的、可能发生的某种危险或不幸事件经常担心。有的患者不能明确意识到他担心的对象或内容，而只是一种强烈的提心吊胆、惶恐不安的内心体验；有的患者担心的也许是现实生活中可能会发生的事情，但其担心、焦虑、烦恼的程度与现实很不相称。患者常有恐慌的预感，终日心烦意乱、忧心忡忡、坐卧不安，似有大祸临头之感。②躯体焦虑：表现为运动不安和多种躯体症状。患者不能静坐，不停地来回走动，搓手顿足，无目的的小动作增多；主观上感到一处或多处肌肉不舒服的紧张感，严重时有肌肉酸痛，多见于胸部、颈部和肩背部肌肉，紧张性头痛也很常见。自主神经功能紊乱表现为心动过速、胸闷气短，口干，皮肤潮红或苍白，出汗，尿意频繁，便秘或腹泻等。③警觉性增高：表现为对外界刺激敏感，容易出现惊跳反应，注意力难以集中，容易受干扰，难以入睡，情绪易激惹，感觉过敏等。④其他症状：广泛性焦虑障碍常合并其他症状，如抑郁发作、强迫、恐惧、惊恐发作及人格障碍等。

✲临床案例

患者,男,43岁,已婚,外企工作。因焦虑不安,自感痛苦1年。

患者为一家外企部门负责人,老板为美国人,经营的业务是在本市组织货源,用集装箱海运到美国销售。前几年生意好做,自己收入颇丰。妻子是大学老师,夫妻感情好,女儿正在上高中,成绩优异。近一年来市场变化复杂,生意不如以前,自己虽然很努力,但也不尽如人意,老板似有不满之意。之后经常感到忧心忡忡,有时担心货运船会不会中途沉没,有时又担心美国老板会突发急症不治身亡,有时想到虽然现在夫妻恩爱,等到将来退休年老体弱,妻子依然年轻貌美,可能会离婚再嫁,又想到女儿考上大学后面临择业和谈婚论嫁等诸多问题,自己如何应付得了。出现头痛、失眠、心慌、胸闷、烦躁,经常半夜醒来大汗淋漓,坐立不安,吸烟量明显增加。睡不着觉时只好在房间里走来走去,既怕影响家人睡觉,又担心楼下邻居有意见,但自己也没有什么好办法。多次到医院检查,也没查出什么病来,服用安定有些效果,但又担心长期服用会成瘾。

诊断:广泛性焦虑障碍。

2. 惊恐障碍　又称急性焦虑障碍。其特点是发作的不可预测性和突然性,反应程度强烈,患者有濒死感或失控感,有严重的自主神经功能紊乱症状。患者在没有客观危险的环境下发作,突然出现强烈恐惧,觉得大难临头、将要死去,或惊叫、呼救,伴胸闷、心动过速、心律不齐、呼吸困难或过度换气、头晕、头痛、出汗、全身发抖或全身无力等自主神经系统症状。惊恐发作常起病急骤,终止迅速,一般历时5~20 min,很少超过1 h,但不久可突然再发。2次发作的间歇期,除了害怕再发作外,没有其他明显症状。发作期间始终意识清晰,事后能回忆发作经过。60%的患者由于担心发病时得不到帮助而产生回避行为,不敢单独出门,不敢到人多热闹的场所,渐发展为广场恐惧症。惊恐发作患者也可并有抑郁发作,有的有自杀倾向,应注意防范。

(二)强迫症

强迫症是以强迫症状为主要临床相的一类神经症。其特点是有意识的自我强迫和反强迫并存,两者强烈冲突使患者感到焦虑和痛苦。患者意识到强迫症状的异常,但无法摆脱。病程迁延者可表现为仪式动作为主而精神痛苦减轻,但社会功能严重受损。

1. 强迫观念　①强迫性穷思竭虑:患者对一些常见的事情、概念或现象反复思考,明知毫无现实意义但不能自控。如反复思考:"太阳为什么每天从东边升起而不是从西边升起?"②强迫怀疑:患者对自己做过的事情的正确性反复产生怀疑,明知毫无必要,但难以摆脱。如怀疑门窗是否关好,水龙头是否关好等。③强迫联想:患者头脑中出现一个观念或看到一句话便不由自主地联想起另一个观念或词句,且大多是对立性质的,如看到"胜利",马上就联想到"失败"等。④强迫回忆:患者不由自主地反复在头脑中出现经历过的事情,无法摆脱,感到苦恼。⑤强迫意向:患者体验到一种强烈的内在冲动要去做某种违背自己意愿的事情,但一般不会转变为行动,因为患者知道这种冲动是非理性的、荒谬的,所以努力克制,但内心冲动无法摆脱。如看到电插头就想去摸等。

2. 强迫动作和行为　①强迫检查:多为减轻强迫怀疑引起的焦虑而采取的行为。常表现为反复检查门窗、煤气是否关好,电源插头是否拔掉,账目是否算错等。②强迫洗涤:多源于害怕受到污染这一强迫观念而表现为反复洗手、洗衣物、消毒家具等。

笔记栏

③强迫性仪式动作：多是为了对抗某种强迫观念所引起的焦虑而逐渐发展起来的一套复杂的仪式化程序。④强迫询问：患者常常不相信自己，为了消除疑虑或穷思竭虑带来的焦虑，常反复询问家人、医生等，以获得解释与保证。

✲临床案例

患者，男，17岁，高中学生。反复睡前仪式动作2年。

患者2年前偶然发现父亲手机里有一条与别的女人谈情说爱的暧昧短信。当时感到震惊和痛苦，有种"世界末日"之感，因为自己对父亲非常崇敬，不敢相信这是真的。想到父母平时很恩爱，为父亲欺骗母亲的行为感到气愤和痛苦。想揭穿父亲又没有勇气。自己是个正直、善良的孩子，性格内向、认真，崇拜鬼神，认为做坏事是要受到惩罚的。于是每天晚上临睡前双眼注视墙上的菩萨像，不准脑子中有杂念，如果有就要重复做一遍。关灯时必须在关灯的那一瞬间在脑中浮现出一种全家幸福在一起的意境。如果不能就要重新开启和关闭一次电灯，有时反复做十几次。这种"睡前仪式"通常要持续半小时或更长时间。自己明知世上并没有鬼神，这样做毫无意义，很想用顽强的意志克服它。曾经有一段时间"睡前仪式"有些简化，但恰在这时外公突发脑出血去世，认为是由于自己"睡前仪式"简化所引起的。因此，症状加重，学习成绩直线下降，自己明知是病，为此与它展开了殊死搏斗，两次刺破手指血写"克服强迫"，却无济于事。

诊断：强迫症。

（三）恐惧症

恐惧症患者恐惧的对象多达数百种，通常将其归纳为三大类。

1. 广场恐惧症　又称场所恐惧症，是恐惧症中最常见的一种，约占60%。多起病于中青年（25～35岁），女性多于男性。主要表现为对某些特定环境的恐惧，如广场、拥挤的公共场所或封闭的环境等。关键特征之一是患者害怕没有即刻能用的离场出口，因而回避这些环境，害怕进入商店、电影院、车站或坐火车等，甚至根本不敢出门。恐惧发作时常伴有强迫、抑郁、人格解体等症状。

2. 社交恐惧症　又称社交焦虑障碍，多于17～30岁起病，女性明显多于男性。常无明显诱因突然起病，恐惧对象主要为社交场合和人际接触。表现为害怕被人注视，一旦发现别人注意自己就不自然，不敢抬头，不敢与人对视，不敢在公共场合演讲，集会不敢坐在前面，甚至觉得无地自容，因而回避社交。

3. 单纯恐惧症　恐惧对象主要为某些特定的物体或情境，如害怕接近特定的动物，害怕黑暗、雷鸣、高处、飞行、封闭空间、进食某些东西、目睹流血或创伤，害怕接触特定疾病的患者等，促发的情境单一、具体。特定恐惧一般在童年或青年期就出现，症状一般较恒定，如果不进行治疗，可以持续数十年。

（四）躯体形式障碍

躯体形式障碍是一种以持久的担心或相信各种躯体症状的优势观念为特征的神经症。这些躯体症状被认为是心理冲突和个性倾向所致，但即使应激性生活事件与心理冲突密切相关，患者仍拒绝探讨心理病因的可能。躯体形式障碍包括躯体化障碍、疑病障碍、未分化躯体形式障碍、躯体形式的疼痛障碍等。

1. 躯体化障碍　主要表现为多种多样、反复出现、经常变化的躯体症状，症状可涉及身体的任何部分或器官，各种医学检查不能证实有任何器质性病变足以解释其躯体症状，常导致患者反复就医和明显的社会功能障碍。常见的症状是胃肠道不适（疼痛、反酸、呃逆、恶心、呕吐等),异常的皮肤感觉(痒、麻木感、刺痛、烧灼感、酸痛等),假性神经系统症状(共济失调、肢体瘫痪或无力、吞咽困难、抽搐等),性及月经方面的主诉也很常见。患者常常伴有明显的抑郁和焦虑。女性多见,起病年龄多在30岁以前,病程至少2年以上。

2. 疑病障碍　主要表现为患者坚持认为可能患有一种或多种严重的进行性的躯体疾病,因此反复就医,各种医学检查和医生的解释均不能打消其疑虑,其关注程度与实际健康状况不相称。即使患者有时存在某种躯体疾病,但不能解释所诉症状的性质、程度,常伴有焦虑、抑郁情绪。

3. 躯体形式的疼痛障碍　主要表现为一种不能用生理过程或躯体障碍给予合理解释的持续、严重的疼痛,疼痛的发生常与情绪冲突或心理社会问题有关,医学检查不能发现疼痛部位有相应的器质性变化,病程常迁延6个月以上。社会功能明显受损,常以疼痛为主诉反复就医,伴有焦虑、抑郁、失眠等。女性多见,发病高峰年龄为30~50岁。

4. 未分化躯体形式障碍　患者常诉一种或多种躯体症状,症状具有多变性,临床表现类似躯体化障碍,但不够典型,病程不足2年。

(五)神经衰弱

神经衰弱是一种以脑和躯体功能衰弱为主的神经症。以精神易兴奋却又易疲劳为特征,常伴有紧张、烦恼、易激惹等情绪症状,肌肉紧张性疼痛、睡眠障碍等生理功能紊乱症状。这些症状不能归因于脑、躯体疾病及其他精神疾病。常缓慢起病,病程迁延波动,病前多有持久的情绪紧张和精神压力。

1. 脑功能衰弱症状　包括精神易兴奋与易疲劳。精神易兴奋主要表现为联想和回忆增多而杂乱;感觉阈值降低,对外界的声光等刺激敏感;注意集中困难,易受无关刺激的干扰;情绪易激惹。精神易疲劳是神经衰弱患者的主要特征,以精神疲劳为核心症状,不一定伴有躯体的疲劳,常伴不良心境,疲劳具有情境性、弥散性,不伴有欲望和动机的减退。

2. 情绪症状　主要表现为烦恼、紧张、易激惹。一般具有以下特点:①患者感到痛苦或影响社会功能而求助。②难以自控。③情绪的强度及持续时间与生活事件或处境不相符。

3. 心理生理症状　患者生理功能紊乱多与心理状态有关,常表现为睡眠障碍、紧张性头痛及个别内脏功能轻度或中度障碍。

三、诊断与鉴别诊断

(一)CCMD-3 有关神经症总的诊断标准

1. 症状标准　至少有下列1项:①恐惧;②强迫症状;③惊恐发作;④焦虑;⑤躯体形式症状;⑥躯体化症状;⑦疑病症状;⑧神经衰弱症状。

2. 严重标准　社会功能受损或无法摆脱的精神痛苦,促使其主动求医。

3. 病程标准　符合症状标准至少3个月,惊恐障碍另有规定。

4. 排除标准　排除器质性精神障碍、精神活性物质与非成瘾物质所致精神障碍、各种精神病性障碍如精神分裂症、心境障碍等。

(二)焦虑症诊断标准

广泛性焦虑障碍

1. 症状标准

(1)符合神经症的诊断标准。

(2)以持续的原发性焦虑症状为主,并符合以下两项:①经常或持续的无明确对象和固定内容的恐惧、紧张。②伴有自主神经症状或运动性不安。

2. 严重标准　社会功能受损,患者因难以忍受又无法解脱而感到痛苦。

3. 病程标准　符合症状标准至少6个月。

4. 排除标准

(1)排除甲状腺功能亢进、高血压、冠心病等躯体疾病的继发性焦虑。

(2)排除兴奋药物过量、催眠镇静药物或抗焦虑药的戒断反应,强迫症、恐惧症、疑病症、神经衰弱、躁狂发作、抑郁发作或精神分裂症等伴发的焦虑。

惊恐障碍

1. 症状标准

(1)符合神经症的诊断标准。

(2)症状符合以下4项:①在没有任何客观危险的环境下发作,以致发作不可预测。②两次发作的间歇期,除了害怕再发作外,没有明显的症状。③发作时表现强烈的恐惧、焦虑及明显的自主神经症状,并常有人格解体、现实解体、濒死恐惧或失控感等痛苦体验。④发作突然,10 min内达到高峰,一般总共不超过1 h。发作时意识清晰,事后能回忆。

2. 严重标准　患者因难以忍受又无法解脱而感到痛苦。

3. 病程标准　1个月内至少发作3次,或首次典型发作后继之以害怕再发作的焦虑持续1个月。

4. 排除标准　排除其他精神障碍,如恐惧症、抑郁发作,或躯体形式障碍等继发的惊恐障碍;排除躯体疾病如癫痫、心脏病发作、甲亢、嗜铬细胞瘤或自发性低血糖等继发的惊恐发作。

(三)强迫症诊断标准

1. 症状标准

(1)符合神经症的诊断标准,并以强迫症状为主,至少有下列一项存在:①以强迫观念为主,包括强迫怀疑、强迫回忆、强迫性对立思维、穷思竭虑等。②以强迫行为(动作)为主,包括反复洗涤、核对、检查或询问等。

(2)强迫症状起源于自己内心,不是被别人或外界影响强加的。

(3)强迫症状反复出现,患者认为没有意义,并感到不快,甚至痛苦,因此试图抵抗,但不能奏效。

2. 严重标准　社会功能受损。

3. 病程标准　符合症状标准至少3个月。

4. 排除标准　①排除其他精神障碍继发的强迫症状。②排除脑器质性疾病,尤其是基底节病变所继发的强迫症状。

（四）恐惧症诊断标准

1. 符合神经症的诊断标准。

2. 以恐惧症状为主，符合以下 4 条：①对某些客体或处境有强烈恐惧，恐惧的程度与实际危险不相称。②发作时有焦虑和自主神经症状。③有反复或持续的回避行为。④知道恐惧过分或不必要，但无法控制。

3. 对恐惧情境和事物的回避必须是或曾经是突出的症状。

4. 排除焦虑症、疑病症和精神分裂症。

（五）躯体形式障碍诊断标准

1. 症状标准

（1）符合神经症的诊断标准。

（2）以躯体症状为主，至少有下列一项：①对躯体症状过分关心（严重性与实际情况明显不相称），但不是妄想。②对身体健康过分关心，如对通常出现的生理现象和异常感觉过分关心，但不是妄想。

（3）反复就医或要求医学检查，但检查的阴性结果和医生的合理解释，均不能打消其顾虑。

2. 严重标准　社会功能受损。

3. 病程标准　符合症状标准至少 3 个月（躯体形式障碍要求至少 2 年、未分化的躯体形式障碍和躯体形式的疼痛障碍要求至少半年以上）。

4. 排除标准　排除其他神经症性障碍、抑郁发作、精神分裂症及偏执性精神障碍等。

（六）神经衰弱诊断标准

1. 症状标准

（1）符合神经症的诊断标准。

（2）以持续和令人苦恼的脑力和体力易疲劳，经休息和娱乐不能恢复为特征，至少有以下 2 项：①情感症状，如烦恼、紧张、易激惹等，可有焦虑、抑郁情绪，但不占主导。②精神易兴奋症状，如回忆、联想增多，注意力不集中，对声光刺激敏感等。③肌肉紧张性疼痛，如头痛、腰背痛等。④睡眠障碍，入睡困难、多梦易醒、睡眠节律紊乱、睡眠感觉缺失、睡醒后无清新感等。⑤其他心理生理症状，如头昏眼花、耳鸣、心慌、胸闷、腹胀、消化不良、尿频、多汗、阳痿、早泄及月经不调等。

2. 严重标准　患者感到痛苦或影响社会功能而主动求医。

3. 病程标准　符合症状标准至少 3 个月。

4. 排除标准　排除其他类型神经症、抑郁发作及精神分裂症。因各种躯体疾病伴发的神经衰弱症状，则只能诊断为神经衰弱综合征。

四、治疗

（一）治疗原则

神经症的治疗主要包括药物治疗与心理治疗的联合应用。药物治疗对控制神经症的症状是有效的，但由于神经症的发生主要与心理社会应激因素、个性特征有密切

笔记栏

关系，因此心理治疗可能更为重要，不但可以缓解症状，对于一定比例的患者，还可以达到根治的目的。

（二）治疗措施

1. 心理治疗　心理治疗方法的选择取决于患者的人格特征、疾病类型以及治疗者对某种心理治疗方法的熟练程度与经验。常用的心理治疗方法有：心理疏导、认知治疗、精神分析治疗、森田疗法、暗示疗法等。目的在于让患者逐渐了解所患疾病的性质，改变错误的观念，解除或减轻精神因素的影响，使患者对自己的健康状态有一个相对正确的评估。

2. 药物治疗　药物治疗主要是对症治疗，可针对患者症状、不同亚型选药。药物治疗的优点是控制靶症状起效快，早期与心理治疗合用有助于缓解症状，提高患者对治疗的信心，促进心理治疗的效果与遵医行为。应该注意的是，用药前要预先向患者说明所用药物的起效时间以及治疗过程中可能出现的不良反应，使其有充分的心理准备，增加治疗的依从性，否则许多神经症患者可能因求效心切或因过于敏感、疑病的个性特点而中断、放弃治疗或频繁变更治疗方案。

五、护理

【评估】

1. 一般情况评估　评估患者日常生活情况，如衣着、自理能力等；与周围环境接触如何；对周围的事物是否关心；主动接触及被动接触状况；合作状况。

2. 心理社会评估

（1）心理功能方面　评估患者心理状态，包括认知、情感及行为活动；病前性格特征和对应激的心理应对方式。

（2）社会功能方面　主要评估患者的人际交往能力是否受损。

（3）家庭与环境方面　评估患者家属对患者所持的态度；患者幼年时所受的教育、生活的环境、父母的教养方式、家庭经济状况、婚姻状况、工作学习环境等情况，直系亲属心理、生理健康状况以及患者的社会支持系统等资源。

3. 生理功能评估　评估患者躯体不适，包括严重程度、性质，应分清是器质性还是心因性。评估生命体征、睡眠、营养、排泄、月经、躯体各器官功能及生活自理能力等。

【常见护理问题及医护合作性问题】

1. 睡眠型态紊乱　与焦虑引起的生理症状有关。
2. 生活自理能力受损　与强迫行为或强迫思维、刻板的仪式化动作有关。
3. 皮肤完整性受损　与强迫行为过度洗涤有关。
4. 疼痛或躯体不适　与自主神经功能紊乱有关。
5. 焦虑　由于缺乏疾病知识、不愉快的观念反复出现有关。
6. 个人应对无效　与焦虑、恐惧而无力应对压力情境有关。
7. 自我概念紊乱　与缺乏自信、角色功能改变有关。

【护理目标】

患者能够正确认识疾病表现，学会合理宣泄情绪，减轻痛苦；自理能力逐渐恢复，基本生理需要得到满足；症状减轻或消失，舒适感增加；能够与他人建立良好的人际关系，社会功能基本恢复正常；皮肤完整无破损；能应用所学的适应性行为应对生活中的应激事件；能正确认识心理因素和社会因素与疾病的关系。

【护理措施】

1. 生理功能方面　创造良好的睡眠环境，安排合理的作息时间，养成良好的睡眠习惯等。教会患者促进入睡的方法，如用温水泡脚等。另外，患者可能会有食欲减退，体重下降等情况，其原因可能是抑郁、焦虑等负性情绪和胃肠不适、便秘、腹胀等躯体不适所致。因此，护士要对患者进行解释，使患者能有正确的认识，鼓励患者进食，帮助选择易消化、营养丰富和色香味俱佳的食物。对便秘患者鼓励多喝水，多吃蔬菜水果，适当运动，养成每天排便的好习惯。患者可能因躯体不适的症状、情绪抑郁等忽视个人卫生，也可因仪式动作、强迫行为等导致生活自理能力下降，护士应耐心协助患者做好头发、皮肤等护理。

2. 心理护理

(1)建立良好的护患关系　以真诚、理解、接纳的态度对待患者。当患者述说躯体不适时，要耐心倾听，并认真进行体格检查，不要轻易否定症状的存在。因为对患者而言，其症状是真实的，并非自己可以控制的。选择适当的时机，结合正常的检查结果，使患者相信其不适并非器质性病变所致。

(2)鼓励患者表达自己的情绪和不愉快的感受　当患者表达自己的情绪和感受时，有助于释放内心的焦虑。护士要态度和蔼，注意倾听患者的心声，提问要简单，着重当前问题。对不太合作的患者，护士应耐心等候，给患者足够的时间以做调整，以温和的态度面对，或择期再询问；患者愿意诉说时，要及时给予鼓励，逐步深入，帮助患者认识自己的负性情绪，也有利于护士发现患者的心理问题，制订相应的护理措施。

(3)与患者共同探讨与疾病有关的应激原及应对方法　提供环境和机会让患者学习和训练新的应对技巧，加强患者控制紧张、焦虑等负性情绪的技巧，帮助患者消除应激，使其相信该病有治愈的希望。有技巧地协助患者将话题从身体症状转移到目前生活的境遇中，协助患者找出相关的应激原和诱发因素。同时，最重要的是帮助患者认识过去习惯性的应对方法，对成功有效的给予肯定，并鼓励患者学习新的应对方法。这不仅有利于患者正确认识和对待疾病，接受和应付不良情绪，也有利于让患者在与护士交谈中了解自己的病因，增强对应激事件的认知能力。反复强化患者对自己能力和优势的认可，忽略其缺点和功能障碍。提高患者的自信心，消除不安全感，积极配合治疗，有利于早日康复。

(4)协助患者获得社会支持　帮助患者认清现有的人际资源，扩大社会交往的范围，使患者的情绪需求获得更多的满足，并可防止或减少患者使用身体症状来表达情绪的倾向。做好家属工作，争取家庭和社会的理解与支持。协助分析患者可能的家庭困扰，确认正向的人际关系，并对存在的困扰进行综合分析，寻求解决方法，如夫妻治疗或家庭治疗等。还可鼓励患者发展新的社会支持系统。

(5)帮助患者学会放松技术　如慢跑、深呼吸、静坐、听音乐、练气功、打太极拳，也可利用生物反馈仪训练肌肉放松等。

3. 安全护理　神经症患者可引起继发性情绪低落，可能会出现自伤，甚至自杀行为，要加强预防。为患者提供安静、舒适、安全的治疗环境，减少外界刺激，避免环境中

笔记栏

的危险品及其他不安全因素。

【健康教育】

1. 患者健康教育　指导患者认识到个性特点与疾病的关系，使患者对神经症的发作有正确认识，消除模糊观念引起的焦虑、抑郁，纠正错误观念。教会患者正确处理问题的方法，学会处理人际关系，调整不良情绪，增强心理承受和适应能力。

2. 家属健康教育　指导家属了解疾病相关知识，使家属理解患者的痛苦和困境，配合治疗护理，既要关心和尊重患者，又不能过分迁就或强制。帮助患者合理安排生活、工作，恰当处理与患者的关系，减少不良因素的刺激，并做好患者出院后的心理照护，教会家属帮助患者恢复社会功能，防止复发。

第二节　癔症患者的护理

癔症又称歇斯底里，是由于明显的心理因素，如生活事件、内心冲突或强烈的情绪体验、暗示或自我暗示等引起的一组病症。主要表现为分离症状（即部分或完全丧失对自我身份识别和对过去的记忆）和转换症状（即在遭遇无法解决的问题和冲突时产生不愉快心情，并转化成躯体症状出现）。这些症状没有可证实的器质性病变基础，并与患者的现实处境不相称。症状具有做作、夸大或富有情感色彩等特点，有时可由暗示诱发，也可由暗示而消失，有反复发作的倾向。

癔症的患病率报道不一。多数学者认为，文化落后、经济状况差的地区患病率高。首发年龄以16～30岁多见，患者多为女性。一般认为癔症预后较好，60%～80%的患者可在1年内自行缓解。

一、病因与发病机制

1. 心理社会因素　急性的、能导致强烈的精神紧张、恐惧或尴尬的应激事件是引起本病的重要因素。这些精神刺激均直接致病或是第一次发病的因素。部分患者多次发病后可无明显诱发因素，通过触景生情、联想或自我暗示而发病。在相同性质的精神因素作用下，性情急躁、为人处世感情用事、心胸狭窄、较自我中心或任性、寻求别人注意、容易接受暗示等表演性人格特征的人较其他类型个体易于发生本病。

2. 生理机制　有学者认为，意识改变是癔症发病的基础。随着患者意识的分离，正常的认知功能受损，大脑皮质对传入刺激的抑制增强，患者自我意识减弱、暗示性增高。当个体受到急性应激时，就会表现出类似动物遇到危险时的各种本能反应。如假死或返回儿童期退行性行为等。也有人认为，癔症的发病机制是有害因素作用于弱神经类型者，引起高级神经活动第一和第二信号系统之间、皮质和皮质下之间功能的分离或不协调，患者的第一信号系统和皮质下部的功能相对占优势。在外界应激作用下，大脑皮质处于保护性抑制，皮质下功能亢进，而表现出癔症的各种症状。

3. 心理机制　转换是患者对挫折的一种适应方式。患者一旦发现这类症状可以减轻其困难处境，则症状可能强化、持续，或在以后遇到困境时再次出现。躯体化作用是通过躯体症状表达心理痛苦的病理心理过程。暗示或自我暗示机制，可明显影响本症的发生、发展和转归。

二、分类与临床表现

患者在多种因素促发下急性起病，临床表现复杂多样，归纳起来可分以下几类。

1.癔症性躯体障碍　癔症性躯体障碍又称转换性障碍。表现为运动障碍和感觉障碍。其特点是经各种检查均未发现神经系统和内脏器官相应的器质性损害。

（1）运动障碍　①肢体瘫痪：可表现为单瘫、截瘫或偏瘫，被动活动明显抵抗，无神经系统损害的体征，但病程持久者可有废用性肌萎缩。②痉挛发作：表现为缓慢倒地，全身僵直或角弓反张，肢体呈不规则抖动、呼吸急促、呼之不应。肌阵挛则为一群肌肉的快速抽动，类似舞蹈样动作。一般无外伤或大小便失禁。③失音症或缄默症：患者想说话，但发不出声音，或只能用耳语或嘶哑的声音交谈，称为失音症。如不用言语回答问题，而是用手势或书写表达意思，称为缄默症。

（2）感觉障碍　①感觉缺失：局部或全身皮肤感觉缺乏，可为半身痛觉消失，或呈手套、袜套型感觉缺失，其范围与神经分布不一致。②视觉障碍：可表现为失明、管窥、视野缩小等。常突然发生，也可经过治疗突然恢复正常。患者虽有视觉丧失的主诉，但却惊人地保留着完好的活动能力。③听觉障碍：表现为突然听力丧失，电测听和听诱发电位检查正常。④感觉过敏：表现为皮肤对触觉特别敏感，实际并无神经病变。⑤癔症：咽部有异物感、梗阻感，而咽喉部检查无异常。

2.癔症性精神障碍　癔症性精神障碍又称分离性障碍。表现为急骤发生的意识范围狭窄、具有发泄特点的情感爆发、选择性遗忘及自我身份识别障碍等。

（1）情感爆发　表现为在精神刺激之后突然发作，时哭时笑、吵闹不安、捶胸顿足、尽情发泄，有的出现自伤、伤人、毁物行为。多人围观时发作更为剧烈。

（2）意识障碍　表现为周围环境意识和自我意识障碍。周围环境意识障碍又称意识改变状态，主要指意识范围狭窄，以朦胧状态或昏睡较多见，严重者可出现癔症性木僵，表现为在相当长时间维持固定的姿势，完全或几乎没有言语和自发的有目的活动，行为符合木僵的标准，没有躯体疾病的证据，一般数 10 min 可自行醒转。也可表现为癔症性神游，即患者突然从家中或工作场所出走，貌似有目的的旅行，此时患者意识范围缩小，但日常的基本生活（如饮食起居）能力和简单的社交接触（如乘车、购物、问路等）依然保持。历时几十分钟到几天，清醒后对病中经过不能回忆。自我意识障碍又称癔症性身份障碍，表现为对自己身份的觉察障碍，对自己原来的身份不能识别，常为鬼魂或神灵附体，此时患者暂时丧失个人身份识别能力和对周围环境的意识。有时表现为两种或两种以上不同的人格交替出现，即交替人格、双重人格、多重人格等。

（3）癔症性痴呆　为假性痴呆的一种。患者精神创伤后突然出现严重智力障碍，但无器质性病变或其他精神病存在，表现为对简单问题给予近似回答，如患者回答“1+1=3”，一只手有 4 个指头等，称 Ganser 综合征；精神创伤后突然表现为儿童样的幼稚语言和动作，患者以幼儿自居，逢人就称“叔叔”“阿姨”，称为童样痴呆。

（4）癔症性遗忘　又称选择性遗忘，主要表现为患者无器质性脑损害，突然出现的不能回忆某阶段的经历或某一性质的事件，遗忘内容往往与精神创伤有关，遗忘可以是部分性和选择性。

（5）癔症性精神病　除典型的癔症症状外，通常在有意识蒙眬或漫游症的背景下出现行为紊乱、哭笑无常、表演性矫饰动作、思维联想障碍或片段幻觉、妄想、人格解体等症状。病程一般不超过3周,可突然痊愈而无遗留症状。

三、诊断与鉴别诊断

(一)诊断

1. 症状标准

(1)有心理社会因素作为诱因,至少有下列一项综合征:①癔症性遗忘。②癔症性神游症。③癔症性精神病。④癔症性运动和感觉障碍。⑤癔症性多重人格。⑥其他癔症形式。

(2)没有可以解释上述症状的躯体疾病。

2. 严重标准　社会功能受损。

3. 病程标准　起病与应激事件之间有明确关系,病程多反复迁延。

4. 排除标准　排除器质性病变和其他精神疾病、诈病。

(二)鉴别诊断

癔症性痉挛发作应与癫痫大发作相鉴别。癫痫大发作时意识完全丧失,瞳孔多散大且对光反射消失,发作有强直、痉挛和恢复三个阶段,痉挛时四肢呈有规则的抽搐,常有咬破唇舌、跌倒和大小便失禁。发作后完全不能回忆,脑电图检查有特征性变化。急性应激障碍症状的发生、发展与精神因素的关系更为密切,患者不具有癔症性格特点,缺乏暗示性,无反复发作史,持续较长。诈病者常有明确的目的,症状受意志控制,因人、因时、因地而异,无一定的疾病过程和规律。

四、治疗

(一)治疗原则

癔症的症状是功能性的,心理治疗十分重要。适当配合药物治疗,可增强心理治疗效果。

(二)治疗措施

1. 心理治疗

(1)暗示疗法　适用于急性发作又暗示性较高的患者。患者迫切要求治疗时,在觉醒状态下,通过语言暗示,或配合适当理疗、针刺或按摩,即可取得良好效果。病程较长,病因不明确的病例,往往需要借助药物或语言催眠疗法,消除患者的心理阻抗,才能取得较好效果。

(2)催眠疗法　适用于治疗癔症性遗忘症、多重人格、缄默症、木僵状态以及情绪受到伤害或压抑的患者。在催眠状态下,可使被遗忘的创伤性体验重现,受到压抑的情绪获得释放,从而达到消除症状的目的。

(3)解释性心理治疗　适用于除癔症性精神病发病期之外的各型癔症。主要目的在于引导患者正确认识和对待致病的精神因素,认识疾病的性质,帮助患者分析个性存在的缺陷,以及克服个性缺陷的途径和方法。

2. 行为治疗　适用于有肢体或言语功能障碍的病例。多采用系统脱敏法、厌恶疗

笔记栏

法、阳性强化法，逐步对患者进行训练。

3. 药物治疗　药物治疗的作用在于改善情感症状，使患者尽早安静合作，配合心理治疗。对急性的情绪或行为障碍，需要短期的药物治疗，可适当口服苯二氮䓬类药物。对情绪过分激动或兴奋躁动者，可肌内注射氟哌啶醇、地西泮等药物，但剂量不宜过大。

五、护理

【评估】

1. 心理功能评估　评估患者个性特征；癔症发作时的症状特点、类型、症状的频度和症状的严重程度；患者的情绪反应类型、对刺激的应对方式及适应能力、易受暗示的程度、情感反应的特点等。

2. 社会功能评估　评估患者人际交往能力，以及社会支持系统资源、性质及数量。

3. 生理功能评估　评估患者睡眠、营养、进食情况，以及躯体表现是否有病理学基础。患者出现癔症性瘫痪时，评估四肢的肌肉是否有废用性萎缩；患者出现意识障碍时，躯体是否受到损伤，生活自理能力等。

【常见护理问题及医护合作性问题】

1. 营养失调：低于机体需要量　与情感爆发、痉挛发作等不能进食有关。

2. 知识缺乏　与患者不能认知疾病及心理问题有关。

3. 生活自理能力受损　与躯体和精神症状有关。

4. 个人应对无效　与内心冲突或需要有关。

5. 有暴力行为的危险　与发作时意识活动范围狭窄有关。

6. 有受伤的危险　与漫游时意识障碍有关。

7. 失用综合征　与癔症性瘫痪有关。

【护理目标】

患者症状减轻或消失，无伤人和自伤行为发生；生活自理能力受损时，不出现肌肉萎缩及便秘、压疮等并发症；患者自我概念增强，能客观评价自身的性格缺陷，或有完善人格的愿望和行为的改变；能发展其他调适压力的方法，重新获得心理动态平衡，使躯体症状不再出现。

【护理措施】

1. 安全和生活护理

(1)为患者提供安全舒适的环境　加强不安全因素和危险物品的管理。密切观察病情，做好自杀、自伤或冲动行为的预防。在患者意识范围狭窄时防止被其他患者伤害。

(2)做好饮食护理　对躯体化症状的患者，应用暗示性言语鼓励其进食或分散注意力，避免其过分关注自己的进食障碍。选择易消化、营养丰富，适合患者口味的食物。对一时不能进食者可稍缓喂饭。

(3)加强睡眠护理　指导患者养成按时作息的生活习惯，鼓励白天适当参加工娱活动和体育锻炼，有利于夜间正常睡眠。教会患者运用放松技巧转移注意力，帮助入

笔记栏

睡。严重入睡困难者，必要时遵医嘱予以药物治疗。

2. 心理护理

（1）建立良好的护患关系　接触患者时，避免用过激的言辞刺激患者，或过分地关注患者。鼓励患者回忆病情发作时的感受，接纳、理解患者的不愉快感受，并与患者讨论应对发作的方法。应用支持性语言帮助患者了解疾病知识，使患者认识到过分关注自身症状无益于恢复健康。反复强调患者的能力和优点，尽量忽略其缺点和功能障碍。

（2）健康教育　应选择适当时机，结合正常的检查结果，向患者讲解其障碍并非器质性病变所引起，针对其自我中心的个性特点，加强心理疏导和教育。

3. 特殊护理

（1）在癔症发作时，护士不要流露出紧张、厌烦或过分照顾。应将患者和家属隔离，避免众人围观；出现情感爆发或痉挛发作时，应把患者安置在单间，适当约束，防止碰伤；对癔症性失明、失聪的患者，让其了解功能障碍是暂时的，通过检查证明无器质性损害，在暗示治疗见效时，加强言语、听力或视力训练，让患者看到希望。

（2）患者有癔症性瘫痪症状时，要注意避免出现失用综合征。这时患者的症状虽无任何神经系统的阳性体征，但若长时间得不到有效治疗，患者长期卧床、不能下地行走，会导致躯体系统处于退化的危险状态，甚至出现躯体并发症，如压疮、便秘、泌尿系感染等。因此，要给患者讲清楚这种疾病的性质，减轻患者的恐惧和焦虑情绪。护士要会运用药物、催眠、结合良性语言暗示的方法和技巧协助医生，帮助患者定期训练肢体，鼓励患者下床走动，防止肌肉萎缩。每日协助患者对皮肤的受压部位做按摩护理，防止压疮的发生。为患者提供高纤维素类的食物，让患者多饮水，防止便秘。若已发生便秘，要多观察，遵医嘱使用缓泻剂或灌肠，以防肠梗阻。每晚为患者冲洗会阴，防止尿路感染。

（3）对癔症性失明、失聪患者，应让其了解功能障碍是短暂的，通过检查无器质性损害。在暗示治疗见效时，要加强听力或视力训练。

（4）对患者当前的应对机制表示认同和支持，鼓励患者按可控制和可接受的方式表达焦虑、激动，允许自我发泄，但不要过分关注。

【健康教育】

1. 患者健康教育　指导患者认识疾病的性质，帮助患者分析自身性格与疾病的关系。教会患者一些科学的、适用的处理问题的方法，学会处理人际关系，调整不良的情绪，增强心理承受能力。

2. 家属健康教育　要有针对性的帮助患者家属了解有关癔症的常识，避免无意的行为或语言起到不良暗示作用，从而加重病情。要多给予正性的鼓励，使患者能从中获得更有效的帮助。

思考与练习

患者，女，29岁，中专文化，已婚。因突发双下肢瘫痪1个月，多方治疗无效，前来就诊。患者1个月前与丈夫吵架，争执时被丈夫推倒，下肢碰到沙发扶手上。患者感到十分委屈，很想与丈夫大闹一场，但考虑到孩子在家，只好强压怒火忍了过去。晚上父母来家做客，吃饭时患者突然感到双下肢发麻无力，活动受限。当时患者及家属非常紧张，立即拨打120急救电话，送医院后各类检查均未发现异常。几天后前述表现一直存在，双下肢瘫痪，生活不能自理，昼夜无明显变化，且在人多、别人询问、关心时症状加重。患者自认为病重，已无法救治，表现为情绪低落，话语明显减少，终日卧床或呆坐，家人多次送患者到各大医院就诊，均未发现有器质性病变。入院诊断：癔症。

(1)请对该患者进行护理评估。

(2)根据患者情况提出3个以上护理问题，并制订相应的护理措施。

（潘　玲）

第十六章 应激相关障碍与心理因素相关生理障碍患者的护理

应激是机体通过认识、评价而察觉到应激原的威胁时,引起心理、生理改变的过程,是个体对面临的威胁或挑战做出适应和应对的过程。应激原是指需要个体动员自身的心理生理资源或外部资源进行调节,重新加以适应的生活境遇改变和环境改变,也称为应激性生活事件。通常应激引起的防御反应是一种保护机制,不一定引起病理改变过程,但当应激反应超出一定强度或持续时间超过一定限度,会导致应激系统的失调,并对个体的社会职业功能和人际交往产生影响时,即构成应激相关障碍。

心理因素相关生理障碍是指一组发病与心理社会因素有关,以进食、睡眠及性行为等基本生理功能异常为主的障碍。在心理因素影响下,常引起个体焦虑及一系列心理反应,导致相应的自主神经活动变化,从而引起睡眠、饮食、性活动等生理功能发生紊乱,出现相应的睡眠障碍、进食障碍和性功能障碍,总称为心理因素相关生理障碍。本章重点介绍睡眠障碍、进食障碍。

第一节 应激相关障碍患者的护理

应激相关障碍是指一组心理社会因素所致的精神疾患。引起本组精神障碍的发生,并影响临床表现及疾病过程的有关因素主要有三个方面:一是应激性生活事件或生活处境;二是个体人格特点、受教育程度、适应调节能力、生活信仰等;三是社会文化背景。可发生在各年龄段,以青壮年多见,男女发病率无明显差异。

一、病因与发病机制

强烈或持久的精神刺激因素是导致本病的直接原因。这些因素既可以是突发的天灾人祸,也可以是持久而沉重的精神创伤。当精神刺激因素达到一定程度,超过个人的耐受阈值,即可造成强烈的情感冲击,使个人失去自控能力,产生一系列精神症状。精神因素是否致病,除精神刺激本身的特征和程度外,还与个人当时的健康状态及内心冲突的严重程度有关。有家族精神病遗传史及个人易感素质者,易发生本病。

二、分类与临床表现

应激相关障碍临床上常见三种类型:急性应激障碍、创伤后应激障碍和适应性障碍。

1. 急性应激障碍　又称急性心因性反应,是指以急剧、严重的精神创伤为直接原因,患者在受刺激后立即(数分钟或数小时内)发病,可表现为精神运动性兴奋或抑制。典型的急性应激障碍可出现表情呆滞,不语不动,呆若木鸡,对外界刺激无相应反应,呈木僵状态,称心因性木僵。初期为“茫然”阶段,伴有一定程度的意识范围狭窄、意识清晰度下降、定向障碍等。有些患者出现精神运动性兴奋,表现为行为冲动或躁动不安,并伴有自主神经系统症状,如呼吸急促、心动过速、震颤、出汗、面色潮红等。症状往往在 1 ~2 d 后开始减轻,一般持续时间不超过 3 d。

2. 创伤后应激障碍(post-traumatic stress disorder,PTSD)　又称延迟性心因性反应,是指由于受到异乎寻常的威胁性、灾难性心理创伤,导致延迟出现的和长期持续的精神障碍。应激原往往具有异常惊恐或灾难性质,包括战争、地震、恐怖袭击、凶杀、严重事故、被强暴、被绑架等。常引起个体产生极度恐惧、害怕、无助之感。多数患者在创伤性事件后的数天至半年内发病,一般在 1 年内恢复正常,少数患者可持续多年,甚至终身不愈。临床特点概括为以下几点。

(1)闯入性症状　特征性表现是在重大创伤性事件发生后,患者有各种形式的反复发生的闯入性创伤性体验重现。不受控制地回想受创伤的经历,反复发生以错觉、幻觉构成的创伤性事件的生动体验,即症状闪回。患者在面临、接触与创伤性事件有关联或类似的情景时,常出现强烈的心理痛苦和生理反应。

(2)警觉性增高症状　表现为自发性的高度警觉状态。如容易受惊吓,易激惹,做事不专心,入睡困难或易惊醒,频频出现内容清晰、与创伤性事件明确关联的梦境。在梦境中,反复出现与创伤性事件密切相关的场景,并产生与当时相似的情感体验。常常从梦境中惊醒,产生明显的生理反应,如紧张、恐惧、出汗、面色苍白、心跳加快等。

(3)持续回避　表现为对与创伤有关的事物采取持续回避的态度。患者不愿提及有关事件,避免相关的交谈,甚至出现“选择性失忆”,对创伤中的重要情节遗忘。情感麻木,与人疏远,不亲切,恐惧,罪恶感,不愿和别人有情感的交流。患者难以对任何事物产生兴趣,与外界疏远、隔离,甚至格格不入,难以接受或表达细腻的情感,对未来缺乏思考和规划,社会性退缩,兴趣爱好变窄。

3. 适应性障碍　适应障碍是因长期存在应激原,加上患者的人格缺陷,以及适应不良行为和生理功能障碍,个体对该应激原出现反应性情绪障碍,并使社会功能受损的一种慢性心因性障碍。其病程较长,多在应激性生活事件发生后的 1 ~3 个月内出现。临床表现多种多样,主要为以下几点。

(1)抑郁　表现为情绪低落、兴趣减退、自责、无望无助感、易伤感、悲观绝望,感到不能应对当前的生活或对未来茫然,伴有睡眠障碍、食欲变化、体重减轻,有激越行为。严重时可出现自杀行为。

(2)焦虑　表现为焦虑不安、担心害怕、敏感多疑、心悸、呼吸急促、窒息感等。

(3)品行障碍　常见于青少年,表现为逃学、斗殴、说谎、盗窃、物质滥用、性滥交、离家出走、孤独、离群、反社会行为等。

(4)儿童适应障碍　主要表现为尿床、吸吮手指等退行性行为，以及无故腹部不适等含糊的躯体症状。

三、诊断与鉴别诊断

上述几个类型都具有以下共同特点，作为诊断应激障碍的依据：①强烈或持久的精神刺激，出现在起病前数日至3个月内，一般不超过半年。②个体易感素质。③临床症状直接反映或重演精神创伤情境的内容。④在应激原消除，适应能力改善或转换环境后，可获得完全缓解。

（一）急性应激障碍诊断标准

1. 症状标准　以异乎寻常的和严重的精神刺激为原因，并至少有下列1项：①有强烈恐惧体验的精神运动性兴奋，行为有一定盲目性。②有情感迟钝的精神运动性抑制（如反应性木僵），可有轻度意识模糊。

2. 严重标准　社会功能严重受损。

3. 病程标准　在受刺激后若干分钟至若干小时发病，病程短暂，一般持续数小时至1周，通常在1个月内缓解。

4. 排除标准　排除癔症、器质性精神障碍、非成瘾物质所致精神障碍及抑郁发作。

（二）创伤后应激障碍诊断标准

1. 症状标准

(1)遭受对每个人来说都是异乎寻常的创伤性事件或处境（如天灾人祸）。

(2)反复重现创伤性体验（病理性重现），并至少有下列1项：①不由自主地回想受打击的经历。②反复出现有创伤性内容的噩梦。③反复发生错觉、幻觉。④反复发生触景生情的精神痛苦，如目睹死者遗物、旧地重游，或周年日等情况下会感到异常痛苦和产生明显的生理反应，如心悸、出汗、面色苍白等。

(3)持续的警觉性增高，至少有下列1项：①入睡困难或睡眠不深。②易激惹。③集中注意困难。④ 过分地担惊受怕。

(4)对与刺激相似或有关的情境的回避，至少有下列2项：①极力不想有关创伤经历的人与事。②避免参加能引起痛苦回忆的活动，或避免到会引起痛苦回忆的地方。③不愿与人交往、对亲人变得冷淡。④兴趣爱好范围变窄，但对与创伤经历无关的某些活动仍有兴趣。⑤选择性遗忘。⑥对未来失去希望和信心。

2. 严重标准　社会功能受损。

3. 病程标准　精神障碍延迟发生（即在遭受创伤后数日至数月后，罕见延迟半年以上才发生），符合症状标准至少已3个月。

4. 排除标准　排除情感性精神障碍、其他应激障碍、神经症和躯体形式障碍等。

（三）适应障碍诊断标准

1. 症状标准

(1)有明显的生活事件为诱因，尤其是生活环境或社会地位的改变（如移民、出国、入伍、退休等）。

(2)有理由推断生活事件和人格基础对导致精神障碍均起着重要的作用。

(3)以抑郁、焦虑、害怕等情感症状为主，并至少有下列1项：①适应不良的行为障碍,如退缩、不注意卫生、生活无规律等。②生理功能障碍,如睡眠不好、食欲不振等。

(4)存在见于情感性精神障碍(不包括妄想和幻觉)、神经症、应激障碍、躯体形式障碍,或品行障碍的各种症状,但不符合上述障碍的诊断标准。

2. 严重标准　社会功能受损。

3. 病程标准　精神障碍开始于心理社会刺激(但不是灾难性的或异乎寻常的)发生后1个月内,符合症状标准至少已1个月。应激因素消除后,症状持续一般不超过6个月。

4. 排除标准　排除情感性精神障碍、其他应激障碍、神经症、躯体形式障碍及品行障碍等。

四、治疗

1. 治疗原则　应激相关障碍的治疗为心理治疗与药物治疗相结合,以改变环境,脱离应激原,给予支持性心理治疗为主。对症使用小剂量镇静、抗抑郁药物。

2. 治疗措施

(1)心理治疗　是主要的治疗手段。采取个别指导、家庭治疗和社会支持等方法,解决患者的心理应对方式和情绪的发泄途径。

(2)药物治疗　可根据具体情况进行对症处理。对焦虑、烦躁、心慌、失眠、恐惧不安者,可使用抗焦虑药;对抑郁发作症状突出者,可选用丙咪嗪、阿米替林或选择性5-羟色胺再摄取抑制剂(SSRIs)等抗抑郁药;对有妄想、幻觉、兴奋躁动者,可短期应用抗精神病药物。应注意药物治疗剂量不宜过大,疗程不必过长。

(3)其他治疗　对于严重抑郁、有自杀自伤行为,或明显冲动、有伤人毁物行为的患者,可采用无抽搐电休克治疗,以迅速控制症状,保证患者和周围人的安全。对于木僵、抑郁等进食较差的患者,可给予补充营养,维持水、电解质平衡等支持疗法。

五、护理

【评估】

1. 应激原评估　评估应激原的发生原因、种类、强度、持续时间、发生频率、当时情景,与患者切身利益是否密切、与疾病发生的关系等。必要时可利用生活事件量表对不同生活应激事件进行评估。

2. 个体应对方式评估　评估患者对应激事件的处理方式,处理应激事件所需的时间,对应激事件的认识,对该疾病的态度;评估患者的人际交往功能、日常生活能力、职业功能、社会角色等状况;评估患者以及患者家属对本病的认识情况,对患者所持的态度。

3. 精神症状评估　评估感知觉症状,如有无幻觉、妄想等;情感状态,如有无抑郁、焦虑、恐惧、淡漠等;意识状态,有无现存或潜在的冲动、伤人、自伤、自杀和木僵等行为;有无退缩和品行障碍行为。

4. 生理功能评估　评估躯体的一般情况和各器官的功能水平,常规进行全面的身体检查,以排除潜在的躯体疾病。评估患者营养、饮食、睡眠和排泄等情况。

笔记栏

【常见护理问题及医护合作性问题】

1. 睡眠障碍　与应激事件导致的情绪不稳、对应激事件的回忆、精神运动性兴奋有关。

2. 营养失调:低于机体需要量　与应激导致的食欲减退和生理功能紊乱等有关。

3. 焦虑　与长期面对应激事件、主观感觉不安、无法停止担心有关。

4. 适应不良行为　与采取病理性的应对方式如酗酒、吸毒、攻击等有关。

5. 社交与职业功能受损　与患者的精神症状、意识状态及人格特征有关。

6. 社会功能受损　与患者意识状况、精神症状及躯体功能状况有关。

7. 个人应对无效　与应激持续存在有关。

8. 有自杀自伤的危险　与应激事件引起的焦虑、抑郁情绪有关。

9. 有暴力行为的危险　与应激事件引起的兴奋状态、冲动行为有关。

10. 创伤后综合征　与强烈的应激事件的刺激有关。

【护理目标】

患者症状减轻或消失,不发生自伤或伤人行为;能正确认识应激事件,学会控制不良情绪;改变不良的认知方式,学会正确的应对方法;营养状况得到改善;睡眠类型逐渐恢复正常;社会功能逐渐恢复正常。

【护理措施】

1. 安全和生活护理

(1)安全护理　对有意识障碍、精神运动性兴奋、精神运动性抑制等症状的患者,防止走失、跌倒、自杀、自伤或其他意外伤害。加强巡视,密切观察,加强不安全因素和危险物品的管理,必要时进行保护性约束,或专人陪护,防止各种安全问题发生。

(2)生活护理　对有生活自理缺陷者,协助料理个人卫生;加强饮食护理,维持营养、水、电解质平衡,保证患者营养需要;做好皮肤和口腔护理;保持环境安静,遵医嘱服用少量催眠药物,改善睡眠。

2. 心理护理

(1)建立良好的护患关系　以诚恳、同情、接纳的态度对待患者的感受和病态表现,尽量满足其合理要求,取得患者信任。

(2)给予支持性心理护理　对急性期患者给予支持性心理护理,可使患者的情感得到释放与疏泄,使其情绪尽快稳定。①耐心倾听:以亲切、和蔼的态度接触患者,耐心倾听其内心感受,适时给予指导。②鼓励表达:鼓励患者倾诉疾病发作时的感受和应对方法。③认同接纳:对患者当前的应对机制表示认同、理解和支持,强调患者对应激事件的感受和体验完全是一种正常的反应。④合理解释、指导:帮助患者认识疾病的性质,解除患者的思想顾虑;对疾病的发生发展情况进行适当的讲解,帮助患者分析疾病的症状和导致不良心境的原因和危害性,使患者认识到恶劣心境有害于身心健康;帮助患者分析病因和如何对待这些病因,如何处理和解决好这些应激原。⑤帮助宣泄:通过鼓励患者用言语描述、联想、回忆、表达及重新体验创伤性经历等,达到让患者宣泄的目的;鼓励患者用可控制和可接受的方式表达焦虑、激动,允许自我发泄,如来回踱步、哭泣等,但不过分关注。⑥坚定信心:用支持性言语鼓励、帮助患者度过当前困境,强化疾病可以治愈的信念。

(3)防止适应不良行为的发生　处于应激状态的患者,由于不健全的应对方式或疾病本身症状的影响,有可能会引发一些不良后果,如吸毒、酗酒等。积极的、建设性的思维方式可以改变患者对问题的看法,减轻应激与焦虑水平。采取认知治疗方法帮助患者分析和了解自己的心理状态,纠正自己的负性认知,并建立积极的应对策略。

(4)帮助患者学习应对技巧　①选择性忽视和选择性重视:前者即有意不去注意自己的挫折和精神痛苦,对创伤性事件不去感知,不接触、不回忆;后者即重视自己的优点和成绩,以自己的长处比他人的短处。②改变原有的价值系统:用一颗平常心去看待事物,不计较得失,学会放弃,接受自己的长处与缺点。③改变愿望满足的方式:放弃目前难以实现愿望的方法,采取其他方式满足愿望。④降低自己的期望值,使之更符合现实。⑤分散注意力:根据患者的承受能力安排适当的活动,让患者多与他人交往,分散其对创伤体验的注意力,减轻孤独感和回避他人、环境的行为。

(5)帮助患者运用社会支持系统应对应激　帮助患者寻求适当的支持系统或社会资源;指导患者重新调整和建立社会支持,鼓励其调动一切可以利用的社会支持资源,减轻自己的应激反应,促进身心康复。

【健康教育】

1. 患者健康教育　帮助患者了解疾病知识,使患者对应激相关障碍的发生有正确的认识,消除模糊观念引起的焦虑、抑郁。

2. 家属健康教育　帮助家属理解患者的痛苦和困境,做到既要关心和尊重患者,又不过分迁就或强制患者。指导家属协助患者合理安排工作、生活,恰当处理与患者的关系。

第二节　进食障碍患者的护理

进食障碍是一组以进食行为异常为主的精神障碍,伴发显著的体重改变和(或)生理功能紊乱的综合征。主要包括神经性厌食、神经性贪食和神经性呕吐。进食障碍主要发生于青少年和成年早期人群中,且以女性为主。神经性厌食患者初发年龄多在13～20岁之间,贪食症患者发病年龄较之稍晚,多为18～25岁。

进食障碍病因及发病机制未明,可能与以下因素有关:①社会环境因素。②心理因素。③生物学因素。此外,神经递质如5-羟色胺和去甲肾上腺素以及免疫调节功能在进食障碍患者中也可能存在异常。同族的同病率高于普通人群,提示遗传因素也起一定的作用。

一、分类与临床表现

1. 神经性厌食　神经性厌食是以患者对自身体像的感知有歪曲,担心发胖而故意节食,甚至极端限制饮食,以致体重显著下降为主要特征的一种进食障碍。本病的核心症状是对肥胖的强烈恐惧和对体形体重的过度关注。多数患者为自己制定了明显低于正常的体重标准,对各种食物的热量了如指掌,对食谱有严格的要求。患者往往会趁家人不注意,迅速吐掉口中的食物。部分患者采用进食后立即用手指刺激咽后壁

笔记栏

进行引吐或服用大量泻药、利尿剂和减肥药的方式避免体重增加。或者是采用过度运动以避免体重增加,活动强度多与体力极不相称,使人感到患者是在自我折磨、自我惩罚。由于长期热量摄入不足,导致各种生理功能改变,患者因而出现一系列的躯体并发症。轻者表现为消瘦、皮肤干燥、脱发、代谢减慢、便秘、闭经、畏寒、头痛、多尿和睡眠障碍等;严重者表现为器官功能低下、水电解质紊乱。当严重营养不良、水电解质失衡不能纠正时,可导致死亡。在各种躯体并发症中,性功能异常是最常见的症状。约20%的女性患者,其闭经出现在体重下降之前,所以常因闭经就医,而非治疗进食障碍。除月经紊乱外,性欲减退、第二性征发育停滞等症状及特征也较常见。在患者体重低于正常体重60%以下时,死亡率较高。

大约2/3的厌食症患者合并一种或多种精神障碍,其中最常见的是抑郁发作,表现为情绪低落,情绪不稳,易冲动,严重者有自杀观念。其次为焦虑或惊恐发作,恐惧也较常见。部分患者存在强迫观念和行为,表现为一定要说服别人,强迫他人进食,或进食时按特定顺序和要求进行。

2. 神经性贪食　神经性贪食是以反复出现的不可抗拒的摄食欲望、多食或暴食行为,进食后又因担心发胖而采取各种方法减轻体重,使体重变化不明显为主要特征的一种进食障碍。表现为进食时,患者吃得又多又快,甚至来不及咀嚼就咽下,其进食量远大于一般人的平均水平,且进食时伴失控感,每次均吃到腹部胀痛或恶心时方能停止进食。在食物不充足时,个别患者见到可食之物就往嘴里放,甚至是自己的呕吐物。患者进食时常常避开他人,在公共场所则尽量克制进食。

患者往往过分关注自己的体重和体形,存在"惧胖"心理。因此为抵消暴食引起的体重增加,患者常采用自我诱吐、导泄、过度运动的方法以清除摄入的热量。由于暴食和代偿行为的相互抵消,患者的体重虽有波动,但大多仍处于正常范围内。但频繁的呕吐和泻药、利尿剂的滥用,也可引起一系列躯体并发症,如水、电解质平衡紊乱,胃酸和呕吐物所致的牙釉质腐蚀,少数病例可发生胃、食道黏膜损伤。贪食症患者的心理障碍较厌食症患者突出。暴食前,患者通常会有抑郁情绪或因进食冲动所致的内心紧张焦虑。暴食可以帮助患者缓解这种紧张感,但过后患者会感到更加抑郁,甚至悔恨、内疚。

✲临床案例

患者,女,24岁,顿食大量食物,心情烦躁1年余。

患者于1年前因男友移情别恋,心情烦躁、悲观抑郁,本来正在实施节食计划,结果以猛吃食物发泄自己内心的压抑,随后一旦心情不好,就会控制不住地大量进食,每顿相当于4个成人的食量,吃到腹痛难忍才会停止。因担心自己发胖,每次吃后就用手指刺激咽部引吐,继而发展成每天都有此情况,已经持续1年。患者营养一般,体重在正常范围内,情绪低落,自述烦躁易怒。

诊断:神经性贪食。

3. 神经性呕吐　神经性呕吐是指一组自发或故意诱发反复呕吐的精神障碍,呕吐物为刚吃进的食物,不伴有其他明显症状。神经性呕吐不影响下次进食的食欲,与心理社会因素有关,无明显器质性病变。部分患者具有癔症性人格,表现为自我中心、易受暗示及表演性强等。

笔记栏

临床表现与神经性厌食有部分重叠，但神经性呕吐患者体重无显著减轻，且无控制体重的动机和行为。

知识链接

神经性厌食

神经性厌食是患者自己造成的一种进食障碍，以有意地减轻体重为特征。社会文化及生物学因素间的相互作用对发病有重要影响，人格的易感性也有一定作用。神经性贪食是以反复发作性暴食及强烈的控制体重的优势观念为特征的综合征。患者采取极端措施以削弱所吃食物的发胖效应，被看做神经性厌食的延续，通常表现为以往厌食症的患者开始出现体重增加，随后出现暴食及呕吐。反复呕吐会导致机体电解质紊乱和躯体并发症，随后出现体重的严重下降。患者对肥胖具有病态恐惧，常有神经性厌食发作的既往史，两者间隔从数月到数年不等。

二、诊断与鉴别诊断

1. 神经性厌食诊断标准　①体重减轻的程度超过正常平均体重值的15%，或Quetelet体重指数（体重/身高^2）小于17.5 kg/m^2，或在青春期不能达到预期的躯体增长标准，并有发育延迟或停止。②故意造成体重减轻，至少有下列1项：自我催吐；导泄；过度运动；服用厌食剂；回避自认为导致发胖的食物。③患者往往存在异乎寻常的害怕发胖的超价观念，病理性怕胖。④常有内分泌紊乱。⑤症状至少持续3个月。⑥可有间歇发作的暴饮暴食。⑦排除躯体疾病所致的体重减轻。

2. 神经性贪食诊断标准　①发作性不可抗拒的摄食欲望和行为，一次可进食大量食物，每周至少发作2次且已至少持续3个月。②常有病理性怕胖。③常采取催吐、导泻、禁食等方法，以消除暴食引起的肥胖，也可与神经性厌食交替出现。④若已明确诊断为神经性厌食，或交替出现的经常性厌食与间歇性厌食症状，则只诊断神经性厌食症。⑤排除神经系统器质性病变所致暴食及癫痫、精神分裂症等继发的暴食。

3. 神经性呕吐诊断标准　①自发的或故意诱发的反复发生于进食后的呕吐，呕吐物为刚吃进的食物。②体重减轻不显著。③呕吐几乎每天发生，并至少持续1个月。④有害怕发胖或减轻体重的想法。⑤排除躯体疾病导致的呕吐，以及癔症或神经症。

三、治疗

1. 治疗原则　进食障碍的治疗原则是首先纠正营养不良，同时或稍后开展心理治疗以及辅助药物治疗，建立正常进食行为。

笔记栏

2. 治疗措施

(1)纠正营养不良　首先加强营养，增加体重。体重太轻，明显营养不良者，应供给高热量饮食；呕吐、拒食者应给予静脉补充营养及纠正电解质紊乱。帮助患者制定每餐进食量，恢复正常的饮食习惯。

(2)心理治疗　通常采用认知治疗、行为治疗、家庭治疗、团体治疗等方法。认知治疗主要针对患者的体像障碍，改变错误认知。行为治疗通过充分利用正强化和负强化的方法，调动患者积极性，矫正不良进食行为，常采用系统脱敏法、标记奖励法。家庭治疗主要是调整家庭成员的相互关系，帮助患者家属正确认识该症的发病原因，避免对患者进食问题的过分关注和不安，纠正对患者不恰当的处理方式，以消除其不良投射，促进家庭功能。

(3)药物治疗　针对某些患者存在抑郁、焦虑等情绪对症治疗。应选用不良反应小的药物，且以小剂量治疗为宜。米氮平在缓解厌食症患者焦虑、抑郁情绪的同时还有增加食欲的作用；舒必利对单纯厌食者效果较好；丙米嗪、阿米替林对伴暴食诱吐者效果较好；氟西汀对伴有抑郁发作者效果较好；还可以用其他心境稳定剂。

四、护理

【评估】

1. 心理社会评估　①心理评估：进食行为心理特点，其他情绪行为特点，对疾病的认识，对治疗的态度、动机，所认为的理想体重和对自身体型的看法。②情绪状态：有无抑郁、焦虑、恐惧，有无自杀、自伤倾向。③社会环境：成长环境、经历、职业特征，病前个性行为特点，家庭状况及角色功能，人际关系，有无恰当的情绪宣泄途径等。

2. 生理功能评估　①营养状况：各项营养指标。②体重变化情况。③进食情况：限制或暴食开始的时间、频率等。④代偿行为：催吐剂、导泄剂和其他催吐方法的使用情况，为减轻体重所进行的活动的种类和量。

【护理目标】

患者营养状况维持在正常范围内；体重恢复和保持正常；对进食有正确的认识，规律进食，平衡饮食；不发生感染、受伤等并发症。

【护理措施】

1. 进食护理　①向患者讲解低体重的危害，并解释治疗目的，以取得患者配合。②评估患者达到标准体重和正常营养状态所需的热量。③与营养师一起制订饮食计划和体重增长计划，确定目标体重和每日应摄入的最低限度热量以及进食时间。饮食方案在原则不变的基础上充分参考患者意见。摄入热量一般从每天 800 ~ 1 500 kcal 开始，每 2 ~ 3 天增加 200 ~ 300 kcal，逐渐增加至正常。对厌食严重者，需从最小量开始，逐步缓慢增量，食物性质也应从液体、半流质、软食、普食的顺序过渡，以每周增加 0.5 ~ 1 kg 为宜。食物种类宜选择高热量、清淡、高纤维素食物。④鼓励患者按照计划进食。如果患者严重缺乏营养又拒绝进食，在劝其进食的基础上可辅以胃管鼻饲或胃肠外营养。⑤每日定时使用固定体重计测量患者体重，并密切观察和记录患者的生命体征、出入液量、心电图、实验室检查结果（电解质、酸碱度、血红蛋白等）直至以上项目指标趋于平稳为止。同时评估皮肤和黏膜的色泽、弹性和完整性。如有异常，及时向医生反馈。⑥进食时和进食后需严密观察患者，以防患者暴食、呕吐、导泄、过量运动、药物滥用等行为。

2. 心理护理　①尊重、接纳、理解患者，建立良好的护患关系，鼓励患者表达自己的感受。②指导患者采取自控技术。定点就餐，有人在场时就餐；记录每次进食量，以监控自己的进食次数和进食量；想暴食时，用散步、看电视或读书等方式分散注意力，以减少进食次数。③进食监控。患者在进食过程中，由护理人员或家属进行监督，密切观察其有无藏匿食物、有无假进食（包括只咀嚼不吞咽趁人不注意时吐掉）等行为。餐后检查餐桌、桌布、口袋等部位有无藏匿食物。④尽量减少不合作因素，当合作有进步时及时表扬。

3. 预防并发症　有头晕、乏力症状时，嘱患者卧床休息，下床活动时动作缓慢，避免突然改变体位时血压降低而晕倒；做好口腔、会阴部护理，做好水肿皮肤的护理，防止感染。

【健康教育】

1. 患者健康教育　针对进食障碍的特点、病因，尤其是对身心的危害进行健康宣教，培养正确的进食习惯，指导合理的饮食结构。教育患者掌握恰当的应对不良情绪的技巧。教会患者处理应激事件的策略，以预防复发。

2. 家属健康教育　指导家庭成员正确对待患者病情，鼓励参与家庭治疗。教育家庭成员如何对患者进行教育管理，提倡疏导而不是制约；对必要的照顾技巧进行示范并指导练习；指导家庭成员与患者互动，并采用恰当的沟通方式，达到良好的沟通效果。解除家庭对患者的过度保护，预防贪食或厌食复发。

第三节　睡眠障碍患者的护理

非器质性睡眠障碍是各种心理社会因素引起的非器质性睡眠与觉醒障碍。失眠症是最常见的睡眠障碍，是一种以失眠为主的睡眠质量令人不满意的状况，其他症状均继发于失眠。失眠可引起患者抑郁或恐惧心理，并导致精神活动下降，影响社会功能。失眠症的发生有随年龄的增长而增加的趋势。一般人群中的患病率为10% ~ 20%。其他睡眠障碍如嗜睡症、睡眠-觉醒节律障碍、梦魇症、睡行症等相对较少见。

一、病因与发病机制

1. 心理社会因素　敏感、多疑、做事要求完美，生活过于严谨，容易情绪化、性格急躁等特点的人容易罹患失眠；过度的睡眠防御性思维，常常过分关注自己的入睡困难，担心失眠，结果越想越兴奋，担心和焦虑使之更难以入睡。

2. 急性应激　各种生活事件（包括正性与负性事件）；声响、环境的改变、光线刺激等；躯体不适，如疼痛、瘙痒、频频咳嗽、夜尿、吐泻、饥饿等。

3. 药物或食物因素　常见的有咖啡因、茶碱、酒类、咖啡、茶叶、依赖镇静催眠药物等。

4. 精神障碍　各类精神疾病大多伴有睡眠障碍。

笔记栏

二、分类与临床表现

非器质性睡眠障碍可表现为失眠症、嗜睡症、睡眠-觉醒节律障碍、梦魇症、睡行症等。

1. 失眠症　主要表现为难以入睡或难以保持熟睡，醒后不能使人精神振奋或恢复精力。以入睡困难最多见，其次是睡眠浅表和早醒。患者往往会产生对失眠的恐惧和对失眠所致后果的过分担心，而致就寝时紧张、焦虑，无法入睡。失眠者往往试图以药物来缓解紧张情绪，服药剂量越来越大，疗效却越来越差。一旦形成恶性循环，失眠问题更加突出。镇静催眠药物长期使用可造成药物依赖、个性改变、情绪不稳等。

✲临床案例

患者，女，55 岁，睡眠差、多梦 3 年余。

患者于 3 年前因儿子就业问题烦恼，睡眠规律打乱，晚上躺在床上很长时间不能入睡，夜间易醒，凌晨 2 点左右即醒来，早晨起来感觉夜晚几乎没有睡觉，白天无精打采，干什么事情都没有精力。早晨脑子里的第一件事是昨晚未睡好觉，下午 4、5 点钟就开始想晚上睡觉如果睡不着怎么办，睡觉之前还觉得很疲乏，但头一挨枕头就精神起来了，大脑里浮想联翩，一直睡不着，越睡不着越着急，后来一看到床就有些紧张，总是担心又是睡不着觉。自认为失眠对自己的影响太大，导致自己的生活不如别人，很少参与外界活动，整日为失眠而犯愁。

诊断：失眠症。

2. 嗜睡症　睡眠过多是本病的核心症状。表现为特别在安静或单调环境下，经常困乏思睡，可不分场合甚至在需要十分清醒的情况下，也出现不同程度、不可抗拒的入睡。过多的睡眠并非由于夜间睡眠不足或药物、酒类、躯体疾病所致，且影响患者的正常社会功能。

3. 睡眠-觉醒节律障碍　是睡眠-觉醒节律紊乱、反常。有的睡眠时相延迟，患者常在凌晨入睡，次日下午醒来，在常人应入睡的时候不能入睡，在应觉醒的时候需要入睡。有的入睡时间变化不定，总睡眠时间也随入睡时间的变化而长短不一；有时可以连续 2～3 d 不入睡，有时整个睡眠时间提前，过于早睡和过于早醒。患者多伴有忧虑或恐惧心理，并引起精神活动效率下降，妨碍社会功能。

4. 梦魇症　梦魇症是为强烈的焦虑或恐惧所占据的梦境体验，可发生于任何年龄。梦魇的梦境多处于危险境地，使患者感到恐惧、紧张、呻吟、惊叫或动弹不得直至惊醒，内容与白天的活动、恐惧或所担心的事情有一定联系。睡眠姿势不当和某些镇静催眠剂也可以引起梦魇发生。患者醒后对梦境中的恐惧内容能清晰回忆，伴有心跳加快和出汗，但患者能很快恢复定向力，处于清醒状态，部分患者难以再次入睡。

5. 睡行症　睡行症俗称梦游症，是睡眠和觉醒现象同时存在的一种意识模糊状态，表现出低水平的注意力、反应性及运动技能。患者入睡后不久，突然起身下床四处走动，常双目向前凝视，或进食、穿衣出家门等，一般不言语，问之不答。一般历时数分钟，少数持续半小时以上，继而自行上床或随地躺下入睡，次日醒来对睡行经过完全遗忘。

三、诊断与鉴别诊断

1. 失眠症诊断标准　①失眠每周3次,持续1个月以上,且对社会功能有损害或失眠引起显著的苦恼或精神活动效率低下。②排除躯体疾病和精神障碍导致的继发性失眠。

2. 嗜睡症诊断标准　①白天睡眠过多或睡眠发作,持续1个月以上。②无下述情况:睡眠时间不足;从唤醒到清醒的时间延长或睡眠中呼吸暂停;脑器质性疾病或躯体疾病引起的嗜睡;以睡眠障碍为症状之一的其他障碍。

3. 睡眠-觉醒节律障碍诊断标准　①人体的睡眠-觉醒形式与特定社会中的正常情况或同一文化环境中为大多数人认可的睡眠-觉醒节律不同步。②在主要的睡眠时间失眠,在应该清醒时嗜睡,这种情况几乎天天发生,并持续1个月以上,或在短时间内反复出现。③患者感到苦恼,或影响了社会职业功能。

4. 梦魇症诊断标准　①在睡眠中为噩梦突然惊醒,对梦境中的恐怖内容能清晰回忆,心有余悸,通常在晚间睡眠的后期发作。②从恐怖梦境中醒转后迅速恢复定向,处于清醒状态。③病人感到非常痛苦。

5. 睡行症诊断标准　①在睡眠中起床活动,一般持续若干分钟,少于1 h。②无言语反应,不易唤醒。③发作后自动回到床上或躺在地上继续睡觉。④清醒后对发作过程不能回忆。⑤排除痴呆、癔症、精神运动性癫痫或其他器质性障碍。

四、治疗

(一)治疗原则

睡眠障碍的治疗原则是针对病因进行心理治疗、行为干预,适当辅以药物治疗。

(二)治疗措施

1. 失眠症的治疗

(1)一般治疗　针对失眠的病因,消除或减少造成失眠的各种因素,培养良好的睡眠习惯。

(2)心理治疗与行为干预　采用认知疗法来调节患者对睡眠的错误看法,消除对失眠的焦虑和恐惧;使用行为疗法让患者身心放松;刺激控制法结合睡眠限制疗法,即缩短清醒时的卧床时间,直到允许躺在床上的时间与期望维持的有效睡眠时间一样长。

(3)药物治疗　镇静催眠药可作为治疗失眠症的辅助手段,但避免长期用药形成药物依赖,一般选择半衰期短、依赖性较小的抗焦虑药和镇静催眠药,睡前服用,疗程以1~2周为宜。

2. 嗜睡症的治疗　主要为对症治疗。首先消除发病的诱导因素,其次是药物治疗,用药原则必须个体化,严格用药计划和服药时间。可适当给予中枢神经兴奋剂如利他林、苯丙胺等。药物应从小剂量开始,症状改善后及时停药。同时患者要遵守作息时间,白天安排短时小睡,养成良好生活习惯。

3. 睡眠-觉醒节律障碍的治疗　治疗方法主要是调整患者入睡和觉醒时间,以恢复到正常人的节律。可用少量药物调整夜间睡眠,逐步训练睡眠节律,养成良好的生

笔记栏

活习惯。

4. 梦魇症的治疗　一般无须特殊治疗。发作频繁者，予以心理治疗，必要时可用小剂量苯二氮䓬类药物加深睡眠，对某些患者有效。

5. 睡行症的治疗　儿童一般无须特殊治疗，大多15岁前后自行消失。成年患者需明确病因。苯二氮䓬类药物可阻断或预防睡行症发作。

五、护理

【评估】

1. 心理社会评估

(1)是否存在焦虑、恐惧、抑郁等精神症状。原发性失眠患者由于受失眠的影响，焦虑情绪比较明显，部分患者还会有抑郁情绪。

(2)对睡眠的认知情况，有无对睡眠时间与质量过高的期望值，对睡眠质量过高关注等。

(3)有无诱导失眠的社会事件，如工作的调动，负性生活事件等。

(4)人际关系：与周围人是否有人际冲突或人际不和谐。

(5)性格特征：性格是否敏感、多疑，是否对事物要求完美等特点。

(6)生活习惯：有无不良的生活习惯与不良的睡眠卫生习惯，如经常吸烟、饮酒、饮浓茶、饮咖啡的习惯。

(7)有无其他精神障碍。

2. 生理功能评估　评估患者一般情况；睡眠异常表现，有无早醒、睡眠维持困难、入睡困难，及睡眠时数、入睡方式、深度、使用药物的情况等；有无自主神经症状，心慌、胸闷、胃肠胀气、消化不良等。

【常见护理问题及医护合作性问题】

1. 睡眠形态紊乱　与社会心理因素刺激、焦虑、睡眠环境改变、躯体疾病、药物影响等有关。

2. 疲乏　与失眠、异常睡眠引起的不适状态有关。

3. 个人应对无效　与长期处于失眠或异常睡眠有关。

4. 焦虑　与睡眠形态紊乱有关。

【护理目标】

患者睡眠形态紊乱得以纠正或减轻；住院期间不发生意外伤害；患者能叙述促进睡眠的方法。

【护理措施】

1. 失眠症的护理

(1)消除诱因　帮助或指导患者消除引起失眠的原因。为患者提供有利于睡眠的病房环境，护理人员尽量避免夜间操作，操作时要做到“四轻”。帮助患者养成良好的入睡习惯和方式。

(2)提供促进睡眠的措施　①减少睡前活动量。②睡前喝杯热牛奶，避免饮咖啡和浓茶。③热水泡脚、背部按摩。④限制晚间饮水量。

(3)心理护理　①建立良好的护患关系,取得患者信任,了解患者深层次的心理问题。②通过倾听、理解、陪伴等支持性心理护理技术,帮助患者缓解不良情绪,同时指导患者学会自行调控情绪。③帮助其了解睡眠的基本知识,分析失眠的原因。④指导患者进行渐进性肌肉放松、生物反馈、想象放松等。还可以根据患者失眠的情况,运用暗示疗法。该法适合于暗示性较强的失眠症患者,通常选用某些营养药物作为安慰剂,配合暗示性语言,诱导患者进入睡眠。

(4)用药指导　失眠患者常常自行用药,造成药物耐受和药物依赖。指导患者切忌自行选药和随意停药。用药不可同时饮酒,否则会增加药物成瘾的危险性。

2. 其他睡眠障碍的护理　对嗜睡症、睡眠-觉醒节律障碍、梦魇症、睡行症等睡眠障碍患者的护理任务是保证患者症状发作时的安全,消除或减轻发病的诱发因素以减少发作次数,消除患者和家属的恐惧心理。

【健康教育】

1. 患者健康教育　向患者讲解睡眠周期相关知识,引导患者以正确的态度对待失眠。指导患者养成良好的睡眠习惯:睡前两小时避免易兴奋的活动,如看紧张刺激的电视节目、长久谈话、进食等。避免浓茶、咖啡、巧克力、可乐等兴奋剂;用熟悉的物品或习惯帮助入睡,如听音乐、用固定的被褥等;睡前使用诱导放松的方法,包括腹式呼吸、肌肉松弛法等,使患者学会有意识地控制自身的心理生理活动;营造最佳的睡眠环境,避免噪声干扰;正确应用镇静催眠药物。

2. 家属健康教育　介绍睡眠障碍相关知识,接纳和理解患者的痛苦,帮助消除失眠诱因。症状发作时做好患者的安全护理。

思考与练习

患者女,35岁,公司职员,大专文化。2天前,患者8岁的儿子与小伙伴在河边玩耍时不幸溺水身亡。患者得知噩耗后赶到现场,在其子尸体旁当场晕厥。数分钟后醒来,出现言语不连贯,意识清晰度下降,不认识亲人,拒绝承认尸体是自己的孩子。反复念叨:“我儿子出去玩了,你们不要开玩笑!”“儿子跟妈妈捉迷藏呢,一会就回来了”。给服镇静剂后安静下来。次晨醒来后号啕大哭,反复责备自己没看好孩子。对别人的劝解十分反感,容易被激怒。入院后表现情绪激越,坐立不安,检查不合作,定向力障碍。

(1)请对以上病例做出医疗诊断,并写出诊断依据。

(2)请为该患者制订心理护理措施。

(王玉玲　潘　玲)

第十七章 人格障碍、性心理障碍患者的护理

人格障碍的概念、病因与发病机制；人格障碍的分类与临床表现；人格障碍的诊断；人格障碍患者的护理。性心理障碍的病因与发病机制；性心理障碍的分类与临床表现；性心理障碍的诊断；性心理障碍患者的护理。

第一节 人格障碍患者的护理

人格障碍是指人格特征显著偏离正常，使患者形成了特有的行为模式，对环境适应不良，常影响其社会功能，甚至与社会发生冲突，给自己或社会造成不良后果。人格障碍常开始于幼年，青年期定型。持续至成年期或者终生。人格障碍有时与精神障碍有相似之处或易于发生精神障碍，但其本身尚非病态。

一、病因与发病机制

1. 生物学因素　人格障碍患者亲属中人格障碍的发生率较高，双亲中脑电图异常率较高。内向或外向性格可能与遗传有关，同卵双胞胎一致率较高。有关寄养子的研究报道人格障碍患者的子女从小寄养出去，成年后仍有较高的人格障碍发生率，也显示遗传因素的作用。

2. 心理发育影响　童年生活经历对个体人格的形成具有重要的作用。幼儿心理发育过程中重大精神刺激或生活挫折对幼儿人格的发育产生不利影响。如父母离异、父爱或母爱的剥夺，从小没有父亲或缺乏父爱的孩子成年后往往表现出性格上的胆小、畏缩，母爱剥夺可能是反社会性人格的重要成因。有资料表明在孤儿院成长的儿童成年后性格内向者较多。

教养方式不当也是人格发育障碍的重要因素。父母教育态度的不一致，使孩子生活在矛盾的牵制之中，无所适从，形成不诚实的习惯；父母酗酒、吸毒、偷窃、淫乱或本身有精神障碍或人格障碍或犯罪记录对儿童起到了不良的"示范"作用；不恰当的学校教育对儿童心理发育有或多或少的不良影响；家庭和教师对儿童提出过高的要求，达不到父母或老师的期望值，儿童始终生活在"失败"的阴影之中，这些因素对人格发育均有不利影响。

3. 环境因素　不良的生活环境、结交具有品行障碍的"朋友"及经常混迹于大多

数成员具有恶习的社交圈子，对人格障碍的形成往往起到重要作用。受大量淫秽、凶杀等内容的小说及影视文化的影响，青少年往往法律观念淡薄，加之认识批判能力低，行为自制能力差，情绪波动性大，容易通过观察、模仿或受教唆等而习得不良行为，甚至出现越轨行为。此外，社会上存在的不正之风、拜金主义等不合理的社会现象、扭曲的价值观念对人格障碍形成的消极作用不可忽视。

二、分类与临床表现

1. 偏执型人格障碍　以猜疑和偏执为特点，表现为敏感多疑，总怀疑别人存心不良，敌意、歧视，无同情心、傲慢、妒嫉心强，因而看问题过分主观片面，同时又自我估计过高。对于工作上的不顺利、事业上的挫折和失败，从不反省自己的缺点与过失，总是归咎于别人有意与他作对所致。习惯于将功劳归于自己，将错误推给别人，听不进任何批评意见，总感到受人欺负，别人对他不忠实。甚至对他人善意的动作歪曲而采取敌意和藐视。为了个人利益，到处申诉，甚至写控告信，有不达到目的决不罢休的坚强意志。

2. 分裂型人格障碍　以观念、行为和外貌服饰奇特、情感冷淡及人际关系明显缺陷为特点。表现为行为怪僻而偏执、孤独不合群。对人缺乏起码的温和与爱心，没有知心朋友，没有社会往来，对别人对他的评价毫无感触。沉默好静，与世无争，对任何事情均兴趣索然。但一般尚能认知现实。有繁多的白日梦或幻想，但一般未脱离现实。在表达攻击或仇恨上显得无力，在面对紧张情况或灾难时，显得漠不关心，无动于衷。

3. 反社会型人格障碍　以行为不符合社会规范、经常违法乱纪、对人冷酷无情为特点，不负责任，撒谎、欺骗、伤害他人则习以为常，在做了违法乱纪的事情之后，缺乏内疚、罪责感，也无羞耻之心，却强词夺理，为自己的错误辩解。对人冷酷、粗暴、不诚实。有时挑起事端，斗殴、攻击别人。患者不能吸取教训，包括惩罚在内，都难以悔改。智力一般正常，不少人表现得有见识、有才能，能在短时间内赢得别人的好感和信任，但长期交往会产生恶果，在一个集体中此类障碍人数极少，但危害性极大。

4. 冲动型人格障碍　又叫暴发型或攻击型人格障碍，是以行为和情感具有明显冲动性为主要特点。情绪极不稳定，易激惹，好争吵，常为小事暴跳如雷，不可自控，甚至对人使用暴力攻击。其冲动不能预测，冲动发作时不考虑后果，其人际关系不稳定，时而对人极好，时而极坏。

5. 表演型（癔症性）人格障碍　以人格不成熟和情绪不稳定为特征，其行为过分做作、夸张，具有戏剧表演性质，受暗示性强。富有生动的表情，好幻想，好感情用事，表面上显得热情、讨人喜欢，但缺乏真诚，易变而幼稚。行为特点是自吹自擂，装腔作势。希望自己的言行能引起他人的关注，虚荣心强，自我中心，自我放纵，常对区区小事情绪反应过于强烈，有时无端发脾气。偶有挑逗、诱惑异性的倾向。

6. 强迫型人格障碍　以过分谨小慎微、严格要求与完美主义及内心的不安全感为特征。自信心不足，总有一种不完善之感，过分谨慎小心，遇事循规蹈矩，墨守成规，很少标新立异或独创。事事都追求尽善尽美和完整精确，他们还常要求别人根据自己的思维方式和习惯行事，有时妨碍他人的自由。

7. 焦虑—回避型人格障碍　以经常感到紧张、提心吊胆、不安全及自卑为特征。

总是需要被人喜欢和接纳，对拒绝和批评过分敏感。从童年起就表现胆小、怕事，易惊恐，敏感怕羞，对任何事都表现惴惴不安，在新的情况下易发生焦虑反应，此类人格障碍易患焦虑症。

8. 依赖型人格障碍　主要特点是过度依赖他人。他们虽然有较好的工作能力，但缺乏自信，缺乏独立能力，遇事没有主见，事事依赖别人。

9. 边缘型人格障碍　此诊断是美国DSM-Ⅳ诊断系统所提出，以反复无常的情绪变化和行为不稳定为主要特点。此类人格障碍不能控制自己的感情，常发怒闹脾气。他们一会儿可以跟人好得不得了，一会儿则翻脸不认人。

三、诊断与鉴别诊断

1. 人格障碍的共同特征　①开始于童年、青少年或成年早期，并一直持续到成年乃至终生。②可能存在脑功能的损害，但一般没有明显的神经系统病理形态学改变。③人格显著偏离正常，从而形成与众不同的行为模式，如情绪不稳、易激惹、情感肤浅或冷酷无情等。④主要表现为情感和行为的异常，其意识状态和智力均无明显的缺陷，一般没有幻觉和妄想。⑤对自身的人格缺陷常无自知之明，难以从失败中吸取教训。⑥一般能应付日常工作和生活，能理解自己行为的后果。⑦各种治疗手段对人格障碍效果欠佳，医疗措施难以奏效，再教育的效果也有限。

2. 诊断标准

(1)症状标准　个人的内心体验与行为特征在整体上与其所期望和所接受的范围明显偏离，这种偏离是广泛、稳定和长期的，起始于儿童期或青少年期，并至少有下列1项：①认知(感知及解释人和事物，由此形成对自我及对待他人的态度和行为方式)的异常偏离。②情感(范围、强度及适当的情感唤起和反应)的异常偏离。③控制冲动及满足个人需要的异常偏离。

(2)严重标准　特殊行为模式的异常偏离，使患者感到痛苦和社会适应不良。

(3)病程标准　开始于童年、青少年期，现年18岁以上已持续2年。

(4)排除标准　人格特征的异常偏离并非躯体疾病或精神障碍的表现及后果。如果躯体疾病及精神障碍所致人格特征偏离正常是原发疾病的症状则称为人格改变。

四、治疗

1. 治疗原则　人格障碍的治疗以心理治疗为主，药物治疗为辅。

2. 治疗措施

(1)心理治疗　人格形成之后很难改变，但适应环境能力的训练，选择适当职业的建议与行为方式的指导，对产生矛盾冲突情境的判断，人际关系的调整与改善，以及优点特长的发挥等，有助于人格障碍的矫正。但治疗需要较长时间与耐心，同时要防止患者的依赖与纠缠。

(2)药物治疗　小剂量抗焦虑、抗抑郁与抗精神病药物均可对症酌情选用，如强迫性人格障碍使用氯米帕明，偏执性使用舒必利，冲动性使用苯妥英钠，碳酸锂或普萘洛尔、卡马西平等。

五、护理

【评估】

1. 精神症状

(1)认知　评估患者是否有认知方面的问题，如敏感、多疑、被害感等。

(2)情感　评估患者情感活动的情况，如焦虑、抑郁、恐惧、紧张、欣快、情感不稳、冷漠、愤怒、敌视等，了解情感活动与思维内容、环境是否协调，情感活动与个人性格特征的关系。

(3)意志行为　评估患者意志和行为活动的情况，有无恶作剧行为、暴力行为、冲动行为以及自伤、自残行为，有无奇特的外貌装饰、怪异行为等。

(4)性格特征　评估患者的性格特点、工作态度、人际关系、社会交往以及与周围人相处的情况。

2. 社会心理　评估患者家庭教育、经济状况、性格、工作学习环境、社会支持系统，与同事家人能否正常相处，父母及家庭对患者的影响，评估患者的家庭气氛，各成员之间是否融洽，患者在家中的地位等。

3. 生理　评估患者的睡眠和饮食等情况，评估患者用药情况，有无物质滥用、药物不良反应，是否接受治疗，评估身体检查结果，评估病史与家族史。

【常见护理问题及医护合作性问题】

1. 有暴力行为的危险　与反社会性人格、冲动性人格有关。

2. 个人调适不良　与不适当的个人行为、不当的人际交往模式有关。

3. 自我概念紊乱　与相对稳定的、不能适应社会要求的人格有关。

4. 社交障碍　与异常的人格特征、行为方式有关。

5. 思维过程改变　与一贯地偏离正常的人格特征有关。

【护理目标】

患者能学会控制情绪的方法，不伤害自己或他人；能说出不被接受的行为，能延迟满足自己的需要，表现较好的调适；能与他人建立令人满意的人际关系；能以社会可接受的态度与他人沟通。

【护理措施】

1. 生活护理　患者在无其他疾患的情况，一般生活能够自理。

2. 症状护理

(1)针对暴力行为的护理　①维持环境的安全，避免刺激，清除危险物品。②观察患者的行为变化，告诉医生，依情况给予劝说、药物控制或约束。③鼓励患者以言语表达敌意的感受，不采取攻击性行为。④指导患者学会控制情绪，发泄愤怒的方法。⑤鼓励患者评价约束后的感受，让患者了解自己约束前的攻击破坏行为，制订控制暴力行为的措施。⑥当出现暴力行为先兆时，尽可能安排男性工作人员在场。⑦指导患者在焦虑、愤怒时，以他人能接受的方式发泄内心的恶劣情绪。⑧必要时按医嘱给予镇静药物。⑨出现暴力行为，工作人员必须采取一致的坚决的态度应对，并有效控制局面。

笔记栏

(2)针对冲动行为的护理　①以坦诚、温和、接纳的态度对待患者,与其建立良好的护患关系。②了解患者的感受及想法,观察患者冲动的相关因素,以采取有效的护理措施。③与患者商讨、制订行为限制的条例,并告知违规的后果,以增强其自控能力,防止发生冲动行为。④鼓励患者参加集体活动,淡化冲动行为的相关因素对患者的不良影响。⑤鼓励患者在无法控制自己时,能立即寻求帮助。⑥出现冲动行为时,要及时用坚定的语调、简明的言语劝说患者,必要时可适当约束或隔离。⑦鼓励患者参加劳动、文艺、体育等群体活动,使患者感受到自我价值,增强成就感,通过集体活动学习他人的良好行为。

3. 心理护理

(1)尊重、关怀,主动接触患者,理解患者,接纳理解患者的感受,满足其合理要求,以取得信赖。

(2)建立良好的护患关系,适时地以诚恳的态度明确告知患者,不能接纳其反社会行为,与患者讨论、分析不良行为对人对己的危害,并鼓励其改进。

(3)要求患者尊重他人的人格和人权,对个人需要不能只考虑自我满足,避免由此引发的不适当的人际交往和不良行为,必须学会遇事要为别人着想,逐步做到能根据实际情况,适当延迟满足个人的欲望。

(4)做行为治疗时,要注意了解患者的特长和优点,创造条件让其表现个人的合理行为,并及时给予正强化。

【健康教育】

1. 患者健康教育　帮助其逐渐认识自己的精神状态,了解有关知识,认识病态行为方式对其身体和心理的危害,以及给家庭和社会带来的严重后果。帮助患者建立新的价值观和社交关系。指导患者建立健康的生活方式和行为习惯,培养良好的兴趣爱好。要坚持调整,定期复查。

2. 家属健康教育　对家属进行知识宣教,使家属认识自己教育方式上的问题和缺陷,强化家庭功能,以减少患者产生偏差行为的可能,消除发生异常行为的环境,及时发现问题,及时纠正。让家属树立信心,帮助患者克服困难,坚持矫正不良行为。教会家属为患者创造良好的家庭环境,锻炼患者的生活和工作能力,指导家属学会识别、判断疾病症状的方法,使家属了解督促并协助患者纠正异常行为、认识到定期复查的重要性。

第二节　性心理障碍患者的护理

性心理障碍也称变态,泛指以两性行为的心理和行为明显偏离正常,并以这类性偏离作为性兴奋、性满足的主要或唯一方式为主要特征的一组精神障碍。除此之外与之无关的精神活动并无其他明显异常。主要包括性身份障碍、性偏好障碍和性指向障碍 3 种类型,涵盖了性身份异常、性对象异常、性目的异常及性行为手段方法异常 4 个方面。它包括露阴症、窥阴症、恋物症、异性装扮症等多种类型。其共同特征是性兴奋的唤起、性对象的选择以及两性行为方式等出现反复、持久性异乎常态的表现。

笔记栏

一、病因与发病机制

1. 生物学因素　研究发现少数同性恋者存在内分泌异常或性染色体畸变。有学者认为人体最初的出生前发育具有两种性别的基础，这些原始两种性别的残余及异性性激素的残余可能是同性恋的生物学基础。但目前尚未发现有确定性的生物学异常。

2. 心理因素　在性心理障碍中占主导地位。Freud 认为性心理障碍患者从其病史上追溯，往往在幼年时期性心理发育过程中曾受到某些挫折和困难。例如长期与同性相处，无意看到了成人交合的场面受到了惊吓，幼年期的异性挚友被迫分离，父母过分溺爱等，儿童在面临这些困难时往往采取了一些心理防御机制，使性心理发展过程“固着”或“退化”在某个阶段上，如退化以幼儿式的性行为在成年持续出现，就变成了性心理障碍，如恋物症、同性恋、窥阴症、异装症。

3. 社会因素　性心理障碍的产生与文化背景有一定的关系，如有些社会认为同性恋伤风败俗，而有些社会对同性恋行为相对宽容。我国明清晚期，富豪阶层曾一度出现同性恋流行。目前在我国多数人认为同性恋不会为主流文化和被广大民众所接受。

二、分类与临床表现

1. 性身份障碍　心理上对自身性别的认定与解剖生理上的性征恰好相反，表现为偏爱异性着装，或强烈渴望参加异性的游戏或娱乐活动，并拒绝参加自己本身生理性别的常规活动，或者固执地否定自己的生殖解剖结构，明确表示自己现有生殖器令人厌恶，或认为它们即将消失或最好没有。持续存在改变本身性别的解剖生理特征以达到转换性别的强烈愿望，其性爱倾向为纯粹同性恋。绝大多数为男性，他们厌恶自己的性器官，要求手术转换性别，这叫易性症。

2. 性偏好障碍临床表现

(1)恋物症　反复出现收集某种异性使用过的无生命物体的企图，它受强烈的性欲望与性兴奋的联想所驱使，几乎仅见于男性。在强烈的性欲和性兴奋的联想驱使下，反复出现通过抚摸、闻嗅异性身体接触的物品(如乳罩、内裤、丝袜等)，并以手淫，或在性交时由自己或要求性对象持此物品，以获得性满足。也有部分患者以异性躯体的某部分(如异性的头发、足趾、腿等)作为性唤起及性满足的刺激物。恋物症患者一般并不钟情于物品的原有主人，而是仅仅对这些物品感兴趣，寄托无穷的性想象。对专为刺激生殖器官而设计的用品的爱好，不属此诊断。

(2)异装症　也称恋物性异装症，是恋物症的一种特殊形式。表现对异性衣着特别喜爱，反复出现穿戴异性服饰的强烈欲望，并付诸行动，由此可引起性兴奋，当这种性行为受到抑制时可引起明显的不安情绪。患者并不要求改变自身性别的解剖生理特征。他们的性欲指向一般仍对异性感兴趣，大多数患者在异性恋生活上没有困难，有的患者只表现为性欲偏低。本症几乎仅见于男性。通常始于 5～14 岁，并伴有手淫行为。

✲临床案例

患者，男，37 岁，喜爱穿女性服装 20 年。

患者 17 岁开始偷着女装，每当穿上女装就能体验到强烈性兴奋，伴有阴茎勃起，排精。26 岁结

笔记栏

婚,婚后夫妇感情好,性生活融洽,有一男孩。妻子发现患者喜爱女性衬衣、胸罩、内裤、高跟鞋等,曾发现他着女式装束照镜子“自我欣赏”并曾偷缝胸罩。某晚乘妻子外出之时,患者戴上女性假发、乳罩、着女式内裤、丝袜、高跟鞋,穿上女裙外出,由于与街上一些男青年发生误会引起争执,并被识破而扭送派出所。患者一向性格内向、孤僻少交往,怕羞,对女性交往感到缺乏能力。由于家庭中缺少女孩,自幼双亲让他穿女装,平时患者也喜爱整洁,有女孩子习性,被人送了“大姑娘”绰号。

临床诊断:异装症。

(3)露阴症　是一种反复发作或持续存在的倾向,表现为反复出现在陌生异性面前或向公共场合的人群暴露自己的生殖器,以达到引起性兴奋的强烈欲望,可伴有性唤起并继以手淫,但对所选暴露对象并无进一步性活动的要求(与强奸犯以露阴作为性挑逗的一种手段,进而实行强奸行为明显不同)。通常发生在公共场合,并与对方保持安全的距离。

(4)窥阴症　反复窥视异性下身、裸体或他人的性活动,以满足引起性兴奋的强烈欲望,可当场手淫或事后回忆窥视景象并手淫,以获得性满足。没有暴露自己的愿望,也没有同受窥视者发生性关系的愿望。本症几乎仅见于男性。常在15岁前开始。少数可兼有露阴或恋物行为。半数在成年后初次发病。多数没有异性恋,少数异性恋者,已娶妻生子,但以窥阴等偏离方式作为性满足的主要或唯一来源。观看淫秽音像制品获得性的满足,不属于此症。

(5)摩擦症　男性患者在人多拥挤的场合或乘对方不备之际,伺机以自己的阴茎或身体的某一部分,反复地靠拢异性,接触和摩擦异性身体的某一部分,以达到性兴奋的目的。没有与摩擦对象性交的要求,也没有暴露自己生殖器的愿望。常伴有露阴症。

(6)性施虐与性受虐症　性施虐症是指反复、强烈的性渴求、性想象,涉及对性爱对象施加心理或躯体性伤害行为的一种性活动的异常偏好,并作为性兴奋、性满足的主要手段。至少持续半年时间。其手段为捆绑、引起疼痛和侮辱等,甚至可造成伤残或死亡。与之相反,性受虐症是以承受这类伤害或痛苦以获得性兴奋、性满足。提供这种行为者为性施虐症。以接受虐待行为来达到性兴奋者为性受虐症。两者可以单独存在,也可以并存。性施虐症患者男性居多,性格多怯懦,具有性卑劣感,对妇女怀有仇恨心。性受虐症患者男女均有,女性居多。

(7)混合型性偏好障碍　最常见的组合是恋物症、易装症及施虐-受虐症。应根据对性偏爱的不同类型,以及对个人的重要性依次列出各种并列的亚型。

3. 性指向障碍临床表现

(1)同性恋　指正常生活条件下,从少年时期就开始对同性成员持续表现性爱倾向,包括思想、感情及性爱行为。对异性虽可有正常的性行为,但性爱倾向明显减弱或缺乏,因此难以建立和维持与异性成员的婚姻关系。男性同性恋者偏重于性乐趣的追求,女性同性恋者偏重于情感的追求。对同性持续表现性爱倾向,同时对异性毫无性爱倾向者称素质性同性恋(真性同性恋)。素质性同性恋的被动一方有矫治成功的可能性,而主动的一方矫治成功的可能性很小。

(2)双性恋　指在正常生活条件下,从少年时期就开始对同性和异性两种成员均持续表现性爱的迷恋倾向,包括思想、感情及性爱行为,因此难以建立和维持和谐的婚姻关系。

笔记栏

三、诊断与鉴别诊断

1. 性心理障碍诊断标准　①对常人不引起兴奋的某些物体、对象或情境，有强烈的性兴奋作用，因此努力去追求，或采用异常性行为方式满足性欲，或有强烈改变自身性别的欲望。②除性生理方面异常外，其他与之无关的精神活动均无明显障碍。③并非其他精神障碍所引起。

2. 性身份障碍的诊断　①符合性心理障碍的诊断标准。②对自身性别的解剖生理特征表示厌恶，要求变换为异性的解剖生理特征（如使用手术或异性激素）。③可排除其他精神障碍所致的类似表现。④无生殖器官解剖生理畸变与内分泌异常。⑤女性的性身份障碍、男性的性身份障碍：CCMD-3 规定两种障碍均具备上述明显的临床症状表现，且症状至少已持续 6 个月才下诊断。CCMD-3 规定易性症诊断，应排除其他精神障碍所致的类似表现，无生殖器解剖生理畸变与内分泌异常。转换性别的认同至少已持续 2 年。并非其他精神障碍（如分裂症）的症状或与染色体异常有关的症状。

四、治疗

1. 治疗原则　性心理障碍主要是心理治疗，有精神症状时使用相应药物。

2. 治疗措施

（1）心理治疗　心理治疗时，根据患者的情况，采用相应的方法，精神分析疗法是性心理障碍的经典疗法，其他支持性心理疗法可辅助治疗。还可以应用行为疗法，训练正常两性生活，矫正其变态性行为。或采取厌恶疗法，以厌恶的刺激与变态性意念或性行为的出现相结合，以达到消退的目的。

（2）药物或手术治疗　对于一些患者可使用药物治疗，如抗雄激素治疗或使用雌激素长效制剂。法律严惩，对于轻度违法的变态性行为可起遏止作用。对于变换性别症者，坚持要求用手术改变自己的生殖器官，要求长期使用异性激素改变自己的第二性征，需要说明的是，手术与药物治疗并不能彻底改变患者的外形与功能特征，还有一些不良反应，仅可使患者获得心理上的部分满足。

五、护理

【评估】

1. 精神症状　评估患者有无认知、情感、意志行为方面的问题，评估患者的性格特征，评估患者对自己精神状态和行为方式的认知情况。

2. 社会心理　了解其工作态度、人际关系、社会交往以及与他人相处的情况。评估患者的家庭教育、经济状况、工作学习环境、社会支持系统，评估家庭对患者的影响，评估其家庭氛围、成员之间的关系、患者在家中的地位。

3. 生理　评估身体的检查结果，患者的家族史、既往病史及治疗史。

【常见护理问题及医护合作性问题】

1. 个人应对无效　与异常性心理有关。

2. 潜在的焦虑　与社会不能接纳与认可的性行为有关。

笔记栏

3. 自我概念紊乱　与性身份的认同异常有关。

【护理目标】

学会控制异常性行为的方法;学会恰当的情绪宣泄方式;能够有效地调节自己的非适应性行为。

【护理措施】

性心理障碍的护理重点是心理护理,对于性心理的变态行为,可以用厌恶疗法进行矫治,强化患者符合社会规范的行为,弱化不符合社会规范的行为,尽量使其消退。对于抑郁、焦虑情绪可以用认知疗法,必要时遵照医嘱,配合相应的药物,调整患者的认知,改善患者的情绪给予正向指导,以纠正异常行为。

精神分析疗法是治疗性心理障碍的常用方法。精神分析理论认为,性心理障碍可以追溯到幼年期性心理发育阶段曾经受到某些困难和挫折。第一步是了解深层次的病因,剖析潜意识中的冲突。利用自由联想的方法,任凭患者不加选择地把潜意识的内容自由地表达出来,如童年的回忆,过去的经历,个人的心理创伤及梦等,无论患者想到什么都可以说。在自由联想的过程中,不要轻易打断患者谈的问题,患者谈的问题不流畅或避而不谈,往往是问题存在的关键,这也是精神分析疗法的突破口。通过自由联想,患者在一定程度上情感得到了宣泄,治疗师分析潜意识的内涵。通过启发并发现幼年期的心理创伤和体验,阐述同目前性心理障碍的关系,以期得到领悟,达到治疗的目的。用精神分析疗法治疗性心理障碍,往往需较长时间(至少半年)才能看出效。因此,按照心理治疗师的指导配合治疗是取得良好疗效的关键因素。

精神分析疗法治疗性心理障碍效果的好坏与下面因素密切相关:①患者是否有强烈的求治动机,如果没有治疗动机治疗效果很差。②患者是否因为早期异常的性行为而感到痛苦,如果没有痛苦,而自得其乐,则难以使治疗得以维持。③患者的年龄大于35岁,其异常的性行为已经固定到患者的人格中去,就不易治愈。

思考与练习

患者,男,19岁,有强烈偷窥女厕所的欲望3年余。

患者1周前被人发现趁夜间潜入女厕所,为防止被别人发现,还男扮女装,发现后群众很生气,将其送到派出所,经询问患者已经有3年多的时间经常有强烈的欲望进入女厕所偷窥女性如厕,明知此行为不道德,但仍无法控制,因此想方设法乔装打扮。公安人员建议去做心理治疗。

经心理咨询师了解,患者每次偷窥后均有莫名的兴奋感,自己曾想法控制自己的行为,但每次都控制不住。咨询师经过催眠引导其回忆儿时的记忆,患者说到小时候和女伙伴一起玩时,女伙伴撒尿时自己看到了对方的隐私部位,当时并不知道怎么回事。清醒后患者自述到14岁时,就有这种冲动,但当时还能控制,随着年龄的增长,这种欲望越加强烈,直到发展到上述情况。

(1)针对该患者分析其产生性心理障碍的原因。

(2)提出你认为最恰当的心理治疗方法。

(王芳杰　顾超凡)

第十八章 儿童青少年精神障碍患者的护理

儿童青少年时期的生理心理发育都处于迅速发展、变化的阶段，容易受到遗传、环境、社会等多重因素的影响，导致发育障碍、精神障碍或行为障碍。由于此期的各种精神障碍往往表现不典型，症状不显著，易被忽视、漏诊，尤其是幼年儿童的精神障碍，如未能及时诊断和治疗，会严重影响以后的精神健康，并可能继发其他精神障碍。因此，提高对儿童青少年精神障碍的认识，对早发现、早诊断、早治疗以及及时干预有重要意义。

第一节 精神发育迟滞患者的护理

精神发育迟滞是常见的精神障碍，又称精神发育不全，是指个体在发育成熟前（通常指18岁以前），由于生物、心理、社会因素引起的以智力发育不全或受阻为特征，以智力显著低下和社会适应困难为主要临床表现的一组疾病。临床上表现为认知、语言、情感、意志行为和社会适应等方面的缺陷、不足，在成熟和功能水平上，显著落后于同龄儿童，是导致残疾的原因之一。

一、病因与发病机制

凡在18岁以前影响中枢神经系统发育的各种因素都可能导致精神发育迟滞。目前已明确的病因主要有以下几方面。①遗传因素：包括染色体数目和结构异常（如唐氏综合征、脆性X染色体综合征等）及遗传代谢性疾病（如苯丙酮尿症、半乳糖血症等）。②先天性颅脑畸形：常见的有家族性小头畸形、先天性脑积水等。③围生期有害因素：母亲孕期受病毒、螺旋体、弓形虫的感染；外伤或辐射、毒物等影响；母亲妊娠年龄偏大，营养不良、长期心理处于心理应激等；产时的各种并发症如先兆流产、妊娠高血压、前置胎盘等。④新生儿疾病：如未成熟儿、低体重儿、胆红素脑病、新生儿肝炎、败血症等。⑤出生后因素：如中枢神经系统感染、颅脑损伤、脑缺氧。⑥社会心理因素：重度营养不良、社会隔离、文化教育剥夺等。

二、分类与临床表现

精神发育迟滞轻重不一，按其严重程度可分为：轻度、中度、重度和极重度。

笔记栏

1. 轻度精神发育迟滞　又称愚笨，智商为 50～69，占精神发育迟滞的 75%～85%。在学龄前期的智力发育、说话、走路均比同龄儿童缓慢。勉强能小学毕业，但多不能进入中学，学习中机械记忆尚可，理解记忆困难，特别是数学尤为困难。说话单调、幼稚。情绪发育不成熟，对善恶等道德观念的区分能力很差。身体发育无特殊异常，能在指导下从事简单劳动，学习简单技术，但缺乏主动性。部分患者有多动症表现，通过职业训练，只能从事简单非技术性工作，可学会一定谋生技能和家务劳动。

2. 中度精神发育迟滞　又称愚鲁，智商为 35～49，占精神发育迟滞的 10%～20%。在学龄前能学会简单生活用语，但词汇贫乏，不能表达较复杂的内容，不易与同龄儿童建立合群关系，进入小学后发现其接受与理解经验能力均较同龄儿童差，能计算个位、十位数的加减法，难以进入较高年级学习。经适当训练，能学会一些简单劳动。

3. 重度精神发育迟滞　又称痴愚，智商为 20～34，约占精神发育迟滞的 1%，从小就有躯体及运动功能发育迟缓，长至成人也只能达到 4～5 岁正常儿童的智力水平，完全不能上学。经过训练学会自己吃饭及基本卫生习惯，在监护下生活，不能进行生产劳动，常伴有其他先天疾病、癫痫发作；可因发生感染或罹患躯体疾病而早年夭折。

4. 极重度精神发育迟滞　又称白痴，智商为 20 以下，极少见，约占精神发育迟滞的 1% 以下。出生时即有躯体和神经系统异常，一般不能学会走路与说话，只能发出简单声音。感觉迟钝，不能躲避各种危险。生活完全不能自理，大小便失禁。常合并严重的脑部损害，伴有躯体畸形，多早年夭折。

三、诊断与鉴别诊断

精神发育迟滞的诊断不难。18 岁以前出现智力低下和社会适应困难，智力测验结果表明 IQ 低于 70 者，可诊断为精神发育迟滞。CCMD-3 的诊断标准如下。

1. 轻度精神发育迟滞　①智商在 50～69 之间，心理年龄 9～12 岁；②学习成绩差（在普通学校中学习时常不及格或留级）或工作能力差（只能完成较简单的手工劳动）；③能自理生活；④无明显言语障碍，但对语言的理解和使用能力有不同程度的延迟。

2. 中度精神发育迟滞　①智商在 35～49 之间，心理年龄 6～9 岁；②不能适应普通学校学习，可进行个位数的加、减法计算；可从事简单劳动，但质量低、效率差；③可学会自理简单生活，但需督促、帮助；④可掌握简单生活用语，但词汇贫乏。

3. 重度精神发育迟滞　①智商在 20～34 之间，心理年龄 3～6 岁；②表现显著的运动损害或其他相关的缺陷，不能学习和劳动；③生活不能自理；④言语功能严重受损，不能进行有效的语言交流。

4. 极重度精神发育迟滞　①智商在 20 以下，心理年龄约在 3 岁以下；②社会功能完全丧失，不会逃避危险；③生活完全不能自理，大小便失禁；④言语功能丧失。

精神发育迟滞应与暂时性发育迟缓、特定性发育迟缓排除脑器质性疾病、精神分裂症及儿童孤独症等疾病相鉴别。

四、治疗

1. 治疗原则　早发现、早诊断，早干预，教育训练为主，药物治疗为辅。

2. 治疗措施

(1)教育与训练　对患儿要有耐心，可由简单内容开始，逐渐增加其复杂性，尽量培养其独立生活的能力。较大儿童尽可能逐步训练简单的劳动技能，以便日后能自食其力。对轻中度患者可进行康复训练，逐步培养基本的交流能力，常用的学习、社交技巧，提高职业劳动及自我照顾能力。

(2)药物治疗

1)病因治疗：对病因明确的患儿进行病因治疗，如苯丙酮尿症患儿给予低苯丙氨酸饮食，地方性克汀病给予甲状腺素类药物，癫痫患儿给予抗癫痫药物治疗。

2)促进或改善脑细胞功能的治疗：目前尚无有效地促进智力发育的药物，可用脑细胞代谢营养药物促进和改善脑功能，如维生素 B_6、脑复康、脑复新、脑活素等，但疗效不稳定。

精神发育迟滞的治疗非常困难，因此，应重在预防工作，通过监测遗传性疾病，做好围生期保健，避免围生期并发症等措施来降低精神发育迟滞的发病率。

五、护理

【评估】

1. 精神症状评估

(1)感知觉：有无感觉过敏和减退，错觉、幻觉及感知综合障碍等。

(2)思维：有无思维连贯性、逻辑性和思维内容等方面障碍。

(3)认知：有无主、被动注意障碍，记忆和智能损害程度如何。

(4)情感：有无焦虑、抑郁、喜怒无常、情绪不稳、易激惹或淡漠等异常情绪。

(5)意志和行为：有无病理性意志增强或减退，有无怪异行为、多动行为、不寻常的依恋行为，有无刻板、仪式化或强迫行为，有无攻击行为、自伤自杀行为，有无违拗或品行问题。

2. 心理社会评估

(1)生活自理能力：独立进食、洗漱、换衣、大小便，独立外出等方面能力水平。

(2)环境的适应能力：有无现存或潜在的学习困难；有无语言交流和表达障碍，如有，程度如何；有无现存或潜在的自我控制能力、自我防卫能力下降而出现伤害别人或被别人伤害的危险以及有无社交活动方面障碍。

3. 生理功能评估　躯体发育是否达标；有无躯体畸形；有无贪食或食欲减退；有无营养失调及睡眠障碍等。

【常见护理问题及医护合作性问题】

1. 生活自理缺陷　与智力低下有关。

2. 有受伤的危险　与认知功能障碍有关。

3. 社交障碍　与社会适应能力缺陷有关。

4. 有冲动行为的危险　与自控能力降低有关。

5. 语言沟通障碍　与严重智能发育障碍有关。

【护理目标】

语言沟通改善；情绪障碍改善；自理能力增强；生活、学习、社交功能改善。

笔记栏

【护理措施】

1. 安全和生活护理　①患儿的居室应安全、简单、整洁，室内严禁存放危险物品，每天都应检查危险物品。应制止影响患儿安全的一切活动，如登高、打闹等。②患儿日常生活护理：晨晚间协助患儿按时起床、梳洗和睡眠；根据患儿实际情况，协助或代替患儿料理个人生活，包括卫生、饮食、睡眠等。③密切观察病情，对患儿的精神症状和主诉要有识别能力，防止延误诊治。

2. 心理护理　①医护人员要有强烈的爱心和同情心。患儿一般胆子较小，陌生人很难接近，因此良好的医患关系尤为重要。患儿言语能力差，与其谈话要简洁明了。②掌握和熟悉患儿病情，以及家属对患儿的态度、教育、训练情况等。与家属密切配合，以保证实施治疗方案。③心理治疗和行为治疗时，对患儿只提简单的问题，并经常提示患儿重复练习。

3. 特殊护理　①患儿语言能力差，缺乏抽象思维能力，情绪波动明显，行走不稳，生活自理能力低等，故教育训练应由简到繁、坚持不懈。②对患儿要有爱心，耐心和同情心，尊重他们，切勿歧视打骂。③尽早干预，预防某些精神发育迟滞的发生。

4. 特殊教育　①对于轻、中度精神发育迟滞患儿，可通过职业训练，培养患儿生活能力和简单的劳动技能，养成良好的个性和品质；培养患儿适应社会的能力，学习与人交往的技能。②对于重度、极重度精神发育迟滞的患儿，应进行个体化训练，并且要有专人护理与督促。注意培养患儿生活中的一些必需生活技能，如穿衣、洗漱、进食、如厕等。

5. 其他　严密观察病情，了解家属对患儿的态度、教育方法、训练情况等。与家属密切配合，确保治疗方案的顺利实施。因患儿对症状及药物不良反应引起的不适表达能力较差，所以，医护人员对病情变化及用药情况观察更加仔细，及时发现处理不良反应。

【健康教育】

精神发育迟滞患儿会给家庭和社会带来沉重的负担，为了使他们得到应有的关爱，对他们的家属开展针对性的健康教育意义重大。①从观念上正确对待：家属要正视现实，有正确的心态，帮助患儿享有正常儿童的一切权利。②加强职业技能训练。根据患儿具体情况，到专门的机构进行学习和训练。③合理饮食，保证营养。④向家属宣教《中华人民共和国残疾人保障法》，保护患儿的权益，抓紧时机教育、训练和治疗患儿。

第二节　儿童孤独症的护理

儿童孤独症又叫自闭症，是起病于婴幼儿期的广泛性发育障碍中的一种类型。临床症状主要是患儿的社会交往障碍，言语交流障碍，活动内容和兴趣局限，以及存在刻板重复的动作行为方式。多数患儿伴有不同程度的智力发育落后。

孤独症的病因尚未阐明，近年来的研究发现生物学病因占主要方面。可能与遗传因素、孕期及围产期并发症、神经解剖学、神经生化及免疫学因素有关。

笔记栏

一、临床表现

通常起病于3岁以内，部分病例在2～3岁以内基本正常，但3岁以后起病，发病率为0.02%～0.13%，我国目前约有30多万孤独症儿童。近年来报道患病率有增加趋势，以男孩多见，男女之比约为3∶1，本症预后不佳。

1.社交障碍　社交行为缺陷是孤独症的核心病理现象。患儿表现极度孤独，回避与父母以及他人的目光接触，对父母的拥抱行为和亲热表现常无动于衷，给人最突出的印象是孤僻。与正常儿童的交往、活动、游戏等缺乏兴趣和主动性，甚至躲避，不能建立伙伴关系，缺乏情感反应，不能与他人建立起感情。

2.言语交流障碍　表现为言语理解和言语发育障碍，更主要是言语运用能力损害。孤独症患儿的言语障碍有多种表现形式。①沉默不语或较少使用语言，他们喜欢用手势或其他形式来表达他们的愿望和要求。②语言运用能力受损，表现为不会主动与人交谈，不会提出话题或维持话题，无法进行应答或会谈。③刻板重复的言语或模仿言语。④言语、语调、节奏的障碍，言语缺乏声调，缺乏抑扬顿挫和情感表达。⑤自我中心言语，有时患儿怪叫，发出别人不能听清楚或不能理解的语言。

3.兴趣范围狭窄以及刻板、僵硬的行为方式　孤独症患儿对环境倾向于要求固定不变或不正常反应，表现每天要吃同样的饭菜数年不变，出门一定走固定的某条路线，天天穿一样的鞋袜，如果有改变就会哭闹不安或拒绝。常有特殊的兴趣或迷恋，对一般儿童所喜欢的玩具、游戏缺乏兴趣，但对某些平素不是作为儿童玩具的物品及游戏活动却有特别的兴趣和迷恋，如瓶盖、车轮、旋转的东西（如电风扇）、门锁等达到着迷的程度。常常表现为刻板重复的行为和特殊的动作姿势，如患儿可长时间地蹦跳、转圈走路，身体自行旋转，晃手、击掌等。

4.其他　常出现其他一些非特异性障碍，如害怕、恐惧，睡眠和进食紊乱，发怒和攻击。自伤（如咬手腕）也较常见，伴有精神发育迟滞时尤其如此。约3/4的患儿伴有明显的精神发育迟滞，个别患儿在智力低下背景中可表现出在某一方面的特殊才能，如对数学、路线、地名、人名等不寻常记忆力和对日期推算及速算能力，即所谓“白痴学者”。

✲临床案例

患儿，男，4岁。其父母发现患儿与其他孩子明显的不一样，自1岁6个月时发现其明显对周围人不感兴趣，不和小朋友一起玩，经常沉浸在自己的某一个重复的动作很长时间，语言表达很差，不能与他人有效地沟通，眼神不与他人对视，对球形物体很感兴趣，吃饭时必须坐在餐桌同一位置，更换位置即大发脾气，对地图上的地点记忆非常好。体格发育基本正常，但对父母的情感反应表现与一般孩子不一样。

临床诊断：儿童孤独症。

二、诊断与鉴别诊断

1.症状标准　在下列（1）、（2）、（3）项中，至少有7条，且（1）项至少有2条，（2）、（3）项至少各有1条。

（1）人际交往存在质的损害，至少2条：①对集体游戏缺乏兴趣，孤独，不能对集

笔记栏

体的欢乐产生共鸣。②缺乏与他人进行交往的技巧,不能以适合其智龄的方式与同龄人建立伙伴关系,如仅以拉人、推人、搂抱作为与同伴的交往方式。③自娱自乐,与周围环境缺少交往,缺乏相应的观察和应有的情感反应(包括对父母的存在与否亦无相应反应)。④不会恰当地运用眼对眼的注视以及用面部表情,手势、姿势与他人交流。⑤不会做扮演性游戏和模仿社会的游戏(如不会玩儿童游戏等)。⑥当身体不适或不愉快时,不会寻求同情和安慰;对别人的身体不适或不愉快也不会表示关心和安慰。

(2)言语交流存在质的损害,主要为语言运用功能的损害:①口语发育延迟或不会使用语言表达,也不会用手势、模仿等与他人沟通。②语言理解能力明显受损,常听不懂指令,不会表达自己的需要和痛苦,很少提问,对别人的话也缺乏反应。③拒绝改变刻板重复的动作或姿势,否则会出现明显的烦躁和不安。④过分依恋某些气味、物品或玩具的一部分,如特殊的气味、一张纸片、光滑的衣料、汽车玩具的轮子等,并从中得到极大的满足。⑤强迫性地固着于特殊而无用的常规或仪式性动作或活动。

(3)兴趣狭窄和活动刻板、重复,坚持环境和生活方式不变:①兴趣局限,常专注于某种或多种模式,如旋转的电扇、固定的乐曲、广告词、天气预报等;②活动过度,来回踱步、奔跑、转圈等;③拒绝改变刻板重复的动作或姿势,否则会出现明显的烦躁和不安;④过分依恋某些气味、物品或玩具的一部分,如特殊的气味、一张纸片、光滑的衣料、汽车玩具的轮子等,并从中得到满足;⑤强迫性地固着于特殊而无用的常规或仪式性动作或活动。

2. 严重标准　社会交往功能受损。

3. 病程标准　通常起病于3岁以内。

4. 排除标准　排除Asperger综合征、Heller综合征、Rett综合征、特定感受性语言障碍、儿童精神分裂症。

三、治疗

1. 治疗原则　早发现、早诊断,早干预,行为训练与指导是最基本的原则。

2. 治疗措施　孤独症尚无特效治疗。主要是针对其行为缺陷及早进行教育训练,尤其是学会与人交往,目的是促进患儿身体及心智的发展,提高社会化和交流沟通技巧,减少干扰其学习及训练的病理行为。

药物治疗可减少过度活动,刻板行为,攻击和自伤行为,促进与周围人的关系。药物治疗遵循小剂量、短疗程原则。如情绪焦虑不安用抗焦虑或抗抑郁剂,常选用安定类或5-HT再摄取抑制剂;还可用神经营养药,如脑活素、神经生长因子等。

此外,感觉统合训练对患儿的动作协调、注意力集中、情绪稳定以及交往交流方面,也有明显改善。

孤独症为慢性病程,大部分预后较差无法独立生活,少数智商高、语言发育好,症状轻者预后相对较好。此外,早期进行个别化教育训练可改善患儿的远期预后。

四、护理

【评估】

患者起病于婴幼儿期,主要通过接触、观察患儿和向其父母了解情况,从以下几方面评估。

1. 精神症状评估

(1)感觉方面　有无感觉异常(迟钝或过敏)。

(2)行为方面　有无对某些非玩具性的物品感兴趣,是否对某些物品特别依恋;有无刻板的生活习惯;有无某些奇怪的行为;有无冲动、攻击、违拗等行为。

(3)精神症状　有无焦虑、抑郁、恐惧、兴奋等异常情绪。有无幻觉、妄想等精神症状。

(4)智能和认知　评估患儿智力;评估实验室检查及其他辅助检查结果有无异常。

2. 心理社会评估　重点评估患儿与父母及周围人的交往能力、语言及言语交往能力、有无重复刻板的行为、家庭状况及社会支持情况等。家庭成员中对患儿的疾病预后是否了解,以及病程迁延的照顾者的精力状况如何;家庭是否能采取措施减少促使疾病和后遗症进展的危险因素。

3. 生理功能评估　①评估患儿有无躯体发育异常;有无躯体畸形和功能障碍。②生活自理能力:能否自行进食、如厕、穿衣等个人生活。

【护理问题】

1. 社交障碍　与发育障碍有关。

2. 语言沟通障碍　与言语发展障碍有关。

3. 生活自理缺陷　与发育、行为障碍有关。

【护理目标】

逐渐使患儿能主动注意周围人或事;能理解和运用姿势性语言和表情性动作表达自己的意愿;逐渐提高语言交往能力;改善患儿与父母及周围人的交往。

【护理措施】

1. 基础护理　做好安全、生活护理及基础护理,保证充足的睡眠和营养,给予患儿家长以精神支持,使之配合治疗。

2. 特殊护理

(1)社会交往训练　①"注意力"训练,用一些患儿感兴趣的教材要求他注视说话人的脸,主动注视其目光,并逐渐延长注视时间,反复多次,并及时给予强化,使患儿对他人的存在、言语、目光等有所注意。②模仿他人动作,让患儿模仿动作如广播操等,使其意识到他人的存在。③姿势性语言的学习和表情动作的理解,帮助患儿学习姿势性语言,如点头、摇头等。给患儿做出示范,要求其模仿,然后反复训练,直到能正确辨别和理解为止。④提高语言交往能力,可利用情景或患儿提出要求时进行,反复训练使患儿在想满足某种要求时,能够用语言来表达自己的愿望,使患儿能主动与他人建立关系,改善交往。⑤利用游戏改善交往,要和患儿建立亲密的关系,观察和关心他的兴趣、爱好,做他喜欢、感兴趣的事。让患儿扮演不同角色,掌握各种角色的行为方式,学习和掌握各种社会规范,使他们逐步学会如何与他人交往,完成日常活动,为成年后的自立打好基础。

(2)语言训练　与孤独症患儿谈话时尽量使用简单明确的语言。选择适当的运动项目,使患儿在活动中边说边做,渗透语言训练。创造语言环境,可利用看电视、听

笔记栏

音乐、讲故事等让孩子感受语言，帮助他们将生活中的人和事与语言相联系，加强对语言的理解能力。将语言的训练融入到游戏中，提高孩子学习语言的兴趣。另外，还可带孩子到公园、野外等公共场所去大量感知事物，丰富患儿的词汇和生活经验，增强患儿对语言的理解能力。

（3）行为问题的矫正　①孤独症患儿没有用语言来表达他的要求，有时用尖叫和发脾气来表达他想要的东西或满足他的要求。对孩子的这种表现行为不要一味满足，应当不予理睬，将其放在另一房间离开其他人，以淡化其不良行为。在他安静时给予奖励和表扬。②孤独症患儿中有少数儿童有攻击行为，部分儿童有自伤行为，这些行为多数是情绪体验的表达方式。一些自伤行为令儿童愉快，对个体不造成大的伤害（如持续使劲鼓掌、晃手等）则不需过分纠正，否则会加重情绪躁动不安。对身体有害的行为则要以替代或转移注意力的方式制止。

（4）生活技能训练　将每一种基本的生活技能分成许多小的动作单元，在训练过程中按照这些小的动作单元循序渐进，由简至繁地完成。在具体训练时要手把手地教患儿每一个动作，让患儿直接感受到每个动作的肌肉运动，以后逐步减少帮助，直至患儿独立完成。其中包括穿脱衣服、饮食、大小便习惯、洗手、洗脸等训练。另外孤独症患儿的智力发育有缺陷，在护理此类患儿时，应保证患儿的营养摄入及居住环境的安全。

（5）家长训练　在教育训练工作中，家长是重要的环节。家长要摆正心态，正视孩子患病的事实，给孩子创造更多与外界空间接触的机会，使其逐步融入正常的社会生活。同时也不要过分宠爱孩子，以免强化不良行为的形成。另外，父母应该给孩子提供一个亲密和睦、舒适安全的家庭环境，每天安排时间与孩子共同活动、游戏。父母不仅作为患儿的教师和训练人员，而且父母作为一个“人”，通过训练患儿对父母感兴趣也即对人感兴趣，并且在训练中学会交往技能和技巧。

【健康教育】

帮助家长认识该病的性质，了解疾病的可能原因；减少家属对疾病的恐惧心理和对孩子生病的自责和内疚感，指导家长了解患儿的心理卫生知识。教会家长教育训练的方法，树立信心，积极与专业人员配合，一起训练和教育孩子；掌握基本药物知识，注意观察服药过程中的不良反应。

第三节　注意缺陷多动障碍患者的护理

注意缺陷多动障碍（attention deficit/hyperkinetic disorder，ADHD），又称多动症，发生于儿童时期，有明显、持续的注意力不集中，活动过度和冲动行为，常伴有情绪不稳定、易激惹、学习困难及品行障碍。

此病确切病因和发病机制尚不确定。目前认为本病是由多种生物因素、心理和社会因素所致的一种综合征，可能与遗传、神经递质功能异常、神经发育异常、不良的家教方式等相关。

一、临床表现

1. 注意障碍　是本病的最主要症状。表现在听课、做作业或其他活动时注意难以持久，容易因外界刺激而分心，或常常不断从一种活动转向另一种活动。患者在活动中不能注意到细节，经常因为粗心发生错误。在与成人交谈时心不在焉，似听非听。经常有意回避或不愿意从事需要较长时间持续集中精力的任务，如课堂作业或家庭作业，也不能按时完成这些作业或指定的其他任务。患者平时容易丢三落四，经常遗失玩具、学习用具或其他随身物品，忘记日常的活动安排。

2. 活动过多和冲动　患者经常显得很不安宁，手足的小动作多，在座位上扭来扭去，在教室或其他要求安静的场合擅自离开座位，到处乱跑或攀爬，难以从事安静的活动或游戏，仿佛精力特别旺盛。在采取行动前缺乏思考、不顾及后果、凭一时兴趣行事，为此常与同伴发生打斗或纠纷，造成不良后果。在任何场合说话特别多，在别人讲话时插嘴或打断别人的谈话，在老师的问题尚未说完时便迫不及待地抢先回答，也会轻率地去扰乱同伴的游戏，或不能耐心地排队等候。情绪不稳定，容易过度兴奋，也容易因受挫折而情绪低沉或出现反抗和攻击性行为。要求必须立即满足，否则就哭闹、发脾气。

3. 学习困难　因为注意缺陷和多动影响了患者在课堂上的听课效果、完成作业的速度和质量，致使学业成绩差，低于其智力所应该达到的学业成绩。

4. 神经和精神的发育异常　患者的精细动作、协调运动、空间位置觉等发育较差。如翻手、对指运动、系鞋带和扣纽扣都不灵便，左右分辨也困难。少数患者伴有语言发育延迟、语言表达能力差、智力低下等问题。智力测验显示部分患者的智商偏低，言语智商高于操作智商，注意集中分量表得分较低。

5. 品行障碍　注意缺陷与多动障碍和品行障碍的同病率高达30% ~50%。品行障碍表现为攻击性行为，如辱骂、打人、伤人、破坏物品、虐待他人和动物、性攻击、抢劫等，或一些不符合道德规范及社会准则的行为，如说谎、逃学、流浪不归、纵火、偷盗、欺骗以及对异性的猥亵行为等。

✲临床案例

患儿，男，8岁，小学三年级。父母反映患儿在幼儿园时就比其他孩子明显表现出多动行为。上小学后，这种情况有增无减。主要表现在：上课时不遵守纪律，好晃椅子，经常干扰周围同学，注意力不集中，东张西望，但老师批评或暗示后有一定效果；课余活动中不大合群，好搞“恶作剧”，如有时接连用头把几个同学撞倒，自己却满不在乎；在家里则表现得任性、冲动，遇到想办的事情父母不能满足，便大喊大叫，甚至在地上打滚，此外精力显得特别充足，对看电视很感兴趣，碰到爱看的节目，如武打片、侦探片，能一连看上1 ~2 h，但做作业时却边做边玩，注意力难以集中。据家长反映，孩子天姿聪明，因为好动分心，学习成绩较差。

临床诊断：注意缺陷多动障碍。

二、诊断与鉴别诊断

CCMD-3 注意缺陷多动障碍诊断标准为：

笔记栏

1. 症状标准

（1）注意障碍，至少有下列4项：①学习时容易分心，听见任何外界声音都要去探望。②上课很不专心听讲，常东张西望或发呆。③做作业拖拉，边做边玩，作业又脏又乱，常少做或做错。④不注意细节，在做作业或其他活动中常常出现粗心大意的错误。⑤丢失或特别不爱惜东西（如常把衣服、书本等弄得很脏很乱）。⑥难以始终遵守指令，完成家庭作业或家务劳动等。⑦做事难于持久，常常一件事没做完，又去干别的事。⑧与他说话时，常常心不在焉，似听非听。⑨在日常活动中常常丢三落四。

（2）多动，至少有下列4项：①需要静坐的场合难于静坐或在座位上扭来扭去。②上课时常小动作，或玩东西，或与同学讲悄悄话。③话多，好插嘴，别人问话未完就抢着回答。④十分喧闹，不能安静地玩耍。⑤难以遵守集体活动的秩序和纪律，如游戏时抢着上场，不能等待。⑥干扰他人的活动。⑦好与小朋友打逗，易与同学发生纠纷，不受同伴欢迎。⑧容易兴奋和冲动，有一些过火的行为。⑨在不适当的场合奔跑或登高爬梯，好冒险，易出事故。

2. 严重标准　对社会功能（如学业成绩、人际关系等）产生不良影响。

3. 病程标准　起病于7岁前（多在3岁左右），符合症状标准和严重标准至少已6个月。

4. 排除标准　排除精神发育迟滞、广泛发育障碍、情绪障碍、精神分裂症等。

（1）精神发育迟滞　患者可伴有注意缺陷和活动过多，轻度精神发育迟滞患者在读小学之初，尚未明确精神发育迟滞诊断以前，很容易被误认为注意缺陷多动障碍。但注意缺陷多动障碍患者通过治疗，注意改善以后，学业成绩能够提高，达到与智力相当的水平。而精神发育迟滞者的学业成绩始终与智力水平相符合，还同时有语言和运动发育迟滞，判断能力、理解能力和社会适应能力都普遍性偏低。

（2）情绪障碍　儿童在焦虑、抑郁或躁狂的情况下都会表现活动过多，注意力不集中，从而产生焦虑、抑郁情绪。两者的区在于情绪障碍患者的首发和主要症状是情绪问题，病程呈发作形式，持续时间较短。注意缺陷多动障碍表现为长期持续性注意缺陷和活动过多。

（3）抽动障碍　患者主要表现为头面部、四肢或躯干肌群不自主的快速、短暂、不规则的抽动，如挤眉弄眼、耸肩、歪颈、挥手、蹬足和扭动等，也可以伴有不自主的发声抽动，易被误认为多动或顽皮。通过仔细的精神检查容易发现抽动症状的特点，与注意缺陷多动障碍相鉴别。但需要注意抽动障碍患者约20%合并注意缺陷多动障碍。

（4）精神分裂症　在精神分裂症早期患者可能表现为不遵守学校纪律、活动过多、上课注意力不集中、学习成绩下降等，容易与注意缺陷多动障碍相混淆。但精神分裂症会逐渐出现精神分裂症的特征性症状，如幻觉、妄想、情感淡漠、孤僻离群、行为怪异等，而注意缺陷多动障碍不会出现这些症状，据此相鉴别。

三、治疗

1. 治疗原则　早发现、早诊断，早干预，药物治疗、家庭治疗及社会心理支持治疗综合运用。

2. 治疗措施　根据患者及其家庭的特点制订综合性治疗方案。药物治疗可短期缓解部分症状，对于疾病给患者及其家庭带来的一系列不良影响则更多地依靠非药物治疗方法。

(1)心理治疗　可选用行为疗法、支持性心理治疗、认知治疗等方法。行为疗法对多动症的治疗很有效果,治疗时,运用强化的方法,先矫正容易矫正的行为,再逐步深入到较难矫正的行为,并用良好的行为逐渐取代不良行为。

(2)特殊教育　患者应当被列入特殊教育的对象。教师需要针对患者的特点进行教育,避免歧视、体罚或其他粗暴的教育方法,恰当运用表扬和鼓励的方式提高患者的自信心和自觉性,通过语言或中断活动等方式否定患者的不良行为,课程安排时要考虑到给予患者充分的活动时间。

(3)药物治疗　药物可改善注意缺陷,降低活动水平,在一定程度上提高学习成绩,短期内改善患者与家庭成员的关系。药物治疗主要用于6岁以上的学龄儿童,最常用的药物有利他林、苯丙胺、匹莫林等。应在医生的指导下进行治疗。

(4)针对父母的教育和训练　适合于伴有品行障碍或其他心理问题、父母不同意接受药物治疗或父母教育方式不恰当的患者。

四、护理

【评估】

1. 精神症状评估

(1)认知功能　①注意力是否集中,是否易受外界干扰。②有无记忆和智能障碍,有无学习困难。

(2)情绪状态　有无焦虑、抑郁、恐惧、情绪不稳、易激惹或淡漠等异常情绪。

(3)行为活动　有无活动过度;自控能力如何;行为是否冲动、不计后果;有无撒谎、偷窃、逃学等品行方面问题;有无自尊低下、自卑心理等。

2. 心理社会评估　有无学习困难,成绩如何;有无语言沟通困难;自控与自我保护能力如何;有无人际交往障碍,是否合群;有无家庭教育不当。

3. 生理功能评估　①有无躯体发育异常,有无躯体畸形和功能障碍,有无饮食、睡眠障碍。②生活自理能力:有无穿衣、吃饭、洗澡、大小便不能自理等。

【常见护理问题及医护合作性诊断】

1. 有暴力行为的危险　与患儿情绪不稳、易冲动有关。

2. 社交障碍　与患儿的多动不宁、做事不顾对错、破坏游戏规则等有关。

3. 自理缺陷　与多动不宁、注意障碍或认知缺陷以及神经发育障碍有关。

4. 潜在或现存亲子依恋改变　与父母角色障碍伴焦虑有关,也与患儿行为改变使之不能有效地与父母进行沟通有关。

5. 保持健康能力改变　与缺乏沟通技巧及个人应对无效有关。

【护理目标】

促进多动症儿童思考,控制冲动行为,改善认知和情感障碍;不伤害自己或他人,改善精细运动的协调性,改善社会交往。

【护理措施】

1. 安全和生活护理　①保持安静舒适的环境,注意病室内的温度及患儿的保暖,

笔记栏

防止合并症的发生。②保证患儿营养，协助个人卫生，观察二便情况，必要时可在训练和督导下进行。③增添不同年龄段的游戏设施，以供娱乐。

2. 心理护理　①对患儿应具有爱心，与患儿建立良好护患关系，提高其自尊心及价值感，并争取家长和老师的主动配合。②遵医嘱进行心理治疗和行为治疗，多用正性强化、观察学习、消退法等；大龄患儿可采用认知治疗。注意安静，尽量避免可引起分散注意力的刺激源。多注意患儿优点，创造机会让其发展优点。

3. 特殊护理　①密切观察，严防病情变化发生意外。②防止患儿因精细协调动作笨拙，或动作粗大导致损伤。③防范患儿由于社交障碍和冲动行为，而遭到他人的威胁或伤害。④培养教育儿童按指令做事，促其更好地自控、自律和自尊，也可对患儿进行感觉统合训练。

【护理评价】

(1)能否控制冲动行为，改善认知和情感障碍，不伤害自己和他人，改善社会交往。

(2)生活自理能力是否提高。

(3)家长是否掌握多动症的有关知识，对疾病认识态度是否正确，掌握合理的教育方法。

【健康教育】

1. 患儿的健康教育　将有相同问题的患儿集中在一起，充分发挥其积极一面的影响和作用，而避免和化解消极方面；训练患儿的人际沟通和应对技巧，如学会与小朋友游玩和谦让等。

2. 家属的健康教育　父母的态度对患儿治疗的结果影响极大，因此要教育父母和谐地与孩子相处，限制患儿某些行为，指导患儿完成一些家务劳动。注意母孕期及围生期保健，减少胎儿脑损伤机会；注意对婴儿期的训练，如哺乳、睡眠、大小便等，应培养其规律化；从小要给予爱心，不能粗暴打骂，但也不能娇宠；对多动患儿，应加强早期教育，以防止病情发展；对可疑多动症患儿，应尽早咨询、确诊，以便早期得到帮助。

第四节　抽动障碍患者的护理

抽动障碍是儿童时期最常见的运动障碍之一，是指发生在儿童时期的不自主运动或运动障碍。抽动的特征是身体某部分肌肉或某些肌群突然的、快速的、不自主的、反复的收缩运动，如眨眼、皱额、歪嘴、摇头、耸肩或肢体运动抽动等，通常可伴有发声抽动、情绪障碍、强迫症状或注意力不集中及多动行为。抽动病程可呈现短暂或慢性，甚至持续终生。

抽动障碍的病因目前尚未完全明了，可能是多因素相互作用的结果，目前认为与精神、心理、环境、遗传、神经递质代谢异常、中枢神经轻微器质性损伤及性激素功能紊乱有关，近来认为与A组乙型溶血性链球菌、微小病毒、支原体感染也有一定关系。

一、分类与临床表现

按临床特征和病程不同，将抽动障碍分为以下几类。

笔记栏

1. 短暂性抽动障碍　又称抽动症，儿童习惯性痉挛，是临床上最常见的类型。主要表现为简单性运动抽动，如眨眼、皱额、咬唇、露齿、缩鼻、摇头、点头、耸肩等不自主抽动；少数病例为简单性发声抽动，表现反复咳声、哼气或清嗓声等。

2. 发声或多种运动联合抽动障碍　即 Tourette 综合征或称为抽动秽语综合征。这是一类症状复杂多样、严重的类型。

Tourette 综合征临床特征为多部位、形式多种多样的运动抽动，常从眼、面开始，尔后逐步发展到肢体，以至全身多部位肌肉抽动。可表现为简单性运动抽动如眨眼、挤眉、眼球转动、做怪相、伸舌、转头、耸肩、吸气等，或表现为复杂性运动抽动，如呈冲动性触摸别人或周围的物品、跺脚、走路回旋、下蹲、跪地或反复出现一系列连续无意义的动作。大多数病例同时出现或先后出现发声抽动，表现为简单性发声如清嗓、咳嗽、鼻吸气声、哼声或吠叫等；复发性发声如重复言语或字句，无聊的语调、重复刻板的秽语等。Tourette 综合征患儿常伴有注意力不集中、多动、强迫障碍、攻击行为、自伤行为、学习困难和情绪改变，因而更容易加重患儿心理困扰和妨碍社会适应。

Tourette 综合征病程缓慢进展，症状可起伏波动，新的症状代替旧的症状，严重程度不一。本症患儿大多数智力正常，一般都自知有病。

3. 慢性运动或发声抽动障碍　多见于成年人，它具有抽动障碍的特征，但运动抽动和发声抽动并不同时存在，而且症状相对不变，可持续数年甚至终生。

4. 其他　未定型的抽动障碍。

二、诊断与鉴别诊断

诊断主要根据病史和精神检查，仔细观察抽动症状和一般行为表现对诊断具有重要意义。抽动可被暂时控制，故易被忽视漏诊，也容易因伴发症状而被误诊，故需识别主要症状和次要症状以及症状出现的前后以确定诊断。

1. 症状标准

（1）短暂性抽动障碍　需符合以下标准：①通常多在儿童或少年期起病。起病于 2～15 岁。②有不自主、重复、快速、无目的单一或多部位肌群抽动，或单一的发声。③抽动能受意志暂时控制数分钟或数小时。④抽动强度或抽动部位可以改变。⑤抽动症状 1 d 内可出现多次，天天如此，至少持续 2 周，但不超过 1 年。⑥排除小舞蹈症、肝豆状核变性、癫痫性肌阵挛以及其他神经系统疾病引起的运动障碍。

（2）慢性运动抽动或发声抽动　需符合下列标准：①具有不自主抽动，任何一次抽动不超过 3 组肌群，或具有发声抽动；②抽动症状表现及强度持久不变；③能受意志控制数分钟或数小时；④病程至少持续 1 年以上；⑤排除慢性锥体外系疾病。

（3）Tourette 综合征　需符合下列标准：①在病程的某些时候存在着多种运动和 1 种或多种发声抽动，但不一定同时存在；②1 d 内发作多次抽动（通常是一阵阵发作），几乎天天如此，间歇发作期超过 1 年；③抽动部位、数量、频度、复杂程度和严重程度随时间而改变；④21 岁以前发病；⑤除外精神活性物质中毒或已知的中枢神经系统疾病，如亨廷顿病和病毒性脑炎。

2. 严重标准　日常生活和社会功能明显受损，患儿感到十分痛苦和烦恼。

3. 病程标准　18 岁前起病，症状可延续至成年，抽动几乎天天发生，1 天多次，至少已持续 1 年以上，或间断发生，且 1 年中症状缓解不超过 2 个月。

笔记栏

4. 排除标准　不能用其他疾病来解释不自主抽动和发声。

✲临床案例

患儿,女,10 岁。6 岁起就经常出现不由自主快速而短促的全身不规则抽动,如耸肩、屈胸、缩颈,每次持续几分钟,连续 3~5 次不等,情绪激动时频繁,入睡后消失。手中不论拿什么东西,常不能控制的用力捏、扯或摇头;行走时常搓衣角、摸头。近几个月来情绪不稳定,易暴易怒,喉头又常发出"哼哼"声音,不能控制。家长带着她到多家医院反复就医,未见好转。

临床诊断:儿童抽动症(Tourette 综合征)。

三、治疗

1. 治疗原则　早发现、早诊断、早干预,心理与药物治疗综合运用。

2. 心理治疗　①告知家长患儿的抽动症状是不自主的、不可控制的,不要因此而责备或惩罚患儿。②宣传相关知识,使家长了解抽动症不会发展为精神病或痴呆,消除他们的过分紧张和担心。③消除患儿由疾病引发的紧张、自卑心理,保持正常的学习和生活。④科学饮食、作息,尽量避免过度兴奋、紧张或疲劳。

3. 药物治疗　①单纯的短暂性抽动障碍一般不需要药物治疗。抽动秽语综合征或较重的慢性运动或发声抽动症患儿,选择药物要针对靶症状。②常用药物有抗精神病药氟哌啶醇、利培酮、泰必利等。药物治疗应采取最小的有效剂量和遵循个性化原则。根据年龄大小,治疗效果以及出现的副反应,适当调整用药剂量。可乐定可作为病情较轻、年龄偏小的患儿的首选药。抽动秽语综合征需要较长时间服药才能控制症状。其他,如盐酸硫必利、地西泮(安定)等使用。③抽动伴发注意缺陷多动障碍(ADHD)的治疗比较困难。由于利他林可能加重或诱发抽动症状,对其颇有争议,但一般认为该药是安全的。关键是用量要适度,从小剂量开始,逐渐增加,以求最大限度的改善抽动症状。抽动伴发的强迫症可选用氯丙咪嗪、氟伏沙明进行治疗。④抽动症是一种慢性神经、精神障碍,应有一定时期的维持治疗,以防症状重复出现,维持治疗可边治疗边上学。

四、护理

【评估】

1. 精神症状评估

(1)认知功能:有无记忆和智能障碍,有无学习困难。

(2)情绪状态:有无焦虑、抑郁、恐惧、情绪不稳、易激惹或淡漠等异常情绪。

(3)行为活动:自控能力如何;有无自尊低下、自卑心理等;行为是否冲动、不计后果。

2. 心理社会评估　自控与自我保护能力如何;有无学习困难,成绩如何;有无人际交往障碍,是否合群。

3. 生理功能评估　①有无躯体发育异常,有无躯体畸形和功能障碍,有无饮食、睡眠障碍。②生活自理能力:有无穿衣、吃饭、洗澡、大小便不能自理等。

【护理问题及医护合作性问题】

1. 有暴力行为的危险　与患儿情绪不稳、易冲动有关。

笔记栏

2. 社交障碍　与患儿自卑、缺乏社交技能有关。

3. 营养失调　与抽动影响进食有关。

【护理目标】

促进抽动症儿童思考，控制抽动行为，改善认知和情感障碍；增强自信，掌握社交技巧，改善社会交往。

【护理措施】

1. 一般护理

（1）生活护理　协助患儿做好个人卫生、合理饮食、养成良好生活习惯。

（2）安全护理　①对严重连续不断发生抽动或由于抽动造成躯体损伤的患儿，需专人护理；保证休息，同时应采取必要的安全措施。②对冲动性触摸人或物、刺戳动作等症状，严禁使用尖锐物品，以防自身及他人的伤害。③减少并发症，协助消除各种紧张因素，及时纠正不良习惯。

（3）心理护理　消除患儿自卑感，营造轻松、和睦的学习生活氛围，使家长、老师、同学了解患儿的病情，给予同情、谅解和帮助。

2. 社会适应能力训练　教育患儿正确对待因患病引起的社会处境，同时告知家长及有关亲友设法改善其不良社会处境。老师、同学不要歧视或嘲笑患儿，帮助患儿保持正常的学习和生活。

【健康教育】

重视儿童保健，预防感染、中毒、脑外伤等疾病，减少或防止抽动症的发生。加强对患儿及家长的抽动知识点普及教育，取得支持和帮助，树立战胜疾病的信心，这对消除患儿心理困扰、促进康复具有重要意义。

思考与练习

患儿，男，11岁，小学四年级。老师反复向家长反映孩子上课小动作多，干扰其他同学上课而就诊。患儿从小比较难养育，做事喜欢拖拉，家庭作业经常记不住，容易与其他小朋友发生冲突，家长与他说话经常似听非听，不能按规则排队等候，过马路时不顾安全往前冲。幼儿园老师一直反映孩子好动，家长以为是孩子的天性，到小学一至三年级学习成绩在班上保持中等水平，进入四年级后，学习成绩明显下降，上课经常做小动作，干扰其他同学，为此经常被老师批评。心理测量：IQ为105分。

请根据以上病史资料，回答以下问题：

（1）初步判断患儿的情况。

（2）该患儿主要的护理问题有哪些？写出相应的护理措施。

（3）如何做好对患儿及家属的健康教育？

（潘　玲）

第十九章 精神障碍患者的躯体治疗

精神障碍的治疗方法很多，总的可分为两大类，即精神治疗和躯体治疗。精神治疗是指心理治疗，躯体治疗主要包括药物治疗、物理治疗和其他治疗。在临床工作中，药物治疗在缓解症状方面效果明显，心理治疗在解决问题的根源、调整患者的应对方式等方面有重要意义，药物治疗与精神治疗通常相辅相成、互相促进，精神科医生与心理治疗师需要根据疾病的性质、诱发因素等特点确定整体治疗方案。

第一节　精神障碍患者的药物治疗

20 世纪 50 年代第一代抗精神病药氯丙嗪的出现，使精神障碍的科学治疗开创了新纪元，精神障碍患者才摆脱了被拘禁的命运。目前，精神障碍的治疗仍以药物治疗为主，同时结合电抽搐治疗、心理治疗和康复治疗等综合手段，使患者从生理、心理、社会不同的角度得到治疗和护理。因而了解精神科常用药物、认识药物的治疗效果及不良反应，确保治疗的顺利进行，是精神科护士的重要职责。

精神药物是指作用于中枢神经系统，影响人的精神活动的药物。主要分为抗精神病药物、抗抑郁药物、抗躁狂药物、抗焦虑药物。

一、抗精神病药物

（一）抗精神病药物的分类

1. 按药理作用分类

（1）第一代抗精神病药　又称传统的或典型的抗精神病药，可阻断中枢多巴胺 D_2 受体，对阳性症状有效，如精神分裂症的幻觉、妄想、攻击、违拗等；但锥体外系（EPS）不良反应严重，还可使催乳素水平升高，如吩噻嗪类、硫杂蒽类、丁酰苯类等，代表药有氯丙嗪、氟哌啶醇等。

知识链接

氯丙嗪的发现

1949 年 4 月，法国的一位海军外科医生莱伯利特在研究防止外科休克药时发现氯丙嗪除了有抗休克作用外，还可对中枢神经系统起作用。莱伯利特的这一发现，使生产氯丙嗪的斯潘西亚实验室的研究人员产生了兴趣。1952 年 1 月，精神科主任哈蒙与其他医生用该药对一名狂躁症患者进行治疗后，患者狂躁不安的症状很快消失，作用持续了几个小时。此后，不仅这名患者继续服用该药，而且数以千计的这种患者也服用了莱伯利特送来的药物。法国精神病专家 Delay 便进一步将其应用于多种精神病的治疗，从此开始精神药物治疗精神病的新纪元。

(2)第二代抗精神病药　又称非典型或新型抗精神病药，主要药理作用阻断 5-HT_{2A}和 D_2受体，在治疗剂量时较少或不产生锥体外系症状与催乳素水平升高。代表药有氯氮平、利培酮、奥氮平、喹硫平等。非典型抗精神病药物对精神分裂症的阳性症状有效，对精神分裂症的阴性症状如退缩、思维贫乏、情感淡漠和意志缺乏亦有一定疗效，还能改善患者的认知功能。

(3)长效抗精神病药物　目前国内使用的长效抗精神病药为传统抗精神病药，长效抗精神病药主要用于慢性精神分裂症的维持治疗和服药依从性差的慢性病例，代表药物是五氟利多。

2. 按化学结构分类

(1)第一代抗精神病药　①吩噻嗪类：氯丙嗪、奋乃静、氟奋乃静、三氟拉嗪等。②硫杂蒽类：氯丙噻吨、替沃噻吨等。③丁酰苯类：氟哌啶醇、五氟利多等。④苯甲酰胺类：舒必利等。

(2)第二代抗精神病药　①苯异恶唑类：利培酮、利培酮微球注射剂等。②苯异硫唑类：齐拉西酮。③二苯二氮草类：氯氮平、奥氮平等。④二苯硫氮草类：喹硫平。⑤喹喏酮类：阿立哌唑。

这几类药物在结构上不同，但作用相似。

（二）临床应用

1. 适应证　主要用于治疗精神分裂症和预防精神分裂症的复发、控制躁狂发作，以及其他具有精神病性症状的非器质性或器质性精神障碍。

2. 禁忌证　严重的心、肝、肾等躯体疾病，各种原因引起的中枢神经系统的抑制和昏迷，急性感染、高热、血液病、药物过敏、青光眼等禁用抗精神病药；年老体弱、儿童、妊娠早期应慎用。

3. 应用原则　对于合作患者，给药以口服为主；不合作患者多以注射为主。从小剂量开始，1 ~ 2 周逐渐达到治疗量，治疗量的疗程至少 4 ~ 12 周，从临床经验来看，首

笔记栏

次发病症状控制后维持治疗时间一般需要2年，维持剂量一般为治疗量的1/4～1/2。对于反复发作或缓解不全的精神分裂症患者常需终身服药。

4.药物的选择　一般认为对脑器质性和症状性精神障碍应选用镇静作用弱和对心血管系统不良反应较小的药物，如奋乃静或氟哌啶醇；对严重兴奋躁动患者选用镇静作用较强的药物，如氯丙嗪；对木僵或紧张症状群选用舒必利；患者过去对某些药物有效，仍可继续使用。

5.常见不良反应及处理

（1）抗多巴胺能效应（锥体外系不良反应）　是最常见的不良反应之一，发生率为50%～70%，发生率与药物品种、剂量、疗程、年龄和个体因素有关。非典型抗精神病药氯氮平、奥氮平和低剂量利培酮锥体外系不良反应发生率较小。发生原因是由于抗精神病药物对黑质纹状体多巴胺受体的阻断作用，使多巴胺和乙酰胆碱失去平衡。主要有四种类型：①药源性帕金森综合征。临床表现为运动缓慢或不能、静止性震颤、肌张力增高，自主神经功能紊乱。处理方法是减少药物剂量，也可加用抗胆碱能药物来缓解，如安坦、东莨菪碱。②静坐不能。主要临床表现为自觉心神不宁，不可控制地来回走动、原地踏步、不能静坐。处理方法是减少药物剂量，也可口服普萘洛尔、安坦或肌内注射东莨菪碱。③急性肌张力障碍。主要临床表现为突然头后仰，低不下来，呈角弓反张状，眼球上翻、转不下来，称“动眼危象”，构音困难、吞咽困难。处理方法是东莨菪碱或安定肌内注射。④迟发性运动障碍。主要临床表现是口-舌-颊三联症、肢体或躯干不协调运动。早期发现后停用或减量使用，或更换药物。

（2）抗胆碱能不良反应　有中枢和外周两方面的症状。中枢有兴奋、焦虑不安、甚至出现不同程度的意识障碍。外周有口干、便秘、视力模糊、尿潴留等，严重时出现抗胆碱能危象。处理方法为减药或停药，必要时用毒扁豆碱0.5～1 mg肌内或静脉注射。

（3）精神方面的不良反应　主要为过度镇静，表现为乏力、嗜睡、动作缓慢等，严重者可出现意识障碍，应予减药或停药。

（4）心血管系统的不良反应　①直立性低血压：多发生在治疗初期，尤其是注射给药时易发生。嘱患者第一次用药和静脉给药时，至少卧床休息30 min，如需坐起或站起时要缓慢，下床时先将双脚放在床边休息约1 min，再慢慢扶床站起，若觉得头晕就坐下或者躺下。如果患者（尤其是老年患者）伴有持久性的直立性低血压.可考虑换药治疗。②心律失常：多发生在药物治疗剂量较大时，老年人、心血管疾病者发生率较高。患者大多无自觉症状，通过对症处理、减药或停药可恢复。

（5）粒细胞减少　周围血白细胞低于4×10^9/L，称为粒细胞减少症。以氯氮平最为多见，多在治疗前6～12周出现，与剂量无明显关系。在用药过程中应定期查血常规，根据粒细胞减少程度，给予减药、停药、升白细胞药等，同时预防感染。

（6）肝损害　以氯丙嗪治疗初期较为多见，有引起胆汁淤积性黄疸的报道，但较少见。一旦出现应立即停药，同时应用保肝药物并检测肝功能。

（7）恶性综合征　出现持续高热、肌肉僵直、表情淡漠、心悸、出汗等，多伴有意识障碍，可迅速并发感染、心力衰竭、休克而死亡。应立即停药，及时补液、纠正酸碱平衡紊乱、降温、防感染。

（8）其他　有内分泌及代谢改变等，必要时对症处理。

二、抗抑郁药物

抗抑郁药物主要通过不同途径提高神经元突触间隙单胺类神经递质的浓度，达到振奋情绪，治疗抑郁的目的。主要分为三环类抗抑郁药、四环类抗抑郁药、选择性5-羟色胺再摄取阻滞剂及单胺氧化酶抑制剂。还有较新推出的新型抗抑郁药，如瑞美隆、万拉法新等。目前临床应用较多的是三环类、四环类抗抑郁药和选择性5-羟色胺再摄取阻滞剂。

1. 常用抗抑郁药

(1)三环类和四环类抗抑郁药　三环类和四环类抗抑郁药在药代动力学、药效动力学和不良反应方面相似。三环类包括阿米替林、多塞平、丙咪嗪和氯丙咪嗪等；四环类包括麦普替林、米安舍林等。作用机制是抑制突触前膜对去甲肾上腺素（NE）和五羟色胺(5-HT)的回收。

(2)选择性5-羟色胺再摄取阻滞剂（SSRIs）　SSRIs代表药物有氟西汀、帕罗西汀、舍曲林等，是当前抗抑郁的首选药物。作用机制是选择性抑制突触前膜对5-HT的回收，使突触间隙5-HT的含量升高，从而缓解抑郁发作。

(3)其他　文拉法辛。

2. 临床应用

(1)适应证　各种抑郁发作，此外，对惊恐发作、强迫症、儿童多动症、遗尿症等均有一定疗效。

(2)禁忌证　①三环类抗抑郁药：严重的心脑血管疾患、青光眼、癫痫、肠麻痹、尿潴留禁用；老年人和孕妇要慎用。②SSRIs，由于其对5-羟色胺受体选择性高，避免了许多不良反应，但对严重的心脑血管疾病、青光眼、癫痫、肠麻痹仍要慎用。

(3)应用原则　抗抑郁药物大多以口服为主。药物剂量与抗精神病药物一样，应从小剂量开始，根据临床疗效和不良反应的情况，用1～2周的时间逐渐增加到最大有效量，SSRIs类药物半衰期较长，每日1次服药即可，一般可放在早上，若药物的镇静作用较明显如氟伏沙明，则可放在晚间服。症状缓解后，以有效剂量一般继续巩固治疗6个月。随后进入维持治疗阶段，维持剂量一般低于有效治疗量，可视病情及不良反应的情况逐渐减少剂量。维持治疗一般为6个月或更长时间，反复发作，病情不稳定者应长期维持用药。

(4)药物选择　三环类抗抑郁药包括阿米替林、多虑平、丙咪嗪和氯丙咪嗪等，可治疗各种抑郁发作，对内源性抑郁发作疗效尤佳。阿米替林和多虑平具有镇静作用，适于伴有焦虑症状的抑郁发作；丙咪嗪和氯丙咪嗪具有激活作用，适于伴有迟滞症状的抑郁发作。选择性5-羟色胺再摄取阻滞剂，代表药物氟西汀、帕罗西汀等，是当前抗抑郁的首选药物，但应注意此类药物改善情绪作用迟缓，需2周以上方有效果，故而初期治疗不可能有明显效果。

(5)常见不良反应及其处理

1)抗胆碱能不良反应：是最常见的不良反应，表现为口干、便秘、视物模糊、心动过速等。轻者可不予处理，重者则应予减量或停药。

2)心血管系统不良反应：是严重的不良反应，常引起直立性低血压、心动过速、心律失常甚至猝死。一旦出现，应立即停药，对症处理。

3)神经及精神方面不良反应:大剂量时可引起共济失调、癫痫发作、肌痉挛、谵妄状态等,也可引起阿托品危象,表现为震颤、瞳孔散大、脸色苍白、濒死感等。处理方法:轻者可减药,密切观察;重者必须停药并进行对症治疗。

4)过敏与过量中毒:过敏者可出现皮疹,严重的皮疹应逐渐减药或停药。中毒多见于自杀患者,偶见于误服,表现为昏迷、癫痫发作和心律失常三联症。处理方法:洗胃、输液和利尿;控制痉挛发作;支持疗法等措施进行抢救。

三、抗躁狂药物

抗躁狂药又称为心境稳定剂,是治疗躁狂以及预防躁狂或抑郁发作的药物,主要包括锂盐(碳酸锂)和某些抗癫痫药,如卡马西平、丙戊酸盐等。另外抗精神病药物如氯丙嗪、氟哌定醇等对躁狂发作也有一定疗效。

(一)碳酸锂

锂盐在临床治疗中以碳酸锂最为常用,它有肯定的抗躁狂作用及预防躁狂发作、双相障碍复发的作用,可能还有抗抑郁的作用。机制尚未明了,可能与锂离子能降低神经突触接收器儿茶酚胺的敏感性,使其活化程度降低而发挥作用。

1. 临床应用

(1)适应证　主要用于躁狂发作的治疗和预防双相障碍的发作。

(2)禁忌证　有严重心、肝、肾疾病,重症肌无力,妊娠早期禁用;甲状腺功能低下,糖尿病,溃疡性结肠炎及老年和儿童慎用。

(3)应用原则　口服是锂盐给药的唯一途径,为减少胃肠道反应,宜饭后服药,从小剂量开始,一般根据患者反应及血锂浓度,逐渐增加剂量。锂盐治疗多在7~10 d起效,如2~3周无效,可改用抗精神病药物。锂盐治疗剂量为0.7~2.0 g/d,分2~3次口服,由于锂盐中毒量和治疗量十分接近,故在使用过程中,要密切监测血锂浓度,一般认为治疗的血锂浓度应保持在0.8~1.2 mmol/L,超过1.5 mmol/L就有中毒的可能,所以应及时检测血锂浓度,调整药物剂量,防止发生中毒反应。

2. 药物选择　锂盐是主要用药,用于躁狂发作,还可预防双相障碍的复发;对抑郁发作也可能有治疗和预防复发作用。氯丙嗪、氟哌啶醇也可用于治疗躁狂发作,但并非首选药物。

3. 锂盐常见不良反应及其处理

(1)一般不良反应　可出现疲乏、口渴、口齿不清、恶心、呕吐、纳差、腹泻、手颤、耳鸣、眩晕等,轻者可不必处理,重者可减药或停药。

(2)中毒反应　①轻度中毒时表现为嗜睡、呕吐、腹泻、多尿、粗大震颤、腱反射亢进、锥体束征等。②血锂浓度超过2.0mmol/L时可见意识障碍、共济失调、肌肉抽动、癫痫大发作、发热、肌张力增高;严重者可致昏迷,伴有心、肾功能衰竭而死亡。

锂盐无特效拮抗剂,中毒时应立即停药。并给予生理盐水补液,对症处理。严重中毒除补液外,可用利尿药、碳酸钠甚至腹部透析来促进排泄。

(二)其他抗躁狂药物

卡马西平和丙戊酸钠是治疗癫痫的药物,对躁狂发作患者也有一定的疗效,是锂盐的重要辅助药物。

卡马西平其作用区域在间脑和边缘区，而间脑边缘系统是许多精神障碍的定位区域，是卡马西平治疗情感性精神障碍的作用基础。卡马西平对治疗急性躁狂和预防躁狂复发均有效，尤其是躁狂患者对锂盐治疗无效、不能耐受锂盐不良反应和快速循环发作的，使用卡马西平效果较好，治疗剂量为400～800mg/d，需分次服用。不良反应较少，如出现嗜睡、步态不稳、眼球震颤和复视时，提示剂量过高。

丙戊酸钠作用机理还不十分清楚，可能与增加脑内γ-氨基丁酸（GABA）含量有关。用于治疗快速循环型情感障碍，与卡马西平效果相当，还适于治疗躁狂发作。治疗剂量在800～1 800 mg/d，分2～3次口服。治疗前及治疗期间注意检查肝功能。不良反应常见为胃肠道症状，如厌食、恶心、呕吐、消化不良等。个别出现一过性转氨酶升高和轻度震颤，毛发脱落等，严重的为致死性肝坏死、急性胰腺炎。

四、抗焦虑药物

抗焦虑药是指用于消除或减轻紧张、焦虑、恐惧，稳定情绪和具有镇静催眠作用的一类药物。

（一）常用抗焦虑药

1. 苯二氮䓬类　苯二氮䓬类药物目前是抗焦虑的首选药物。主要作用是促进GABA的传导，GABA是一种抑制神经传导的物质，焦虑状态下，迷走神经会释放去甲肾上腺素及5-羟色胺，GABA可以阻断这些传导物质的接收器，而呈现抗焦虑、镇静催眠、抗惊厥和中枢性骨骼肌松弛、外周性神经肌肉阻断等作用，见表19-1。

表19-1　常用抗焦虑药物分类和用量

分类		药名	治疗剂量（mg/d）
苯二氮䓬类	长效	地西泮（安定）	5～15
		氯硝西泮（氯硝安定）	1～6
		硝西泮（硝基安定）	5～20
	中效	艾司唑仑（舒乐安定）	1～6
		阿普唑仑（佳静安定）	0.4～20
	短效	三唑仑（三唑安定）	0.25～0.5
非苯二氮䓬类		丁螺环酮	30～90

2. 非苯二氮䓬类　丁螺环酮，为5-羟色胺受体激动剂，具有广泛的抗焦虑作用，且无镇静、抗惊厥和肌肉松弛作用，见表9-1。

（二）临床应用

1. 适应证　主要用于广泛焦虑、惊恐障碍、强迫症、社交焦虑障碍、创伤后应激障碍、睡眠障碍、急性兴奋状态的辅助治疗、抑郁状态的辅助治疗及抗精神病药物不良反应的对症治疗。

2. 禁忌证　①苯二氮䓬类，对该类药物成瘾、药物过敏禁用。②丁螺环酮，严重

笔记栏

肝、肾功能不全，重症肌无力，青光眼，药物过敏禁用。

3. 应用原则　使用时应根据病情特点选择不同特性的药物，一般不提倡 2 种以上的药物同时使用。多数苯二氮䓬类药物的半衰期较长，所以无须每日 3 次给药，每日 1 次即可。苯二氮䓬类药物治疗开始时要小剂量，用药不宜超过 6 周，对确需长期服用者，连续用药不应超过 3 ~6 个月。急性期患者开始剂量可稍大，或静脉给药，以控制症状。待药物控制症状后，不要长期用药，长期用药也不能预防疾病复发，且易导致依赖性。丁螺环酮半衰期较短，口服吸收快，每日 3 次用药，疗程 4 ~6 周，用于抑郁发作时剂量可大些，疗程 8 周左右。

4. 药物选择　地西泮（安定）抗焦虑作用强、作用时间也最长，用于焦虑症、失眠和各种原因引起的肌肉痉挛；亦用于抗精神病治疗和抗躁狂治疗的辅助用药。氯硝西泮（氯硝安定）嗜睡较重，常用于治疗睡眠障碍；硝西泮（硝基安定）治疗睡眠障碍无明显后遗症，引起近似生理性睡眠，用于各种失眠、抗惊厥等；艾司唑仑（舒乐安定）有较强的抗惊厥、抗焦虑作用，常用于失眠、紧张、焦虑等；阿普唑仑（佳静安定）有抗抑郁作用，适用于焦虑伴轻度抑郁患者。三唑仑（三唑安定）作用时间短，是常用的有效催眠药，用于焦虑及神经紧张。

知识链接

精神科用药的基本原则

原则一：全程治疗，抗精神病药物治疗应遵循早期、足量、足疗程的全程治疗原则。原则二：小剂量起步，治疗应从低剂量开始，逐渐加量。在达到高剂量时需密切注意患者的不良反应，但一般情况下不能突然停药。原则三：维持治疗，精神分裂症患者第一次发作后应维持治疗 1 ~3 年，第二次或多次复发者的维持治疗时间应更长一些，甚至是终身服药。维持治疗对于减少复发或再住院具有肯定的作用。原则四：单独应用，无论是急性期治疗还是维持治疗，都应尽可能单独使用某种抗精神病药，只有治疗难治性病例时才考虑联合用药。原则五：体现个性化，不同患者对药物的反应和不良反应不同，因此，在剂量的选择上应遵循个体化原则。

（5）常见不良反应及其处理　抗焦虑药类药物毒性较小，安全可靠，很少因用量过大而致死。常见不良反应有：头晕、乏力、嗜睡、共济失调、精神错乱；严重时可出现昏迷和呼吸抑制。妊娠初 3 个月内用药可有致畸作用。处理方法：调整剂量，或逐渐停药或换药。

笔记栏

第二节 电抽搐治疗的护理

电抽搐治疗(electroconvulsive therapy,ECT)又称电休克治疗,是使用短暂、适量的电流刺激大脑,引起患者短暂的意识丧失和全身性抽搐发作,以达到控制精神症状的一种治疗方法。ECT是精神科常用的行之有效治疗方法,是在传统电抽搐治疗基础上,加用静脉麻醉药和肌肉松弛药,使患者抽搐明显减轻和无恐惧感,因而称为无抽搐电抽搐治疗。

适应证:①严重抑郁,有强烈自伤、自杀企图及行为者或明显自责自罪者。②极度兴奋、躁动、冲动伤人,难以控制者。③拒食、违拗和紧张性木僵患者。④精神药物治疗无效或对药物治疗不能耐受者。

禁忌证:电抽搐治疗无绝对禁忌证,相对来说某些疾病可增加治疗的危险性。①中枢神经系统疾病:如脑炎、癫痫、脑血管病等。②心血管系统疾病:如冠心病、高血压病、心肌炎等。③严重肝、肾疾病。④严重呼吸系统疾病。⑤青光眼、视网膜剥离。⑥嗜铬细胞瘤。⑦12岁以下儿童,60岁以上老人、妊娠期妇女、产后1个月的产妇。⑧身体极度虚弱者。

电抽搐治疗操作方法如下:

(一)治疗前护理

1.环境准备　治疗室环境安静、整洁、温湿度合适;治疗室与等待室、恢复室尽量分开,以免患者紧张。

2.物品准备　电抽搐治疗机、人工呼吸机、抢救车、吸痰器、氧气设备、治疗床、牙垫等。

3.药物准备　必要的急救药物,如洛贝林、尼可刹米、肾上腺素、西地兰等;无抽搐治疗还应准备生理盐水、硫酸阿托品、硫喷妥钠、氯化琥珀胆碱、皮肤消毒药品等。

4.患者准备

(1)详细体格检查,必要时进行实验室检查,包括血常规、生化检查、心脑电图等,确定有无禁忌证。

(2)向家属解释电抽搐治疗的必要性、疗效及可能存在的风险,有自知力的患者也要征求其知情同意。

(3)治疗前一天,协助患者清洗头发,以免油垢影响通电效果。

(4)治疗前6~8 h禁食、禁饮,可以避免电抽搐治疗时呕吐造成呼吸道堵塞及吸入性肺炎。

(5)治疗前督促患者排空大小便,取出活动性义齿、发卡、解开领扣、裤带。

(二)治疗步骤及护理

1.体位　患者仰卧电抽搐治疗床上,四肢自然伸直,两肩胛间垫沙枕,一侧上下磨牙间垫牙垫,用手紧托患者下巴,注意保护四肢。

2.建立静脉通道　先静脉注射阿托品、硫喷妥钠,至患者睫毛反射消失、呼之不应为止,吸氧。再静脉注射氯化琥珀胆碱使肌肉松弛。

笔记栏

3. 电极放置　①双侧：头部两侧外眦和外耳屏连线中点上方垂直距离1 cm处。②单侧：一个电极放在和上述位置相同的地方，另一电极放在百会穴和同侧耳郭连线的中点。

4. 电流调节　90～110 mA，通电时间1～3 s。

5. 治疗次数　8～10次一疗程，前3～6次每1～2 d一次，以后每周2次直至治疗完成。

6. 治疗后处理　电抽搐结束后，送至观察室，观察患者情况，待患者意识恢复后送回病房。

（三）治疗后护理

1. 密切观察　专人监护下，休息30 min以上，密切观察生命体征及意识恢复情况，防止出现坠床，兴奋躁动者要给予约束和保护。密切观察患者呼吸恢复情况，保持呼吸道通畅，必要时给予吸痰及进行人工呼吸。保持环境安静，注意给患者保暖，防止受凉。

2. 并发症的处理　①观察治疗后反应，部分患者会出现头痛、眩晕、呕吐、血压升高、近事记忆短暂减退，不必特殊处理，近事记忆障碍多数在治疗结束后6个月内恢复。②骨折和骨关节脱位，传统的有抽搐的电抽搐治疗，由于肌肉强烈痉挛强直，如果保护不好，会引起骨折和脱位，以下颌关节脱位多见，骨折多见4～8胸椎压缩性骨折，及时请骨科会诊处理。③呼吸系统合并症，在治疗中使用了麻醉剂和肌肉松弛剂，可能导致呼吸暂停，呼吸道分泌物增多呕吐引起吸入性肺炎、窒息等，应保持呼吸道通畅，吸氧，排痰，必要时建立人工气道。

第三节　其他治疗

一、工娱治疗

工娱治疗是通过工作、劳动、娱乐和文体活动，缓解精神症状，促使患者康复，防止精神衰退，提高适应外界环境能力的治疗方法。工娱治疗是对恢复期或慢性期患者的一种辅助治疗。目前，已成为一项有效的精神障碍的防治措施。

1. 作用机制

（1）兴奋大脑的正常功能，抵制大脑的病理兴奋。由于精神病性症状是部分大脑皮质病理兴奋所致的功能异常表现，其余大脑皮质还可以发挥正常功能。工娱治疗时，组织患者从事具有兴趣性的劳动、工作和娱乐等活动，这些活动起着良性刺激作用，使患者的注意力集中起来，引起大脑正常皮质区的兴奋集中，促进大脑的正常功能活动。同时，可通过负诱导作用，抑制大脑病灶的病理兴奋，使患者的精神症状减轻或消失。

（2）协调大脑的高级神经活动。人在与自然和社会环境相互作用的过程中，人以心身作为统一体来协调心与身、身与境和境与心之间的相互关系。按照巴甫洛夫的观点“各种不同性质和强度的无数刺激，从机体内外不断进入大脑……所以这些刺激，

笔记栏

彼此结合，相互冲突，相互作用，最后获得协调的、均衡的、系统化的内部系统”。工娱治疗中的各项活动是一种有节奏的心理刺激，同时肌肉活动也能增加机体内部的刺激，这些也能改善大脑功能，协调高级神经有规律地活动，促进身心康复。

(3)使患者陶冶情操，转移病态注意。工娱活动可以充分利用环境因素，调动患者自身主观能动性，对患者具有良好的锻炼和正性刺激作用。患者置身于各种健康的活动中，可转移病态注意力，减少幻觉、妄想等症状的不良影响，减轻病态体验，克服焦虑、抑郁或恐惧等恶劣情绪，纠正病态行为。

(4)使患者改善与周围环境的接触，减少住院的孤独、苦闷。治疗中采取欣赏和参与相结合的方法，使患者自我调节，激发对生活、工作的兴趣，把自己与社会的要求相联系，提高患者的社交和工作技能，体现其社会价值，为回归社会做好准备。患者根据兴趣爱好，通过参与各种活动，改善认知功能，增强集体观念及竞争意识，锻炼意志和毅力。还可结合相应的物质和精神鼓励，促进其社会功能的恢复。

2. 工娱治疗的内容

(1)工疗　组织患者参加劳动和工作，使患者得到体力和智力的锻炼，保持与周围人和环境有一定的联系，提高社会适应能力，促进疾病的康复。

工疗可以是在病室内的日常劳动，如打扫卫生，整理床铺等；也可以在工疗室里工作，如编绳、织毛衣、刺绣、叠花等；还可以到室外活动，如种植、园艺等操作性劳动。

(2)娱疗　①体育活动：体育运动的种类很多，常用的有散步、早操、工间操、集体游戏、乒乓球、羽毛球、排球、跳绳、拔河等。②文娱活动：可以有音乐治疗、舞蹈治疗、竞技性娱疗、棋类、牌类活动、集体游戏等集体活动。

二、神经外科治疗

神经外科治疗是指应用神经外科的手术方法治疗某些精神障碍的精神症状。开始于20世纪30年代，额叶白质切断术曾广泛地应用于欧美各国，以较广泛地切断额叶白质的方法治疗顽固的精神分裂症，虽经改良，终因手术损伤较大、效果不持久，并发症较多而逐渐被药物治疗所取代。至70年代，立体定向手术方法用电凝、冷凝代替手术刀，精神外科治疗的应用才有所回升。近年来，X-刀、γ-刀是脑外科治疗精神障碍的工具，它们是采用立体定向、微电极导向和电生理定位技术，在脑内特定的核团或某特定的脑组织进行射频毁损，打断其异常的神经传导通路，达到治疗目的。

1. 主体定向手术靶区的选择

(1)立体定向神经束切断术　为在眶下作切口，在眶叶皮质后部埋入放射性钇(Yt)。

(2)立体定向边缘叶白质切断术　为切断双侧额叶内1/4的白质，以阻断额叶—边缘系统通路。

(3)杏仁核毁损术　为破坏双侧杏仁核，用以控制攻击行为。

2. 立体定向手术的适应证　①顽固、强烈的或反复出现自杀企图的抑郁发作患者。②处于高度躁动、具有攻击、冲动或暴行的、不可遏制的兴奋状态，扰乱社会治安、妨碍生产、影响家庭安全者。③顽固、难治且痛苦者。④经药物治疗、休克治疗、心理治疗及其他疗效久治不愈，并有常导致“麻烦”的精神症状者。

3. 术后疗效与后遗症状　手术可改善患者对某些精神症状的情绪反应，患者的焦

笔记栏

虑和紧张状态首先获得改善，其余症状进步较慢，思维障碍少有变化。术后必须进行康复治疗和训练，对强迫症状患者要继续给予行为治疗；抑郁发作患者要同时辅以康复措施；精神分裂症患者需坚持药物维持治疗。部分患者术后可变得情感淡漠、体重增加或肥胖，出现脱抑制状态和癫痫发作。

总之，精神障碍的外科治疗目前还处在发展阶段，其疗效个体差异较大，治疗效果并不确定，因此在临床使用时需甄选病例，并且要严密观察术后病情变化及其远期效果。

思考与练习

患者，女，26 岁，因用抗精神病药物后身体僵直、大汗、表情淡漠，意识不清，体温过高入住上级医院。

患者 1 周前在外地打工时情绪不稳、容易与别人发生冲突、时而在单位大闹，将其送回老家，家人将其送至当地医院，当地医院给予氟哌啶醇 10 mL，每天注射 2 次，4 天后患者出现身体僵直、大汗、表情淡漠，并有意识障碍，体温持续 39℃ 以上。被家人送入上级医院。

(1)该患者出现了什么反应？如何处理？

(2)该患者如果长期使用该药，还可能出现锥体外系反应，请简述锥体外系反应的临床表现有哪些类型。

(3)该患者不良反应控制后，诊断其原发病为躁狂发作，医嘱用碳酸锂治疗，该药使用中需要注意什么？如何预防？从哪些方面观察患者对碳酸锂的不良反应？

（李　丽）

实验指导

实验一　气质类型测验

1. **目的**：通过测验，在学习一种判断气质方法的同时，了解自己的气质类型，提高自我认识。

2. **实验条件**：气质量表（附表4）。

3. **方法**：

（1）被试根据气质量表所列题目，逐一回答问题。

（2）计算各种气质类型的分值并评定出气质类型。

实验二　评定量表的应用

1. **目的**：通过评定量表的使用，能对来访者的心理和行为特点作出较为客观的评估，同时了解自己心理健康的近况，以加强自我保健。

2. **实验条件**：根据情况可选用下列量表之一：症状自评量表、抑郁自评量表（SDS）、焦虑自评量表（SAS）、A型行为类型评定量表等（附表4）。

3. **方法**：参阅有关量表的使用方法，按标准化程序进行。

实验三　放松疗法技能训练

1. **目的**：体验躯体肌肉紧张与放松的不同感受，学会如何使自身肌肉放松并能指导他人放松。

2. **实验条件**：录音机、放松磁带。

3. **方法**：

（1）保持环境安静，光线柔和，录音机音量适中。

（2）取坐位（椅子最好有靠背）。

(3)播放录音,按指示语依次逐步放松全身肌肉。

(4)检查放松结果。

实验四　危机干预的技能训练

1. **目的**:针对具体的危机情境,能够使用恰当的干预方式,体验躯体肌肉紧张与放松的不同感受,学会如何使自身肌肉放松并能指导他人放松。

2. **实验条件**:危机案例(文字、视频等形式)。

3. **方法**:

(1)制定干预方案。

(2)模拟干预程序。

(3)讨论分析干预效果。

实验五　精神障碍案例分析

1. **目的**:通过对精神障碍具体案例的分析,了解临床护理工作的具体操作步骤。

2. **实验条件**:临床案例(文字、视频等形式)。

3. **方法**:

(1)分析案例,提出诊断与诊断依据。

(2)制定护理计划。

(3)写出关键护理措施。

实验六　精神科临床见习

1. **目的**:熟悉精神科病房设置、安全护理,认识精神分裂症、抑郁发作、神经病等患者的精神状态。

2. **实验条件**:临床精神科环境、患者。

3. **方法**:

(1)参观精神科病房。

(2)与2~3名精神障碍患进行基本交流。

(3)写出见习感受。

附 录

常用心理量表

一、气质量表

(一)气质问卷

编号______ 姓名__________ 性别____ 年龄____ 测验日期__________

指导语:以下60个问题可以帮助你大致确定自己的气质类型,请您按题号顺序阅读,并按下列要求做相应的选择:很符合自己情况的,记2分,较符合的记1分,介于符合与不符合之间的记0分,比较不符合的记−1分,完全不符合的记−2分。

1. 做事力求稳妥,不做无把握的事。
2. 遇到可气的事就怒不可遏,想把心里话全说出来才痛快。
3. 宁可一个人干事,不愿很多人在一起。
4. 到一个新环境很快就能适应。
5. 厌恶那些强烈的刺激,如尖叫、噪声、危险镜头等。
6. 和人争吵时,总是先发制人,喜欢挑衅。
7. 喜欢安静的环境。
8. 善于和人交往。
9. 羡慕那种善于克制自己感情的人。
10. 生活有规律,很少违反作息制度。
11. 在多数情况下情绪是乐观的。
12. 碰到陌生人觉得很拘束。
13. 遇到令人气愤的事,能很好地自我克制。
14. 做事总是常有旺盛的精力。
15. 遇到问题常常举棋不定,优柔寡断。
16. 在人群中从不觉得过分拘束。
17. 情绪高昂时,觉得干什么都有趣;情绪低落时,又觉得什么都没意思。
18. 当注意力集中于一事物时,别的事物很难使我分心。
19. 理解问题总比别人快。
20. 碰到危险情景时,常有一种极度恐怖感。

笔记栏

21. 对学习、工作、事业怀有很高的热情。
22. 能够长时间做枯燥、单调的工作。
23. 符合兴趣的事情，干起来劲头十足，否则就不想干。
24. 一点小事就能引起情绪波动。
25. 讨厌做那种需要耐心、细致的工作。
26. 与人交往不卑不亢。
27. 喜欢参加热烈的活动。
28. 爱看感情细腻、描写人物内心活动的文学作品。
29. 工作学习时间长了，常感到厌倦。
30. 不喜欢长时间谈论一个问题，愿意实际动手干。
31. 宁愿侃侃而谈，不愿窃窃私语。
32. 别人说我总是闷闷不乐。
33. 理解问题常比别人慢些。
34. 疲倦时只要做短暂的休息就能精神抖擞，重新投入工作。
35. 心里有话，宁愿自己想，不愿说出来。
36. 认准一个目标就希望尽快实现，不达目的，誓不罢休。
37. 同样和别人学习、工作一段时间后，常比别人更疲倦。
38. 做事有些莽撞，常常不考虑后果。
39. 老师或师傅讲授新知识、技术时，总希望他讲慢些，多重复几遍。
40. 能够很快地忘记那些不愉快的事情。
41. 做作业或完成一件工作总比别人花的时间多。
42. 喜欢运动量大的剧烈体育活动，或参加各种文艺活动。
43. 不能很快地把注意力从一件事转移到另一件事上去。
44. 接受一个任务后，就希望把它迅速解决。
45. 认为墨守成规比冒风险强些。
46. 能够同时注意几件事物。
47. 当我烦闷的时候，别人很难使我高兴起来。
48. 爱看情节起伏跌宕、激动人心的小说。
49. 对工作抱有认真严谨、始终一贯的态度。
50. 和周围人们的关系总是相处不好。
51. 喜欢复习学过的知识，重复做已经掌握的工作。
52. 希望做变化大、花样多的工作。
53. 小时候会背的诗歌，我似乎比别人记得清楚。
54. 别人说我“出语伤人”，可我并不觉得这样。
55. 在体育活动中，常因反应慢而落后。
56. 反应敏捷，头脑机智。
57. 喜欢有条理而不甚麻烦的工作。
58. 兴奋的事常常使我失眠。
59. 老师讲新概念，常常听不懂，但弄懂以后就很难忘记。
60. 假如工作枯燥无味，马上就会情绪低落。

笔记栏

(二)确定气质类型的方法:

1. 将每题得分填入下表相应“得分”栏内(附表 1)。

附表 1　气质类型计分表

胆汁质	题号	2	6	9	14	17	21	27	31	36	38	42	48	50	54	58	总分
	得分																
多血质	题号	4	8	11	16	19	23	25	29	34	40	44	46	52	56	60	总分
	得分																
粘液质	题号	1	7	10	13	18	22	26	30	33	39	43	45	49	55	57	总分
	得分																
抑郁质	题号	3	5	12	15	20	24	28	32	35	37	41	47	51	53	59	总分
	得分																
你的气质是																	

2. 计算每种气质类型的总得分数。

3. 判断气质的类型

(1)若某一种气质得分明显高出其他 3 种,均高出 4 分以上,则可定为该类气质,如果该型气质得分超过 20 分,则为典型型,若该型得分在 10 ~ 20 分之间,则为一般型。

若各项得分都在 10 分以下,但某项得分较其余项为高,则为略倾向于该项气质。

(2)若 2 种气质类型得分接近,其差异低于 3 分,而且又明显高于其他 2 种,高出 4 分以上,则可定为这 2 种气质的混合型。

(3)若 3 种气质得分均高于第 4 种,而且接近,则为 3 种气质的混合型。

(4)如 4 栏分数皆不高且相近(<3 分),则为 4 种气质的混合型。

一般来讲,正分值越高,表明被试者越具有该气质的典型特征;反之,分值越低或负值越高,表明越不具备该项特征。

二、症状自评量表(SCL-90)

(一)症状自评量表

编号______　姓名__________　性别____　年龄____　测验日期____________

指导语:以下列出了有些人可能会有的问题,请仔细地阅读每一条,然后根据最近一星期以内下述情况影响您的实际感觉,在每个问题后标明该题的程度得分。其中,“没有”选 1,“很轻”选 2,“中等”选 3,“偏重”选 4,“严重”选 5(附表 2)。

笔记栏

附表2

题目	选择
1. 头痛	1-2-3-4-5
2. 神经过敏,心中不踏实	1-2-3-4-5
3. 头脑中有不必要的想法或字句盘旋	1-2-3-4-5
4. 头昏或昏倒	1-2-3-4-5
5. 对异性的兴趣减退	1-2-3-4-5
6. 对旁人责备求全	1-2-3-4-5
7. 感到别人能控制您的思想	1-2-3-4-5
8. 责怪别人制造麻烦	1-2-3-4-5
9. 忘记性大	1-2-3-4-5
10. 担心自己的衣饰整齐及仪态的端正	1-2-3-4-5
11. 容易烦恼和激动	1-2-3-4-5
12. 胸痛	1-2-3-4-5
13. 害怕空旷的场所或街道	1-2-3-4-5
14. 感到自己的精力下降,活动减慢	1-2-3-4-5
15. 想结束自己的生命	1-2-3-4-5
16. 听到旁人听不到的声音	1-2-3-4-5
17. 发抖	1-2-3-4-5
18. 感到大多数人都不可信任	1-2-3-4-5
19. 胃口不好	1-2-3-4-5
20. 容易哭泣	1-2-3-4-5
21. 同异性相处时感到害羞不自在	1-2-3-4-5
22. 感到受骗,中了圈套或有人想抓住您	1-2-3-4-5
23. 无缘无故地突然感到害怕	1-2-3-4-5
24. 自己不能控制地大发脾气	1-2-3-4-5
25. 怕单独出门	1-2-3-4-5
26. 经常责怪自己	1-2-3-4-5
27. 腰痛	1-2-3-4-5
28. 感到难以完成任务	1-2-3-4-5
29. 感到孤独	1-2-3-4-5
30. 感到苦闷	1-2-3-4-5
31. 过分担忧	1-2-3-4-5
32. 对事物不感兴趣	1-2-3-4-5

笔记栏

续附表 2

题目	选择
33. 感到害怕	1–2–3–4–5
34. 您的感情容易受到伤害	1–2–3–4–5
35. 旁人能知道您私下的想法	1–2–3–4–5
36. 感到别人不理解您、不同情您	1–2–3–4–5
37. 感到人们对您不友好，不喜欢您	1–2–3–4–5
38. 做事必须做得很慢以保证做得正确	1–2–3–4–5
39. 心跳得很厉害	1–2–3–4–5
40. 恶心或胃部不舒服	1–2–3–4–5
41. 感到比不上他人	1–2–3–4–5
42. 肌肉酸痛	1–2–3–4–5
43. 感到有人在监视您、谈论您	1–2–3–4–5
44. 难以入睡	1–2–3–4–5
45. 做事必须反复检查	1–2–3–4–5
46. 难以作出决定	1–2–3–4–5
47. 怕乘电车、公共汽车、地铁或火车	1–2–3–4–5
48. 呼吸困难	1–2–3–4–5
49. 一阵阵发冷或发热	1–2–3–4–5
50. 因为感到害怕而避开某些东西、场合或活动	1–2–3–4–5
51. 脑子变空了	1–2–3–4–5
52. 身体发麻或刺痛	1–2–3–4–5
53. 喉咙有梗塞感	1–2–3–4–5
54. 感到前途没有希望	1–2–3–4–5
55. 不能集中注意	1–2–3–4–5
56. 感到身体的某一部分软弱无力	1–2–3–4–5
57. 感到紧张或容易紧张	1–2–3–4–5
58. 感到手或脚发重	1–2–3–4–5
59. 想到死亡的事	1–2–3–4–5
60. 吃得太多	1–2–3–4–5
61. 当别人看着您或谈论您时感到不自在	1–2–3–4–5
62. 有一些不属于您自己的想法	1–2–3–4–5
63. 有想打人或伤害他人的冲动	1–2–3–4–5
64. 醒得太早	1–2–3–4–5

笔记栏

续附表 2

题目	选择
65. 必须反复洗手、点数目或触摸某些东西	1–2–3–4–5
66. 睡得不稳不深	1–2–3–4–5
67. 有想摔坏或破坏东西的冲动	1–2–3–4–5
68. 有一些别人没有的想法或念头	1–2–3–4–5
69. 感到对别人神经过敏	1–2–3–4–5
70. 在商店或电影院等人多的地方感到不自在	1–2–3–4–5
71. 感到任何事情都很困难	1–2–3–4–5
72. 一阵阵恐惧或惊恐	1–2–3–4–5
73. 感到在公共场合吃东西很不舒服	1–2–3–4–5
74. 经常与人争论	1–2–3–4–5
75. 单独一个人时神经很紧张	1–2–3–4–5
76. 别人对您的成绩没有作出恰当的评价	1–2–3–4–5
77. 即使和别人在一起也感到孤单	1–2–3–4–5
78. 感到坐立不安心神不定	1–2–3–4–5
79. 感到自己没有什么价值	1–2–3–4–5
80. 感到熟悉的东西变陌生或不像是真的	1–2–3–4–5
81. 大叫或摔东西	1–2–3–4–5
82. 害怕会在公共场合昏倒	1–2–3–4–5
83. 感到别人想占您的便宜	1–2–3–4–5
84. 为一些有关"性"的想法而很苦恼	1–2–3–4–5
85. 您认为应该因为自己的过错而受到惩罚	1–2–3–4–5
86. 感到要很快把事情做完	1–2–3–4–5
87. 感到自己的身体有严重问题	1–2–3–4–5
88. 从未感到和其他人很亲近	1–2–3–4–5
89. 感到自己有罪	1–2–3–4–5
90. 感到自己的脑子有毛病	1–2–3–4–5

（二）计分及评定方法

1. 令被试独立完成 SCL—90 的问卷。

2. 分析评定指标

（1）总分：将 90 项得分相加为总分；总分反映病情严重程度，其变化反映病情演变。

（2）总均分 = 总分/90。

(3)阴性(无症状)项目数。

(4)阳性(有症状)项目数。

(5)阳性症状均分=(总分-阴性项目数)/阳性项目数。

3. 计因子分:90个项目分为10大类,可了解患者症状分布特点及病情演变过程,并可作剖面图分析。因子分(T)=组成某一因子的各项目总分/组成某一因子的项目数。

4. 结果分析

(1)综合以上因素得出一定分数。

(2)因子分反映有关症状群的特点及治疗后变化。

附表3是SCL-90国内正常人的测验常模。评定时,若某因子的T分超过 $\bar{x}$ + 2*SD*,则认为该因子项已达中等以上严重程度。

附表3　正常成人SCL-90的因子分分布

项目	$\bar{x} \pm SD$	项目	$\bar{x} \pm SD$
躯体化	1.37±0.48	敌意	1.46±0.55
强迫	1.62±0.58	恐怖	1.23±0.41
人际敏感	1.65±0.61	偏执	1.43±0.57
抑郁	1.50±0.59	精神病性	1.29±0.43
焦虑	1.39±0.43		

三、A型行为量表

A型行为类型(type A behavior pattern)又称"A型行为"或"A型性格",是多见于冠心病患者并与冠心病发病有关的行为类型。A型行为包括一系列特点,由两位美国医学研究者弗里德曼(M. Friedman)和罗森曼(R. Rosenman)于20世纪60年代前后首先加以描述和识别。

(一)A型行为类型问卷

编号______　姓名__________　性别____　年龄____　测验日期____________

指导语:请回答下列问题(附表4)。凡是符合您的情况就在"是"字下打个√;凡是不符合您的情况就在"否"字下打个√;每个问题必须回答,答案无所谓对与不对,好与不好。请尽快回答,不要在每个问题上太多思考。回答时不要考虑"应该怎样"。只回答您平时"是怎样的"就可以了。

笔记栏

附表4　A型行为类型问卷

题目	是	否
1. 我常常力图说服别人同意我的观点	□	□
2. 即使没有什么要紧事，我走路也很快	□	□
3. 我经常感到应该做的事很多，有压力	□	□
4. 我自己决定了的事，别人很难使我改变主意	□	□
5. 我常常因为一些事大发脾气，或和人争吵	□	□
6. 遇到买东西排长队时，我宁愿不买	□	□
7. 有些工作我根本安排不过来，只是临时挤时间去做	□	□
8. 我上班或赴约时，从来不迟到	□	□
9. 当我正在做事，谁要打扰我，不管有意无意，我都非常恼火	□	□
10. 我总看不惯那些慢条斯理，不紧不慢的人	□	□
11. 有时我简直忙得透不过气来，因为该做的事情太多了	□	□
12. 即使跟别人合作，我也总想单独完成一些更重要的部分	□	□
13. 有时我真想骂人	□	□
14. 我做事喜欢慢慢来，而且总是思前想后	□	□
15. 排队买东西，要是有人插队，我就忍不住要指责他或出来干涉	□	□
16. 我觉得自己是一个无忧无虑、逍遥自在的人	□	□
17. 有时连我自己都觉得我所操心的事，远超出我应该操心的范围	□	□
18. 无论做什么事，即使比别人差，我也无所谓	□	□
19. 我总不能象有些人那样，做事不紧不慢	□	□
20. 我从来没想过要按照自己的想法办事	□	□
21. 每天的事情都使我的神经高度紧张	□	□
22. 在公园里赏花、观鱼时，我总是先看完，等着同来的人	□	□
23. 对别人的缺点和毛病，我常常不能宽容	□	□
24. 在我所认识的人里，个个我都喜欢	□	□
25. 听到别人发表不正确的见解，我总想立即去纠正他	□	□
26. 无论做什么事，我都比别人快一些	□	□
27. 当别人对我无礼时，我会立即以牙还牙	□	□
28. 我觉得我有能力把一切事情办好	□	□
29. 聊天时，我也总是急于说出自己的想法，甚至打断别人的话	□	□
30. 人们认为我是一个相当安静、沉着的人	□	□
31. 我觉得世界上值得我信任的人实在不多	□	□
32. 对未来我有许多想法，并总想一下子都能实现	□	□

续附表 4

题目	是	否
33. 有时我也会说人家的闲话	□	□
34. 尽管时间很宽裕，我吃饭也快	□	□
35. 听人讲话或报告时，我常替讲话人着急，总想还不如我来	□	□
36. 即使有人冤枉了我，我也能够忍受	□	□
37. 我有时会把今天该做的事拖到明天去做	□	□
38. 人们认为我是一个干脆、利落、高效率的人	□	□
39. 有人对我或我的工作吹毛求疵，很容易挫伤我的积极性	□	□
40. 我常常感到时间晚了，可一看表还早呢	□	□
41. 我觉得我是一个非常敏感的人	□	□
42. 我做事总是匆匆忙忙的、力图用最少的时间办尽量多的事情	□	□
43. 如果犯了错误，我每次都愿意承认	□	□
44. 坐公共汽车时，我总觉得司机开车太慢	□	□
45. 无论做什么事，即使看着别人做不好我也不想拿来替他做	□	□
46. 我常常为工作没做完，一天又过去了而感到忧虑	□	□
47. 很多事情如果由我来负责，情况要比现在好得多	□	□
48. 有时我会想到一些坏得说不出口的事	□	□
49. 即使受工作能力和水平很差的人所利用，我也无所谓	□	□
50. 必须等待什么的时候，我总是心急如焚，像“热锅上的蚂蚁”	□	□
51. 当事情不顺利时我就想放弃，因为我觉得自己能力不够	□	□
52. 假如我可以不买票白看电影，而且不会被发觉，我可能会这样做	□	□
53. 别人托我办的事，只要答应了，我从不拖延	□	□
54. 人们认为我做事很有耐性，干什么都不会着急	□	□
55. 约会或乘车、船，我从不迟到，如果对方耽误了，我就恼火	□	□
56. 我每天看电影，不然心里就不舒服	□	□
57. 许多事情本来可以大家分担，可我喜欢一个人去干	□	□
58. 我觉得别人对我的话理解太慢，甚至理解不了我的意思似的	□	□
59. 人家说我是个厉害的暴性子的人	□	□
60. 我常常比较容易看到别人的缺点而不太容易看到别人的优点	□	□

（二）评估与计分

1. 评估方法　此量表包含 60 个题目，分成 3 部分：

TH：含 25 个题目。表示时间匆忙感、紧张感、做事快等。

CH：含 25 个题目。表示争强好胜、怀有戒意、敌意和缺乏耐心等。

笔记栏

L:含 10 个题目。为真实性纠正题。

2. 计分方法

每题的回答与标准答案(附表 5)相符的计 1 分。首先计算 L 量表的得分,如 L≥7 分表示真实性不大,需剔出该问卷。L<7 分者则进一步调查其他两个量表的积分。A 型行为类型量表的评定是以 TH 加 CH 的得分多少来计算的,得分>29 分为 A 型行为倾向,37~50 为 A 型,30~36 为中间偏 A 型;27~28 分为中间型;19~26 分为中间偏 B 型;1~18 为 B 型。

附表 5 A 型行为量表标准答案

评定项目	答"是"	答"否"
TH	2、3、6、7、10、11、19、21、22、26、29、34、38、40、42、44、46、50、53、55、58	14、16、30、54
CH	1、4、5、9、12、15、17、23、25、27、28、31、32、35、39、41、47、57、59、60	18、36、45、49、51
L	8、20、24、43、56	13、33、37、48、52

3. A 型行为临床会谈:A 型行为的评估不能只靠问卷答案计算,必须结合临床观察和会谈,在会谈中观察其表情特征。

四、抑郁自评量表(SDS)

(一)SDS 问卷

编号______ 姓名__________ 性别____ 年龄____ 测验日期____________

指导语:以下列出了有些人可能会有的问题,请仔细地阅读每一条,然后根据您最近一星期的实际感觉,在每个问题后标明该题的程度得分(附表 6)。其中,"从无或偶尔有"选 A,"很少有"选 B,"经常有"选 C,"总是如此"选 D。

附表 6 抑郁自评量表

评定项目	A	B	C	D
1. 我感到情绪沮丧、郁闷	1	2	3	4
2. 我感到早晨心情最好	4	3	2	1
3. 我要哭或想哭	1	2	3	4
4. 我夜间睡眠不好	1	2	3	4
5. 我吃饭像平时一样多	4	3	2	1
6. 我的性功能正常	4	3	2	1
7. 我感到体重减轻	1	2	3	4

续附表 6

评定项目	A	B	C	D
8. 我为便秘烦恼	1	2	3	4
9. 我的心跳比平时快	1	2	3	4
10. 我无故感到疲劳	1	2	3	4
11. 我的头脑跟平常一样清楚	4	3	2	1
12. 我做事像平常一样不感到困难	4	3	2	1
13. 我坐卧不安,难以保持平静	1	2	3	4
14. 我对未来感到有希望	4	3	2	1
15. 我比平时更容易激怒	1	2	3	4
16. 我觉得决定什么事很容易	4	3	2	1
17. 我感到自己是个有用的和不可缺少的人	4	3	2	1
18. 我的生活很有意义	4	3	2	1
19. 假如我死了别人会过得更好	1	2	3	4
20. 我仍旧喜爱自己平时喜爱的东西	4	3	2	1

(二)评定方法

1. 将各题的得分相加为粗分,粗分乘以 1.25,四舍五入取整数即得到标准分 T 分。

2. 抑郁评定的临界值为 T 分 51 分。分值越高,抑郁倾向越明显(见附表 4)。

五、焦虑自评量表(SAS)

(一)SAS 问卷

编号______ 姓名__________ 性别____ 年龄____ 测验日期____________

指导语:以下列出了有些人可能会有的问题,请仔细地阅读每一条,然后根据您最近一星期的实际感觉,在每个问题后标明该题的程度得分(附表 7)。其中,“从无或偶尔有”选 A,“很少有”选 B,“经常有”选 C,“总是如此”选 D。

附表 7　SAS 问卷

评定项目	A	B	C	D
1. 我感到比平常容易紧张或着急	1	2	3	4
2. 我无缘无故感到害怕	1	2	3	4
3. 我容易心烦意乱或感到惊恐	1	2	3	4
4. 我觉得我可能要发疯	1	2	3	4

续附表 7

评定项目	A	B	C	D
5. 我觉得一切都很好，也不会发生什么不幸	4	3	2	1
6. 我手脚发抖打颤	1	2	3	4
7. 我因头痛、颈痛和背痛而烦恼	1	2	3	4
8. 我感到容易衰弱和疲乏	1	2	3	4
9. 我觉得心平气和，并容易安静坐着	4	3	2	1
10. 我觉得心跳得很快	1	2	3	4
11. 我因为一阵阵头晕而苦恼	1	2	3	4
12. 我有昏倒发作，或觉得要晕倒似的	1	2	3	4
13. 我吸气呼气都感到很容易	4	3	2	1
14. 我的手脚麻木和刺痛	1	2	3	4
15. 我因胃病和消化不良而苦恼	1	2	3	4
16. 我经常要小便	1	2	3	4
17. 我的手脚常常是干燥温暖的	4	3	2	1
18. 我脸红发热	1	2	3	4
19. 我容易入睡并且一夜睡得很好	4	3	2	1
20. 我做恶梦	1	2	3	4

（二）评定方法

1. 把各题的得分相加为粗分，粗分乘以 1.25，四舍五入取整数即得到标准分 T 分。

2. 临界值为 T 分 50 分。分值越高，焦虑倾向越明显（附表 8）。

附表 8　SDS 和 SAS 的评估标准

SDS		SAS	
程度	标准分	程度	标准分
正常范围	≤51	正常范围	≤50
轻度抑郁	52～59	轻度焦虑	51～59
中度抑郁	60～69	中度焦虑	60～69
重度抑郁	≥70	重度焦虑	≥70

六、生活事件量表（LES）

（一）生活事件量表

编号______　姓名__________　性别____　年龄____　测验日期____________

指导语：下面是每个人都有可能遇到的一些日常生活事件，究竟是好事还是坏事，可根据个人情况自行判断（附表9）。这些事件可能对个人有精神上的影响（体验为紧张、压力、兴奋或苦恼等），影响的轻重程度是各不相同的。影响持续的时间也不一样。请您根据自己的情况，实事求是地回答下列问题，填表不记姓名，完全保密，请在最适合的答案上打钩。

附表9　生活事件评定

生活事件名称	事件发生时间				性质		精神影响程度					影响持续时间			
	未发生	一年前	一年内	长期性	好事	坏事	无影响	轻度	中度	重度	及重	三月内	半年内	一年内	一年以上

家庭有关问题

1. 恋爱或订婚
2. 恋爱失败、破裂
3. 结婚
4. 自己（爱人）怀孕
5. 自己（爱人）流产
6. 家庭增添新成员
7. 与爱人父母不和
8. 夫妻感情不好
9. 夫妻分居（因不和）
10. 夫妻两地分居（工作需要）
11. 性生活不满意或独身
12. 配偶一方有外遇
13. 夫妻重归于好
14. 超指标生育
15. 本人（爱人）作绝育手术
16. 配偶死亡
17. 离婚
18. 子女升学（就业）失败
19. 子女管教困难
20. 子女长期离家
21. 父母不和
22. 家庭经济困难
23. 欠债500元以上
24. 经济情况显著改善
25. 家庭成员重病、重伤

笔记栏

26. 家庭成员死亡
27. 本人重病或重伤
28. 住房紧张

工作学习中的问题

29. 待业、无业
30. 开始就业
31. 高考失败
32. 扣发奖金或罚款
33. 突出的个人成就
34. 晋升、提级
35. 对现职工作不满意
36. 工作学习中压力大(如成绩不好)
37. 与上级关系紧张
38. 与同事邻居不和
39. 第一次远走他乡异国
40. 生活规律重大变动(饮食睡眠规律改变)
41. 本人退休离休或未安排具体工作

社交与其他问题

42. 好友重病或重伤
43. 好友死亡
44. 被人误会、错怪、诬告、议论
45. 介人民事法律纠纷
46. 被拘留、受审
47. 失窃、财产损失
48. 意外惊吓、发生事故、自然灾害

如果你还经历过其他生活事件,请依次填写

49.
50.

正性事件值:
负性事件值:
总值:

(二)评估与计分

1. LES是自评量表,含有48条我国较常见的生活事件,包括三个方面的问题。一是家庭生活方面(有28条),二是工作学习方面(有13条),三是社交及其他方面(7条),另设有2条空白项目,供填写当事者已经经历而表中并未列出的某些事件。

2. 根据调查者的要求,将某一时间范围内(通常为一年内)的事件记录下来。有的事件虽然发生在该时间范围之前,如果影响深远并延续至今,可作为长期性事件记录。对于表上已列出但并未经历的事件应一一注明“未经历”,不留空白,以防遗漏。然后,由填写者根据自身的实际感受而不是按常理或伦理道德观念去判断那些经历过的事件对本人来说是好事或是坏事,影响程度如何,影响持续的时间有多久,一过性的事件如流产、失窃要记录发生次数,长期性事件如住房拥挤、夫妻分居等不到半年记为1次,超过半年记为2次。影响程度分为5级,从毫无影响到影响极重分别记0、1、2、3、4分。影响持续时间分三月内、半年内、一年内、一年以上共4个等级,分别记1、2、3、4分。

生活事件刺激量的计算方法:

(1)某事件刺激量=该事件影响程度分×该事件持续时间分×该事件发生次数

(2)正性事件刺激量=全部好事刺激量之和

(3)负性事件刺激量=全部坏事刺激量之和

(4)生活事件总刺激量=正性事件刺激量+负性事件刺激量。

3. 结果分析

LES总分越高反映个体承受的精神压力越大。95%的正常人一年内的LES总分不超过20分,99%的不超过32分。负性事件的分值越高对心身健康的影响越大;正性事件分值的意义尚待进一步的研究。

七、艾森克人格问卷(EPQ)

(一)埃森克人格问卷

编号______ 姓名__________ 性别____ 年龄____ 测验日期____________

指导语:请回答下列问题。回答"是"时,就在"是"上打"√";回答"否"时,就在"否"上打"√"。每个答案无所谓正确与错误。这里并没有对你不利的题目,请尽快回答(附表10)。不要在每道题目上太多思索,每题都要回答。

附表10 埃森克人格问卷

评定项目	回答
1. 你是否有许多不同的业余爱好?	(是)(否)
2. 你是否在做任何事情以前都要停下来仔细思考?	(是)(否)
3. 你的心境是否常有起伏?	(是)(否)
4. 你曾有过明知是别人的功劳而你去接受奖励的事吗?	(是)(否)
5. 你是否健谈?	(是)(否)
6. 欠债会使你不安吗?	(是)(否)
7. 你曾无缘无故觉得"真是难受"吗?	(是)(否)
8. 你曾贪图过份外之物吗?	(是)(否)
9. 你是否在晚上小心翼翼地关好门窗?	(是)(否)
10. 你是否比较活跃?	(是)(否)
11. 你在见到一小孩或一动物受折磨时是否会感到非常难过?	(是)(否)
12. 你是否常常为自己不该作而作了的事,不该说而说了的话而紧张吗?	(是)(否)

笔记栏

续附表 10

评定项目	回答
13. 你喜欢跳降落伞吗?	(是)(否)
14. 通常你能在热闹联欢会中尽情地玩吗?	(是)(否)
15. 你容易激动吗?	(是)(否)
16. 你曾经将自己的过错推给别人吗?	(是)(否)
17. 你喜欢会见陌生人吗?	(是)(否)
18. 你是否相信保险制度是一种好办法?	(是)(否)
19. 你是一个容易伤感情的人吗?	(是)(否)
20. 你所有的习惯都是好的吗?	(是)(否)
21. 在社交场合你是否总不愿露头角?	(是)(否)
22. 你会服用奇异或危险作用的药物吗?	(是)(否)
23. 你常有"厌倦"之感吗?	(是)(否)
24. 你曾拿过别人的东西吗(那怕一针一线)?	(是)(否)
25. 你是否常爱外出?	(是)(否)
26. 你是否从伤害你所宠爱的人而感到乐趣?	(是)(否)
27. 你常为有罪恶之感所苦恼吗?	(是)(否)
28. 你在谈论中是否有时不懂装懂?	(是)(否)
29. 你是否宁愿去看书而不愿去多见人?	(是)(否)
30. 你有要伤害你的仇人吗?	(是)(否)
31. 你觉得自己是一个神经过敏的人吗?	(是)(否)
32. 对人有所失礼时你是否经常要表示歉意?	(是)(否)
33. 你有许多朋友吗?	(是)(否)
34. 你是否喜爱讲些有时确能伤害人的笑话?	(是)(否)
35. 你是一个多忧多虑的人吗?	(是)(否)
36. 你在童年是否按照吩咐要做什么便做什么,毫无怨言?	(是)(否)
37. 你认为你是一个乐天派吗?	(是)(否)
38. 你很讲究礼貌和整洁吗?	(是)(否)
39. 你是否总在担心会发生可怕的事情?	(是)(否)
40. 你曾损坏或遗失过别人的东西吗?	(是)(否)
41. 交新朋友时一般是你采取主动吗?	(是)(否)
42. 当别人向你诉苦时,你是否容易理解他们的苦衷?	(是)(否)
43. 你认为自己很紧张,如同"拉紧的弦"一样吗?	(是)(否)
44. 在没有废纸篓时,你是否将废纸扔在地板上?	(是)(否)

笔记栏

续附表10

评定项目	回答
45. 当你与别人在一起时，你是否言语很少？	(是)(否)
46. 你是否认为结婚制度是过时了，应该废止？	(是)(否)
47. 你是否有时感到自己可怜？	(是)(否)
48. 你是否有时有点自夸？	(是)(否)
49. 你是否很容易将一个沉寂的集会搞得活跃起来？	(是)(否)
50. 你是否讨厌那种小心翼翼地开车的人？	(是)(否)
51. 你为你的健康担忧吗？	(是)(否)
52. 你曾讲过什么人的坏话吗？	(是)(否)
53. 你是否喜欢对朋友讲笑话和有趣的故事？	(是)(否)
54. 你小时候曾对父母粗暴无礼吗？	(是)(否)
55. 你是否喜欢与人混在一起？	(是)(否)
56. 你如知道自己工作有错误，这会使你感到难过吗？	(是)(否)
57. 你患失眠吗？	(是)(否)
58. 你吃饭前必定洗手吗？	(是)(否)
59. 你常无缘无故感到无精打采和倦怠吗？	(是)(否)
60. 和别人玩游戏时，你有过欺骗行为吗？	(是)(否)
61. 你是否喜欢从事一些动作迅速的工作？	(是)(否)
62. 你的母亲是一位善良的妇人吗？	(是)(否)
63. 你是否常常觉得人生非常无味？	(是)(否)
64. 你曾利用过某人为自己取得好处吗？	(是)(否)
65. 你是否常常参加许多活动，超过你的时间所允许？	(是)(否)
66. 是否有几个人总在躲避你？	(是)(否)
67. 你是否为你的容貌而非常烦恼？	(是)(否)
68. 你是否觉得人们为了未来有保障而办理储蓄和保险所花的时间太多？	(是)(否)
69. 你曾有过不如死了为好的愿望吗？	(是)(否)
70. 如果有把握永远不会被别人发现，你会逃税吗？	(是)(否)
71. 你能使一个集会顺利进行吗？	(是)(否)
72. 你能克制自己不对人无礼吗？	(是)(否)
73. 遇到一次难堪的经历后，你是否在一段很长的时间内还感到难受？	(是)(否)
74. 你患有“神经过敏”吗？	(是)(否)
75. 你曾经故意说些什么来伤害别人的感情吗？	(是)(否)
76. 你与别人的友谊是否容易破裂，虽然不是你的过错？	(是)(否)

续附表 10

评定项目	回答
77. 你常感到孤单吗?	(是)(否)
78. 当人家寻你的差错,找你工作中的缺点时,你是否容易在精神上受挫伤?	(是)(否)
79. 你赴约会或上班曾迟到过吗?	(是)(否)
80. 你喜欢忙忙碌碌地过日子吗?	(是)(否)
81. 你愿意别人怕你吗?	(是)(否)
82. 你是否觉得有时浑身是劲,而有时又是懒洋洋的吗?	(是)(否)
83. 你有时把今天应做的事拖到明天去做吗?	(是)(否)
84. 别人认为你是生气勃勃吗?	(是)(否)
85. 别人是否对你说了许多谎话?	(是)(否)
86. 你是否容易对某些事物容易冒火?	(是)(否)
87. 当你犯了错误时,你是否常常愿意承认它?	(是)(否)
88. 你会为一动物落入圈套被捉拿而感到很难过吗?	(是)(否)

(二)评估与计分

1. 评估方法

EPQ 问卷总共有四个分量表,共 88 道题,每道题的记分方法如下(前面没有负号的项目就表示回答“是”时记 1 分,回答“否”时记 0 分,前面有负号的项目就表示回答“否”时记 1 分,回答“是”时记 0 分)。E 分量表指内外向,N 分量表指情绪稳定性,P 分量表指精神质,L 分量表指掩饰、虚假,L 虽与其他量表有某些相关 ,但它本身却代表一种稳定的人格功能。

2. 计分方法

E 分量表(共 21 个项目):1 5 10 13 14 17 −21 25 −29 33 37 41 −45 49 53 55 61 65 71 80 84

N 分量表(共 24 个项目): 3 7 12 15 19 23 27 31 35 39 43 47 51 57 59 63 67 69 73 74 77 78 82 86

P 分量表(共 23 个项目):−2 −6 −9 −11 −18 22 26 30 34 −38 −42 46 50 −56 −62 66 68 −72 75 76 81 85 −88

L 分量表(共 20 个项目):−4 −8 −16 20 −24 −28 32 36 −40 −44 −48 −52 −54 58 −60 −64 −70 −79 −83 87

3. 结果的解释

根据受测者在各量表上获得的总分(粗分),据常模换算出标准分 T 分[$T=50+10\times(X-M)/SD$],便可分析受测者的个性特点。各量表 T 分在 43.3 ~ 56.7 分之间为中间型,T 分在 38.5 ~ 43.3 分或 56.7 ~ 61.5 分之间为倾向型,T 分在 38.5 分以下或 61.5分以上为典型,见附图 1。

笔记栏

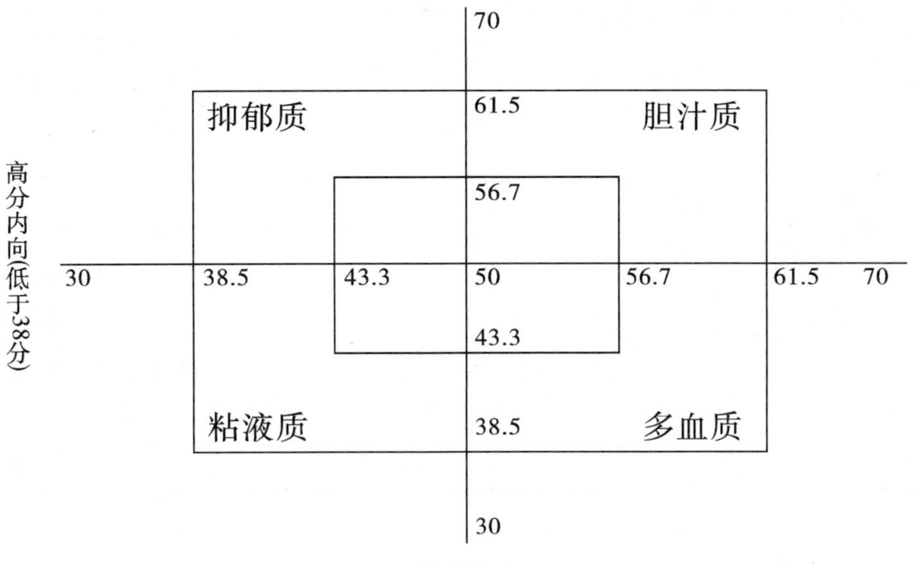

附图 1　EPQ 得分与性格、气质对应关系座标

八、简明精神病量表(BPRS)

(一)简明精神病量表

编号______　姓名__________　性别____　年龄____　测验日期____________

指导语:主要评定最近一周内患者的精神症状及现场交谈情况,分为7级评分,根据症状强度、频度、持续时间和影响有关功能的程度,选择出最适合患者的答案(1. 无症状;2. 很轻;3. 轻度;4. 中度;5. 偏重;6. 重度;7. 极重)。

附表 11　简明精神病量表

题目	选项
1. 关心身体健康	1-2-3-4-5-6-7
2. 焦虑	1-2-3-4-5-6-7
3. 情感交流障碍	1-2-3-4-5-6-7
4. 概念紊乱	1-2-3-4-5-6-7
5. 罪恶观念	1-2-3-4-5-6-7
6. 紧张	1-2-3-4-5-6-7
7. 装相和作态	1-2-3-4-5-6-7
8. 夸大	1-2-3-4-5-6-7

笔记栏

续附表 11

题目	选项
9. 心境抑郁	1–2–3–4–5–6–7
10. 敌对性	1–2–3–4–5–6–7
11. 猜疑	1–2–3–4–5–6–7
12. 幻觉	1–2–3–4–5–6–7
13. 运动迟缓	1–2–3–4–5–6–7
14. 不合作	1–2–3–4–5–6–7
15. 不寻常思维内容	1–2–3–4–5–6–7
16. 情感平淡	1–2–3–4–5–6–7
17. 兴奋	1–2–3–4–5–6–7
18. 定向障碍	1–2–3–4–5–6–7

（二）评估与计分

1. 其因子分一般归纳为 5 类。

焦虑忧郁，包括 1、2、5、9 四项。

缺乏活力，包括 3、13、16、18 四项。

思维障碍，包括 4、8、12、15 四项

激活性，包括 6、7、17 三项。

敌对性，包括 10、11、15 三项。

2. 评估注意事项

时间范围：入组时，评定入组前一周的情况，以后一般相隔 2～6 周评定一次。

本量表无具体的评分指导，主要根据症状定义及临床经验评分。

3. 结果分析

BPRS 的统计指标有：总分（18～126 分）、单项分（0～7）、因子分（0～7）和廓图。总分反映疾病严重性，总分越高，病情越重。单项症状的评分及其出现频率反映不同疾病的症状分布。症状群的评分，反映疾病的临床特点，并可据此画出症状廓图。一般情况下，总分 35 分为临床界限，即大于 35 分的被测试者被归为患者组。治疗前后总分值的变化反映疗效的好坏，差值越大疗效越好。治疗前后各症状或症状群的评分变化可反映治疗的靶症状。因 BPRS 为分级量表，所以能够比较细致地反映疗效。BPRS 的结果可按单项、因子分和总分进行分析，尤以后两项的分析最为常用。

九、阳性和阴性症状量表（PANSS）

阳性与阴性症状量表（PANSS）是为评定不同类型精神分裂症症状的严重程度而涉及和标准化的评定量表，由简明精神病量表和精神病理评定量表合并改编而成。PANSS 主要用于评定精神症状的有无及各项症状的严重程度；区分以阳性症状为主的 I 型和以阴性症状为主的 II 型精神分裂症。

(一)阳性和阴性症状量表

编号______ 姓名__________ 性别____ 年龄____ 测验日期____________

指导语:PANSS 的每个项目 7 级(1-7)操作性评分标准(附表 12)。其按精神病理水平递增的 7 级评分为:1 —无;2 —很轻;3 —轻度;4 —中度;5 —偏重;6 —重度;7 —极重度。根据近一周的观察和会谈在相应的分数上打钩。

附表 12 阳性和阴性症状量表

题目	选择
P1. 妄想	1-2-3-4-5-6-7
P2. 联想散漫	1-2-3-4-5-6-7
P3. 幻觉行为	1-2-3-4-5-6-7
P4. 兴奋	1-2-3-4-5-6-7
P5. 夸大	1-2-3-4-5-6-7
P6. 猜疑/被害	1-2-3-4-5-6-7
P7. 敌对性	1-2-3-4-5-6-7
阳性量表分	
N1. 情感迟钝	1-2-3-4-5-6-7
N2. 情绪退缩	1-2-3-4-5-6-7
N3. 情感交流障碍	1-2-3-4-5-6-7
N4. 被动,淡漠社交退缩	1-2-3-4-5-6-7
N5. 抽象思维困难	1-2-3-4-5-6-7
N6. 交谈缺乏自发性和流畅性	1-2-3-4-5-6-7
N7. 刻板思维	1-2-3-4-5-6-7
阴性量表分	
G1. 关注身体健康	1-2-3-4-5-6-7
G2. 焦虑	1-2-3-4-5-6-7
G3. 自罪感	1-2-3-4-5-6-7
G4. 紧张	1-2-3-4-5-6-7
G5. 装相和作态	1-2-3-4-5-6-7
G6. 抑郁	1-2-3-4-5-6-7
G7. 动作迟缓	1-2-3-4-5-6-7
G8. 不合作	1-2-3-4-5-6-7
G9. 不寻常思维内容	1-2-3-4-5-6-7
G10. 定向障碍	1-2-3-4-5-6-7
G11. 注意障碍	1-2-3-4-5-6-7

笔记栏

续附表 12

题目	选择
G12. 判断和自知力缺乏	1-2-3-4-5-6-7
G13. 意志障碍	1-2-3-4-5-6-7
G14. 冲动控制缺乏	1-2-3-4-5-6-7
G15. 先占观念	1-2-3-4-5-6-7
G16. 主动回避社交	1-2-3-4-5-6-7
一般精神病理量表分	
S1. 愤怒	1-2-3-4-5-6-7
S2. 延迟满足困难	1-2-3-4-5-6-7
S3. 情感不稳	1-2-3-4-5-6-7

（二）评估与计分

1. 阳性量表分：组成阳性量表的 7 项得分总和。可能得分范围是 7～49 分。

2. 阴性量表分：组成阴性量表的 7 项得分总和。可能得分范围是 7～49 分。

3. 一般精神病理量表分：组成一般精神病理量表的 16 项得分总和。可能得分范围是 16～112 分。

4. 复合量表分：阳性量表分减去阴性量表分。可能得分范围从−41～+42。

5. 总分（粗分）：30 项得分总和。3 个补充项目一般不计人总分。

6. 标准分（T 分）：根据粗分查常模表获得。量表作者提供的常模样本为 240 例 DSM-Ⅲ诊断明确的精神分裂症患者。年龄 18～68 岁，平均（33.1±10.2）岁。总病程（10.7±8.9）年。男性 179 例，女性 61 例，黑人 106 例，白人 60 例，西班牙裔 74 例。

7. 症状群分：为组成症状群的项目得分之和。量表作者归纳了有 6 组症状群：①反应缺乏，由 N1、N2、G7、G10 组成；②思维障碍，由 P2，P3，P5，G9 组成；③激活性，P4，G4，G5 组成；④偏执，由 P6，P7，G8 组成；⑤抑郁，由 GI，G2，G3，G6 组成；⑥补充（攻击性），由 P4，P7，G6，S1，S2，S3 组成。

8. 因子分：为组成各因子项目的得分之和。因各常模的因子分析结果不尽相同，各因子的组成和计算也有所不同。

其中常用的指标为阳性量表分，阴性量表分，一般精神病理量表分和总分。

十、锥体外系副反应量表（RESES）

（一）锥体外系副反应量表

编号______ 姓名__________ 性别____ 年龄____ 测验日期____________

指导语：请根据在对患者进行检查或观察时的表现，对以下的题目，选择最符合患者的答案，进行判断评分（1-无，2-可疑，3-轻度，4-中度，5-重度）（附表 13）。

附表 13　椎体外系副反应量表

题目	选项
1. 步态	1-2-3-4-5
2. 落臂	1-2-3-4-5
3. 摇肩	1-2-3-4-5
4. 肘强直	1-2-3-4-5
5. 固定姿势或腕强直	1-2-3-4-5
6. 腿的摆动	1-2-3-4-5
7. 头颈部运动	1-2-3-4-5
8. 眉间轻敲	1-2-3-4-5
9. 震颤	1-2-3-4-5
10. 流涎	1-2-3-4-5

(二)结果分析

总分为反映锥体外系副反应严重程度指标,即锥体外系副反应越轻,总分越低,相反,其总分越高。

（刘广民　马海英　张向军）

参考文献

[1]托马斯·吉洛维奇.社会心理学[M].3版.北京:中国轻工业出版社,2016.

[2]郑全全,赵立,谢天.社会心理学研究方法[M].北京:北京师范大学出版社,2010.

[3]古斯塔夫·勒庞.乌合之众:群体心理学[M].杭州:浙江文艺出版社,2018.

[4]戴维·迈尔斯.社会心理学[M].侯玉波,乐国安.译.11版.北京:人民邮电出版社,2016.

[5]格里格,津巴多.心理学与生活[M].19版.北京:人民邮电出版社,2016.

[6]尼拉R.布兰斯科姆,罗伯特A.巴隆.社会心理学[M].北京:机械工业出版社,2019.

[7]劳拉·E·伯克.发展心理学[M].4版.北京:中国人民大学出版社,2019.

[8]钱铭怡.心理咨询与心理治疗[M].北京:北京大学出版社,重排本,2016.

[9]叶浩生.西方心理学的历史与体系[M].2版.北京:人民教育出版社,2014.

[10]李鹰.青少年性教育[M].济南:山东人民出版社,2006.

[11]黎光明.心理测量[M].北京:清华大学出版社,2019.

[12]杰拉尔德·科里.心理咨询与治疗的理论及实践[M].8版.北京:中国轻工业出版社,2009.

[13]郑日昌,江光荣,伍新春.当代心理咨询与治疗体系[M].北京:高等教育出版社,2007.

[14]李智慧.心理咨询的理论与方法[M].北京:北京理工大学出版社,2019.

[15]赵静波.心理咨询与治疗学[M].广州:中山大学出版社,2018.

[16]郭念锋.心理咨询师(三级)[M].2版.北京:民族出版社,2011.

[17]YEN CF, CHEN CC, LEE Y, et al. Self-stigma and its correlates among outpatients with depressive disorders[J]. Psychiatric Services, 2005,56(5):599-601.

[18]SHANNON COUTURE,DAVID PENN. Interpersonal contact and the stigma of mental illness:A review of the literature[J]. Journal of Mental Health,2003,12(3):291-305.

[19] 张瑞星,沈键.医学心理学[M].上海:同济大学出版社,2015.

[20]姚树桥,杨艳杰.医学心理学[M].7版.北京:人民卫生出版社,2018.

[21]马辛,赵旭东.医学心理学[M].3版.北京:人民卫生出版社,2015.

[22]郝伟,陆林.精神病学[M].8版.北京:人民卫生出版社,2018.

[23]刘哲宁,杨芳宇.精神科护理学[M].4版.北京:人民卫生出版社,2017.

[24]许冬梅,杨立群.精神科护理学[M].2版.北京:清华大学出版社,2014.

[25] LEBOYER M,PHILIPPE A,BOUVARD M,et al. Whole blood serotonin and plasma beta-endorphin in autistic probands and their first-degree relatives[J]. Biol Psychiatry,1999,45(2):158-163.

[26]雷慧,岑慧红.精神科护理学[M].北京:人民卫生出版社,2019.

[27]吕春明.精神科护理学[M].3版.北京:人民卫生出版社.2018.

学习的记忆

小事拾遗：

学习感想：

学习的过程是知识积累的过程，也是提升能力、稳步成长的阶梯，大家的注释、理解汇集成无限的缘分、友情和牵挂，请简单手记这一过程中的某些“小事”，再回首时定会有所发现、有所感悟！

学习的记忆

姓名：________________

本人于20____年____月至20____年____月参加了本课程的学习

此处粘贴照片

任课老师：__________ __________ 班主任：____________

班长或学生干部：____________ ____________ ____________

我的教室（请手写同学的名字，标记我的座位以及前后左右相邻同学的座位）